ロイとゴードンで

母性小児看護過程

臨床推論につながるアセスメント力のUP

編著　内藤直子・下村明子

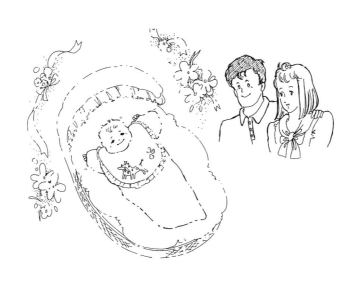

ふくろう出版

執筆者一覧

編著者

内藤　直子　岐阜保健大学看護学部・　　　　　　　　　編集
　　　　　　岐阜保健大学大学院看護学研究科　　　　　第1章Ⅱ, Ⅳ
　　　　　　　教授・助産師コース長　　　　　　　　　第2章（事例 1, 3, 4, 5,
　　　　　　香川大学 名誉教授　　　　　　　　　　　　　　　　 6, 8, 9, 10）

下村　明子　藍野大学医療保健学部 特任教授　　　　　編集
　　　　　　　　　　　　　　　　　　　　　　　　　第1章Ⅲ
　　　　　　　　　　　　　　　　　　　　　　　　　第3章（事例 1, 4, 5）

執筆者

秋山　直美　岐阜保健大学看護学部看護学科・　　　　第1章Ⅰ
　　　　　　岐阜保健大学大学院看護学研究科
　　　　　　　研究コース 講師

朝岡みゆき　前）岐阜保健大学看護学部看護学科・　　第2章（事例 1）
　　　　　　岐阜保健大学大学院看護学研究科
　　　　　　　助産師コース 講師
　　　　　　医療法人清慈会鈴木病院 看護部長

近藤　邦代　岐阜保健大学看護学部看護学科・　　　　第2章（事例 2）
　　　　　　岐阜保健大学大学院看護学研究科
　　　　　　　助産師コース 講師

石田　美知　岐阜保健大学看護学部看護学科・　　　　第2章（事例 3, 4, 5）
　　　　　　岐阜保健大学大学院看護学研究科
　　　　　　　助産師コース 講師

佐々木睦子　前）香川大学医学部看護学科 学科長　　　第2章（事例 7, 9）

片山　理恵　前）香川大学医学部看護学科 講師　　　　第2章（事例 6, 8）

瀧川由美子　前）藍野大学医療保健学部看護学科 講師　第2章（事例 10）

田村　博美　金城大学看護学部看護学科 講師　　　　　第2章（事例 10）

張　　暁春　梅花女子大学看護保健学部看護学科 准教授　第3章（事例 3, 4, 5）

西田　千夏　藍野大学医療保健学部看護学科 准教授　　第3章（事例 2, 4, 5）

井下　春美　公益財団法人田附興風会医学研究所
　　　　　　　北野病院 看護師長　　　　　　　　　第3章（事例 4, 5）

はじめに

　本書は，看護学生の皆様が看護過程展開の学習にこの書を活用して臨地での看護実践能力を高めていただきたいという願いをもって，2つの看護領域の臨地実習指導に関わる人達で，この一冊にまとめたものである．

　この新版は，よりわかりやすい看護過程のハンドブックとして，思い切って『ロイとゴードンで母性小児看護過程—臨床推論につながるアセスメント力のUP—』というタイトルを試みた．学習の初めには，看護の方向性を情報やアセスメントから看護的に臨床推論することが大切であり，その後に人間の適応システムに看護介入すると効果的な看護ができると思い，一見して新版の目的と内容が理解しやすいタイトルとしたのである．

　この新版では，臨床推論・看護判断につながるアセスメント力の見える化を目指して，「ワークシート」を各事例紹介の次に設けて，その利用方法を第1章のⅣに述べているので活用していただきたい．

　さらに本書の特徴のひとつは，事例展開の学生の学びが深まるように，また，看護過程の展開に困ったときの推進役として役立つように随所に事例展開と具体的なコメントを挿入していることである．他の特徴は，母性看護学や小児看護学の臨地実習で学生と教員が合同カンファレンスで討議した内容を基に，より分かりやすい形で実際に近い指導を再現しようという意図で編集したことである．具体的には，産婦，褥婦，新生児，乳幼児，児童，学童とその家族を対象にそれぞれの事例を設定して，その事例ごとにアセスメントと看護介入および看護評価へと展開した．

　臨地実習を行う前に，学内の演習で事例学習を行うことは，学習効果を高めるのに大変効果的と考えられる．その理由は，短期間の臨地実習で，情報を収集し，アセスメントし，看護目標や看護介入を行うには，適切な指針を持って実習に臨むことが欠かせないと思われるからである．

　本書では，看護のアセスメントの枠組みとして，基本的にはカリスタ・ロイのロイ適応看護モデルと，マジョリー・ゴードンの健康機能パターンを参考にした．しかし，周産期母子の産褥期看護ケアでは，ロイの看護診断名で納得できないこともあり，マタニティ診断名も併用することとした．

　本書は，最初に事例理解のナビ（事例をより理解するための知識や理論および先行知見）を紹介し，それを「事例理解の知識とナビ」として事例ごとに書きまとめ，次に事例を例示して，その後，看護過程を展開し，最後には望ましいと思う学習課題を提示するという構成をとった．

　第1章のⅠでは臨床推論と看護過程の展開について看護理論や看護の見かたや考えかたをわかりやすく述べ，看護過程の用語や段階の説明に進み，カリスタ・ロイとマジョリー・ゴードンを紹介，第2章では，新たな事例と新生児のアセスメントを書き起こし，ロイ適応看護モデルとマタニティ診断を参考にした母性看護学の紙上事例となった．第3章はマジョリー・ゴードンの健康機能パターンを

参考にして，小児看護学の紙上事例を掲載している．

　ゴードンは，概念構築のための看護の対象の情報がすべての理論に共有できるかを推論し，「あらゆる場」「あらゆる年齢層」に役立つアセスメントのフォーマットとして，1つのモデルに共通させることが可能であることを明らかにした．

　現在多くの病院は電子カルテを用いて看護が展開されているが，ゴードンの枠組みをベースにしているNANDA看護診断は2021-2023が開発されている．

　看護学生の皆様が，臨地実習で受け持ち対象の言葉の理解に悩むときや，先輩看護師の指導の意味が理解しにくいときに，本書を開いていただければ，その意味や事例を理解する手がかりや，突破口が，「あっそうか！」という形で見つかるかもしれない．

　このように，臨地実習で看護過程の展開に戸惑いや難しさを感じる学生の皆様，初めて教員となられた皆様，臨地の熟練看護師の皆様が，それぞれの視点や立場で本書をご覧くださり，今回の新版を看護学生の教育に活用していただければ幸いである．

　皆様がより臨床推論に親しみ創造的で温かい看護介入を考え，心のこもった看護過程を展開して人々の健康と幸せに寄与できることを願っている．

令和4年7月

内　藤　直　子

ロイとゴードンで

母性小児看護過程
臨床推論につながるアセスメント力のUP

目　　次

目次

ケース 3　帝王切開（異常分娩）で生まれた新生児 / 生後 1 日目の看護アセスメント

ケース 4　正常新生児の生後 2 日目の看護アセスメント

ケース 5　正常新生児の生後 5 日目の看護アセスメント

ケース 6　夫立ち会い分娩後に正常な産褥経過をたどった経産婦の看護アセスメント

第3章　ゴードン—看護モデルを応用した小児看護過程の5事例 ————————— 221

ケース事例をより理解するためのナビゲーター

1. 有効な助言　good!!……ホップ

例示した学生記録モデルで，特に良くできている部分について点線で囲み，枠内には評価内容を明記している.

〈例〉

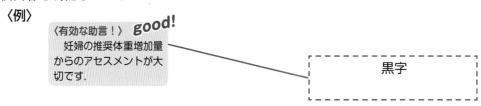

2. 有効な助言……ステップ

例示した学生記録モデルで，もう少しアセスメントの追加が必要な部分について点線で囲み，枠内には追加内容を明記している.
例として教員の追加内容を点線枠内に明記している.

〈例〉

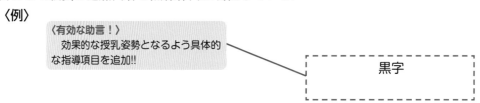

3. 有効な助言……ジャンプ

例示した学生記録モデルで記録されていない内容で，実際に学生がアセスメントを追加する部分について点線で囲み，枠内には追加内容を明記している.

〈例〉

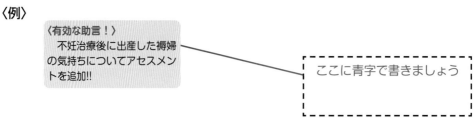

第 1 章

臨地の看護から看護過程へ

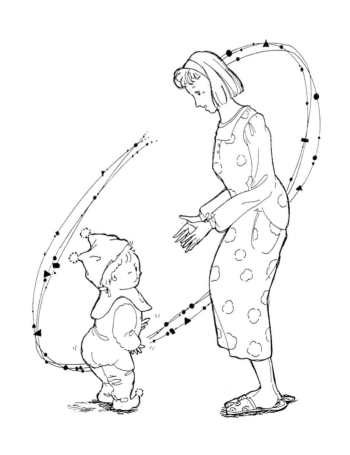

I　臨床推論と看護過程の展開

1．臨床推論とは

　臨床推論とは何だろうか？臨床推論と聞くと，何か特別なことのように感じる学生さんも多いかもしれないが，既に臨床実習を経験した学生さんであれば，誰しもが経験していることなのである．受け持ち患者さんの情報を集め，そこから患者さんの具体的な看護問題を抽出するために，集めた情報を整理し，まとまりのある情報をグループ化したり，因果関係のある情報を矢印で結んだり，あるいは予測される未来の出来事を点線で追記するなどして，情報と情報の関係性を見定めながら『関連図』を作成した経験はないだろうか？その作業こそが，臨床推論そのものなのである．臨床推論（clinical reasoning）とは，臨床における推論（reasoning）である．英語の"reasoning"は，「the process of thinking about things in a logical way; opinions and ideas that are based on logical thinking（論理的に思考する過程のこと，論理的思考を基盤にした意見や考え）[1]」と解説されている．日本語の『推論』は「すでにわかっていることから未知の問題を推し量り，論ずること[2]」と解説されており，『推理（inference: something that you can find out indirectly from what you already know［既知の事実から間接的に見出すことができる事柄]）』と同義語で用いられることも多い．ここでは，単なる推理にとどまらず，臨床におけるreasoning，すなわち，臨床の場面で行われる抜け目のない論理的思考のプロセスととらえておこう．看護過程の中で展開する「全体像」や「関連図」は頭の中で行っている臨床推論を，図式化してとらえようとする行為である．

2．臨床推論とクリティカルシンキング

　臨床推論とクリティカルシンキング（critical thinking），この2つは看護過程を展開する上で基盤になる思考である．この2つの言葉は非常に類似する意味をもっており，時に，同義語として使用されるほどである．クリティカルシンキングは「the process of analysing information in order to make a logical decision about the extent to which you believe something to be true or false（ある事柄が「正しい」または「間違っている」とどの程度信じられるかを論理的に意思決定するための情報分析過程）[1]」と解説されており，日本語では「批判的思考，批判的吟味」などと訳される．推論もクリティカルシンキングも論理的に思考するという点で共通している．いずれにせよ，物事を筋道立てて考える能力，これが求められる．両者には，臨床推論はどちらかというと患者さんに対する問題に対して，クリティカルシンキングはそれ以外の場面においても使用できるという違いがある[3]．看護過程を患者さんのベッドサイドで展開する際に，患者さんの抱える問題に対するケアのアセスメントやマネジメントといった観点では臨床推論が使われ，チームワークや業務の合理化といった患者さんに直接関連すること以外での場面でクリティカルシンキングが好んで使用される．

3．日常の中で，推論する力を養う

　Fonteyn（1991）は看護職の臨床推論を，「看護職が患者にとってポジティブな結果を得るために患者データを分析してケアを計画し，意思決定する際の認知過程」と定義している[4]．また，Simmons（2021）は過去20年の論文をレビューした結果から，「臨床推論は認知やメタ認知であり，特有の分

野の患者情報を収集して分析し，代替案を比較検討する複雑な過程」であると語っている[5]．一方，Alfaro-LeFevre（2020）は，「日常生活でのクリティカルシンキングが，臨床現場で推論する能力に影響を与える」[6]としており，私たちが日常生活の中で，日々，先々のことを見通して予測をたてようとするクリティカルシンキングが，臨床の場でのクリティカルシンキングや臨床推論にも役立つことを示唆している．

　例えば，あなたが目覚めると，いつもの朝よりも30分，朝寝坊したことに気付いたとしよう．あなたはこの30分の遅れをどう考えるだろうか？

まず，さまざまな情報を集め，現状把握に努めるだろう．
「今日は何日？何曜日？いつもの電車に乗れるだろうか？」
「1限目の講義はなんだっただろうか？」

その際，ただ単に情報を集めるだけでなく，その情報の真偽を含め，慎重に情報を統合していくだろう．
「待てよ，電車に走れば間に合うって考えたけど，本当？自転車は妹が乗っていっただろうし，体はなまっているから，走れないし.」

そして，最も大きな影響は何か，リスクは何かを把握しようとするだろう．
「あ，もう，1回休んでいる講義だ．課題もあるし，今日，休んだら単位が危ないかもな.」

状況を端的に表す言葉を探す．
<u>ラベル</u>「1限を休むと単位取得が危ぶまれる」

そして，対応策を取るために活用できる資源の把握とその活用方法を考える．
「お母さんが今日は仕事休みだったよな．今日の1限は休めないってことを説明して，今度，買い物つきあうって約束したら，快く大学まで送ってもらえる.」

自分の考えに破綻がないと判断できた時，実行に移すことを決める．
「よし，これで寝坊による損失を回避できる，実行しよう.」

あなたは思考したことを行動に移す．
「（布団を飛び出し，急いで階下へ）お母さん，寝坊しちゃったんだけど，今日，休むと単位取れなくなりそうな科目が1限にあるんだよ．次の休み買い物付き合うから…」

最終的に，適切な論理的思考により適切な行動がとれた自分を評価する．
「短時間で，適切な判断ができたな．でも，もし，お母さんが家にいなかったとしたら，どうするかなぁ．次の寝坊のために準備しておかなきゃ.」

　あなたは自分の能力や状況，リスクを見誤らなかったからこそ，望ましい結果を得ることができた．もし，あなたが「走ったら間に合う」と自分の能力を見誤り，「妹の自転車は使えない」と考えた後に「母親が助けてくれるかもしれない」という代替案を挙げることができなかったとしたら，大きな損失を被っていたことだろう．

　この話の中であなたは，「アセスメント」「ラベル」「計画」「実施」「評価」の一連の過程の中で，要所要所に「クリティカルシンキング」を用いていた．日常生活の中でも，看護過程に求められる推論力を高めることができるのである．

４．臨床場面の臨床推論

　臨床推論には患者さんの病気の診断や治療，そして予後予測[7] が含まれる．臨床現場で普段の医療職が患者さんについて考えていること全てが臨床推論である．健康状態のモニタリング（状態観察），健康問題への患者さんの反応，治療計画の遂行，合併症予防，患者さんの役割緊張への対応，安楽・ウェルビーイングの促進など，看護過程を展開する全ての事象が臨床推論の対象となる．

　今度は，臨床場面での推論について考えていこう．

　38週で3200gの女児を出産し，5日前に退院した38歳女性が，胸の痛みを訴えて，産婦人科病棟に電話をしてきた．声は緊張し，嗚咽が聴こえる．

このような場面で，あなたなら何を推論できるだろうか．
推論1：胸痛→循環器疾患の可能性（心筋梗塞，狭心症など）
推論2：乳腺炎の可能性
推論3：産後うつの可能性

　たった2行の臨床場面だけでも，3つの推論が可能性として挙げられた．あなたはいくつ，思い浮かんだだろうか．推論1，2，3，それぞれ1つだけ，それとも，3つの推論のうち2つだけ，あるいは，1から3の全ての可能性を推論しただろうか．これらの推論のいくつを想定できるかによって，看護職としてのあなたの次の行動が異なってくる．

推論1ならば，
　痛みの状態について追加の情報収集をするための質問を考えると同時に，緊急入院や循環器コンサルトの可能性を想定し，自分の果たす役割について考えるだろう．
推論2ならば，
　乳頭や乳房の状態，児の哺乳状況などの情報を収集する必要性を考え，母親にどうやって質問をぶつけようか頭に浮かべることだろう．

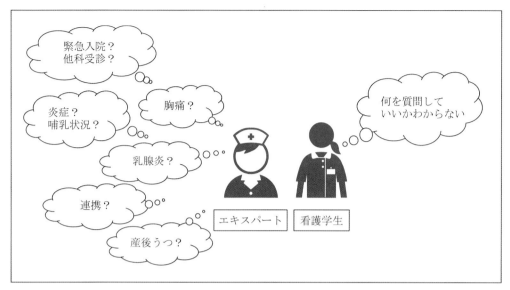

図1－1－1　エキスパート看護師と学生の臨床推論

推論3ならば，

　入院中に聴取した育児を手伝ってくれる方の存在の有無と，今の育児状況，児の状態に関する質問などを，どう母親の気持ちを安定させつつ，話を聞くのかを考えることだろう．この時点で，児の発育不良の可能性，行政と連携する可能性についても，頭の片隅に浮かべるかもしれない．母親の気持ちに寄り添いながら，電話が切られないように慎重に話を進め，育児がつらい，そう思う自分がいやという母親の言葉を引き出し，「胸の痛み」の本当の意味にたどり着くかもしれない．

エキスパートの看護職の場合，

　自分の持ちえる知識に加えて，経験から，短時間のうちに多くの推論を思い浮かべ，優先順位をつけて，看護実践を実行していくことができる．

5．初学者がエキスパートに近づくために

　時間的制約があるようなプレッシャーの高い状況において人々が状況を認識し，意思決定を行い，行動する一連のプロセスをNaturalistic Decision Making（NDM）と呼ぶ[8]．NDMのうちEndsleyは，「合理的な意思決定や行動は適切な状況認識を達成することで実行できる」としてEndsleyモデルを示した[9]．

　Endsleyモデルの状況認識は「環境から認識すべき対象を認識すること」，「目的から状況を理解すること」，「近い将来の状況を予測すること」の3つの過程があり[10]，これらは人間の持つメンタルモデルに広く影響を受けるとされている[9, 11]．

　メンタルモデルとは，長期間に渡って蓄積した知識を具現化して問題解決を図る能力である[11]．例えば，「水が100℃で沸騰する」ことや「60℃以上の熱が皮膚に熱傷を生じさせる」といった知識，また実際に火傷をした経験のある人は，沸騰している鍋のそばで，わずか一滴の冷水を足元に浴びても熱いと錯覚し，素早く足を引っ込める動作を起こす．これは，その人がそうした知識や経験から，「沸

騰したお湯を浴びれば火傷をする」というメンタルモデルを持っているからなのである．誰しもが，そうしたメンタルモデルを数多く持って日常生活を送っている．

　エキスパートの看護職は，学生時代の基礎教育の知識に加えて，現任教育で得た知識や実臨床での経験から得た知識を目の前の患者に当てはめながら，丁寧に状況認識をしていく．
「○○疾患のあの患者さんの時は△△をしたけど，この患者さんだと××をすることになりそうだな」
　○○や△△，××に自分の知りえる疾患や検査，治療計画などを当てはめ，自分のメンタルモデルに自問自答を繰り返しながら，目の前の患者さんにとっての最適な選択肢を求めて臨床推論を繰り返す．

　学生のうちは知りえていることが少ないために，臨床推論自体が少なく，看護計画に広がりが生まれない．また，臨床場面にはプレッシャーの高い状況がたくさんあり，プレッシャーによって思考が停止してしまうということもあるだろう．多角的で豊かな臨床推論を展開するためには，学生のうちから多くの推論を思い浮かべるだけの，その分野特有の知識と経験が必要になる．

6．看護過程から看護職らしい，思考過程を身につける

　私たちは日常の中で常に予測や推測，憶測を積み重ねながら生活しているが，臨床の場面で看護職としての推論力を身につけるためには，単純な予測や推測，憶測にとどまることなく，自分の考えの根拠を言語化し，整理し，文章化する訓練が必要となり，それには看護過程が最適なのである．まずは，本書を通して多数の事例に出会ってほしい．事例を読み，ワークシートで臨床推論・看護判断につながるアセスメント力の見える化にトライすると，あなたの臨床能力は格段に高まることだろう．

Ⅱ　ロイ理論

1．ロイ適応モデルのカリスタ・ロイ看護師の活動

　私達は，看護を考えたり，臨床看護実習で看護を学ぶとき，看護理論の枠組みで学んだり教育されたりしている．現在は，多くの看護理論家の理論から，自分が理解しやすく，関心の高まった理論や教員の勧めなどで学び始めたり，臨床実習で看護過程の展開に適用したり応用しながら汎用されていると思われる．その中で本章は，シスター・カリスタ・ロイについて，多くの蔵書から簡略的に述べることを試みる．さらに，マージョリー・ゴードンについては，第3章で後述する．

　S．カリスタ・ロイは「1966年にカリフォルニア大学ロスアンゼルス校（UCLA）で看護学修士，1973年に社会学修士，さらに1977年に博士（哲学）を取得した．臨床看護は小児領域で活躍した看護師である．1987年からは，ボストン・カレッジ大学院で教育と研究に従事したシスターであり，適応モデルの考え方の根底には，宗教的哲学が反映されている．

　S．カリスタ・ロイは，アメリカの看護診断発展史の中で，NANDA（北米看護診断協会）の会長を勤めた10年間は，看護科学者として多大な役割を果たした．ロイ適応モデルは，S．カリスタ・ロイが大学院の学生時代（1964～1966）にドロシィ・E．ジョンソンに学びその構築から始まった」[1]．

　日本への紹介は，1976年に出版されたSister Callista Roy『ロイ看護論』（松木光子監訳・1981，メヂカルフレンド社）からと言われている．1984年には，改訂版の『ロイ適応看護モデル序説 Second Edition』（松木光子監訳・1993，HBJ出版局，現へるす出版）が出版された．そして昨年は，1991年のSister Callista Royとアンドリュースによる〝The Roy Adaptation Model Third Edition〟：『ザ・ロイ適応看護モデル』第2版：（松木光子監訳・2010，医学書院）が刊行された．

2．ロイ適応モデルを導いた支持理論

1）システム理論からの適用・・・システム思考

　S．カリスタ・ロイは，看護理論家であり，行動システムモデルを開発したドロシィ・E．ジョンソンの影響をうけ，「看護とは何か．」「看護は何を目的とすべきか．」の究明に強い関心を持ち，フォン・ベルタランフィー（1968）の一般システム理論に基づく考えから「適応システム」の中で，人間の見方，考え方を明らかにし，さらに，ハリー・ヘルソン（1964）の適応レベル理論から，「ロイ適応モデル」を導き，看護援助に発展させている．S．カリスタ・ロイは，適応モデルの考え方に宗教的信念を反映させ，「ロイ適応モデル」はシステム理論や適応モデル理論に基づく科学的仮説とヒューマニズムとヴェリティヴィティ（Veritivity）という哲学的原理に関連した仮説を含んでいる[(参考①)]．

　人間についてS．カリスタ・ロイは，一般システム理論に基づく考えから「システム思考」を進めている．それは，「看護ケアは，個人，家族，グループ，地域あるいは社会を対象とする．各レベルでわれわれが看護ケアの受け手について述べる際の抽象的概念は適応システム（adaptive system）である」[2]と述べている．人間の社会活動でみると，さまざまなシステムが動いている．S．カリスタ・ロイは，人間も社会も抽象的概念である適応システムで理解を進めている．またS．カリスタ・ロイは，「システムという用語は，広い意味で統一体または全体を形成するために関係づけられるか結合される一連の構成単位の集合体とされる．」[3]と論述している．

　S．カリスタ・ロイは，人間の適応システムに関する適応様式間の関係について「人間は1つの統一された存在として機能している．また，人間を多様な観点から見たり，分析の目的で分割することも可能である．しかし，人間の本性の各部分は複雑な形で密接に相関している．したがって，看護師が人間を見るとき，全人(total person)としての複雑性と相関性を心に留めねばならない．

　内的もしくは外的変化は，一度に1つ以上の適応様式に影響を及ぼすかもしれない」[4]という考えを展開している．さらに，「最後に，統合された人間の本性は，特にある様式のほかの様式に及ぼす影響に見られる．若い母親が母親としての役割を発達させていく時，その状況に影響する主たる残存因子の1つは，彼女が自分自身についてどう感じているかという彼女の自己概念である．同様に，人間の生理的自己の統合が自己概念の変化に対する焦点刺激であるかもしれない．この例として，"こんなにして馬鹿だった"という考えを起こさせるひどい日焼けへの思いである．各適応様式は，お互いの様式に対して焦点，関連あるいは残存刺激として作用する」[5]と言及している．

2）適応レベル理論からの適用

　人間の場合，適応の概念の基底をなすものに，ホメオスタシスhomeostasisの概念がある．つまり，のどが渇けば水を飲み，空腹になると食物をとるなど生命維持のため身体の諸組織が調和，統一的機能によって内的な恒常状態を保とうとする有機体の作用をいう[6]．

(1)　科学的前提

　S．カリスタ・ロイはその理論の中で，フォン・ベルタランフィーの一般システム理論に基づく考えを「適応システム」と呼び，その考えを用いながら人間について叙述している．

　そこでは人間を統合された全体と捉え，能動的で環境と相互作用するものとみなしている．また，「全体は，その部分の総和以上である」という有機的世界観，変化，成長は人間にとって望ましいもので，一生を通じて続くものと考えている．特に進歩することに価値をおき，「人間の存在能力活性」という世界観を強調している．そこでは，ある状況について部分だけではなく全体を見ることが重要であり，部分だけを見てもその全体を見ることにはつながらないという考え方を示している．S．カリスタ・ロイはシステムの特質を人間に適用し，ケアの受け手(個人・家族・グループ・地域)のことを「開放性の適応システム」と捉えている．このシステムは入力(インプット)，出力(アウトプット)，コントロール，フィードバックをもつとした．「システム」に続いて，「適応」はロイ理論のきわめて重要な概念である．ロイ理論における適応の考え方は，ハリー・ヘルソンの適応レベル理論に基づいている．適応は，刺激の影響をうけたときの内部環境の変化を反映したもので，内的・外的なエネルギーによって生み出される力動的な過程で，適応理論では，システムとしての人間は環境に適応し，変化を作りだす能力をもつということであり，変化に肯定的に反応する能力が人間の適応レベルの機能であり，適応レベルはその状況の要求，能力，希望，夢，熱望，動機づけをもとに絶えず人間を成熟へ向かわせるのである．ハリー・ヘルソンは生理学者なので，刺激に対する生理的適応が主軸であるが，S．カリスタ・ロイは適応には生理的側面のみでなく，人間的側面から信念や価値を反映させている[7]．

　スミス・マーラン(Smith-Moran)によると，S．カリスタ・ロイの適応モデルの基本となっている科学的な前提では，「インプット(刺激)やアウトプット(行動)に関するシステム理論の概念も，この

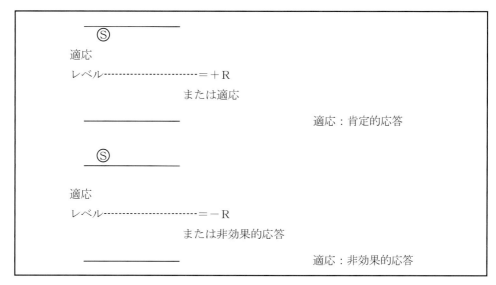

図1－2－1　ヘルソンの適応領域

[出典：Sister Callista Roy 著，松木光子 監訳：ロイ適応看護モデル序説　原著第2版・邦訳第2版，p.29，へるす出版，1998.]

モデルの主要な概念の形成に預かっている．しかし生命・生活システムは，非線形で多面的な複雑な現象とみなされている．生命・生活システムのプロセスでは，単一の刺激が単一の反応を引き起こすとは考えられていない．生命・生活システム，とくに人間の適応システムには複雑な相互作用が伴う．ハリー・ヘルソンの適応レベル理論(Helson, 1964)は，S．カリスタ・ロイの適応概念と，環境に適応して変化を創り出す能力をもつ適応システムとしての人間の考え方の原型となっている．環境の変化に肯定的に反応する能力は，人間の適応レベルの機能である．この適応レベルとは，おかれた状況からの要請や人間の内的な資源によって影響を受けて変動している点である．適応のレベルを統合，代償，傷害の3つに分けている．S．カリスタ・ロイ(1977)は彼女の世界観の観点から，科学的前提のなかに，システム理論と適応理論の考え方を広げて結合させた．システム理論の考え方や用語は，構造と組織，複雑さにおいて進歩するものとする宇宙観と合致する．その強調点は，それ自身を維持するために作動しているシステムというよりは，創造的な宇宙における人間存在の目的性ということに移行する．宗教と科学の統合に関する文献は増えており，S．カリスタ・ロイはさらに，科学は創造主や人間存在の有意味性を否定していないことを強調している」[8] と論述している．

(2)　哲学的前提

　ハリー・ヘルソンは生理学者であり，刺激に対する生理的適応を理論の主軸にしたが，S．カリスタ・ロイは適応では生理的側面だけでなく，人間的(信念や価値を反映)にみることを前提に哲学的や心理学で広く見られる思想のヒューマニズムの考えを看護的に発展させた．

　S．カリスタ・ロイは，「ヒューマニズムは哲学や心理学において幅広くみられる思想であり，個人や人間が経験する主観的側面がものごとの理解や価値判断に欠かせないものとみている．ヒューマニズムにおいては，人間は，①個人としてあるいは集団として創造的な力を共有する，②単に因果関

9

係の一環としてではなく目的をもって行動している，③固有の全体性をもっている，④統合性を維持し，人間関係のニーズを実現するために努力する，と考えられている．S．カリスタ・ロイは完全な相対性に代わるものを探し求め，1988年にヴェリティヴィティの概念を紹介した．ヴェリティヴィティはロイの造語で，ラテン語のベリタス（veritas）にもとづいている．ロイの適応モデルでは，ヴェリティヴィティは，人間が普遍的な目的をもった存在であることを肯定する人間性の原理である．ヴェリティヴィティは，社会における人間を，①人間存在の有意味性，②人類の目的の単一性，③普遍的な善を実現するための活動性と創造性，④人類の価値や意味，という4つの文脈との関係においてとらえる．

　最近の研究で，S．カリスタ・ロイは21世紀を返還，変換および霊的ビジョンの時としてとらえている．S．カリスタ・ロイに影響を与えた哲学における変化は，現代の経験主義，ポストモダニズムおよび意味や目的に対する人間的欲求の重要性の高まりであった．客観的な科学は，研究対象の背景の有意性を認め，現実は多様な意味があるのに確固とした真実がありうるかどうかという疑問を提起した．

　この不確実性と相対性への対応は，人々がますます増大する脅威に常に直面している時代には重要なことと思われた．世界は，身近な犯罪や家庭内の虐待と同時に，地域紛争やグローバルなテロリズムなどの事件の増大によって暴力的になっている．S．カリスタ・ロイは，知識の統合的な描写に焦点を当て（Roy，2007），ヴェリティヴィティという考え方を強調し，幅広い世界観を提示して（Roy，1997），現実の哲学的な見方を得るために多様な文化の豊かさと宇宙の起源への研究を参考にした．彼女はこの立場を宇宙的統一体（cosmic unity）と呼び，それらは人々と世界は共通のパターンと一体化した関係をもつという理念」[9] を強調した．

3．人間（適応システムとしての人間）

　S．カリスタ・ロイは，人間を全体的適応システム（Roy，1984）と規定している．"全体的（holistic）"という言葉は，このモデルの基本原理である哲学的仮説に由来するもので，人間システムは，意味のある人間の行動表現を統一して全体として機能するという考え方である．したがって，人間は部分の総和以上のものということになる．人々は，多様性を示しながらも統一性を表す．適応（adaptation）という言葉は，このモデルの基本となっている科学的仮説に不可欠な概念である．システムとしての人間は，その人の意識や意味づけにもとづく思考や感情の能力をもっており，それによって環境の変化に効果的に順応し，また逆に環境に対して影響を与える．広義には，システムとはある目的に向かって全体として機能するために，いくつかの部分が結合して1つのまとまりになったもので，各部分の相互依存によって機能する．システムは，このように全体とそれに関係する各部分をもつということに加えて，インプットやアウトプット，そしてコントロールやフィードバックのプロセスの経験とみることができる．このダイナミックで多面的な相互作用を簡略に説明したものが図1－2－2，図1－2－3である．S．カリスタ・ロイは適応システムとしての人間を説明するために，一般システム理論を応用した．図1－2－2，図1－2－3のように，適応システムとしての人間のインプットには刺激という言葉が使われており，刺激とは反応を引き起こすものと定義されている．刺激は人間システムと環境が相互作用をする点で，人間の外部環境から生じるもの（外的刺激）と人間の内部環境

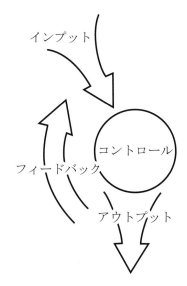

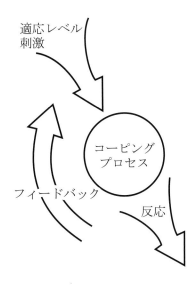

図 1 − 2 − 2　単純なシステム　　　　図 1 − 2 − 3　適応システムとしての人間

［出典：Sister Callista Roy 他 著，松木光子 監訳，影山セツ子 訳：The Roy Adaptation Model Third Edition,
ザ・ロイ適応看護モデル（第 2 版），p.41 ～ 42，医学書院，2010.］

から生じるもの（内的刺激）とがある．一定量の刺激がたまってくると，内的なインプットである適応
レベルが作られる．

　適応レベルとは人間の生命・生活過程（life process）の状況を表すもので，統合，代償，障害の 3
つのレベルに分けられている．適応レベルは，ある状況において人間システムが肯定的に反応する能
力に影響を与える．人間の行動（アウトプット）は，インプットである刺激や個人あるいは集団として
の適応レベルと相関関係にある．人間と環境は絶えず変化しつつあるので，この適応レベルが変化す
るということが重要である．

　ロイ適応看護モデルでは，コーピングの主要なプロセスに関して，個人に適用するものには調節器
サブシステムと認知器サブシステム，集団に適用するものには安定器サブシステムと変革器サブシス
テムとした．人間システムのアウトプットとしての行動は，適応反応と非効果的反応の形をとる．こ
の反応が，システムへのフィードバックや新たなインプットとして働き，人間は，刺激に対処するた
め一層の努力をするしかないかを決められる[10]．

4．人間の適応システム

　調節器・認知器サブシステムと安定器・変革器サブシステムに特有なプロセスを明確にすることは
できるが，これらのシステムの働きを直接観察することはできない．観察できるのは生じた反応だけ
である．制御システムの結果としての行動は，アススメントの枠組みとしてS．カリスタ・ロイ（1984）
が開発した個人の 4 つの適応様式の形で観察できる．この 4 つの適応様式は，当初は個人としての人
間システムを対象に開発されたが，その後，集団としての人間システムも対象とするものへと拡張さ
れた．これらは現在，生理的一物理的様式，自己概念一集団アイデンティティ様式，役割機能様式，
相互依存様式と呼ばれている[11]．詳細は後述するがSister Callista Roy著，松木光子監訳（2010）：The

Roy Adaptation Model Third Edition，『ザ・ロイ適応看護モデル』（第2版）を参照されたい．

　ロイ適応モデルでは，人間を個人の側面と集団の側面から，適応システムと定義している．そしてコーピングプロセスは4つの適応様式に関して適応を維持するように作用する．適応システムとしての人間の概念を図1－2－4に示した．内的・外的な環境からの刺激がコーピングプロセス（個人の場合は調節器と認知器，集団の場合は安定器と変革器）を活性化させ，次いで個人および集団に対して，生理的一物理的様式，自己概念一集団アイデンティティ様式，役割機能様式，相互依存様式に関する行動を起こさせる．この反応は適応的なもの，すなわち人間の統合や全体性を促進するものもあれば（適応の円のなかにある矢印で示されている），あるいは非効果的で人間の目標に寄与しないものもある（適応の円を突き抜けている矢印）．このモデルではシステムとしての人間は，各々の面が相互に関連し，他者の影響を受けるという全体論的機能をもつという考え方が基本になっている．ロイ適応看護モデルでは，健康とは統合された全体としての状態，またはそのようになるプロセスである，また健康とは適応の状態を反映するもの，つまり適応システムとしての人間と環境の相互作用であり，看護師はこの適応を促進するための援助を行う．看護の目標は4つの適応様式のそれぞれで適応を促進させることである．看護師は適応を促進させることによって，人間の健康や生活の質あるいは尊厳ある死に貢献する．ロイ適応看護モデルの基礎となる科学的・哲学的・文化的前提は，システム理論，適応レベル理論，ヒューマニズム，ヴェリティヴィティ（人間存圧の有意味性），宇宙的統合等多様性である[12]．

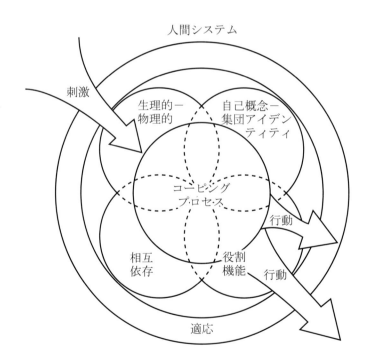

図1－2－4　　人間適応システムの略図

［出典：Sister Callista Roy 他 著，松木光子 監訳，小田正枝 訳：The Roy Adaptation Model Third Edition，ザ・ロイ適応看護モデル（第2版），p.57，医学書院，2010.］

5．ロイ適応看護モデルの4つの適応様式と人間・環境・健康・看護

　看護学のメタパラダイムである人間・環境・健康・看護に着目して看護過程を展開するにあたり，ロイ適応看護モデルで特徴的に提唱されている4つの適応様式および人間・環境・健康・看護について，次に述べる．

1）人　間

　適応システムとしての人間は，調節器と認知器の作動の結果は効果器である次の4つの適応様式によって示される．

⑴　生理的様式

　生理的様式は，人間が環境からの刺激に身体的に反応する方法に関連づけられる．この様式の行動は，人間の身体を作る細胞，組織，器官や系統的な生理的活動の証明である．生理的統合性の基本的ニードの5つのニードが，生理的様式で明確にされ，酸素化，栄養，排泄，活動と休息，保護である．生理的適応は複雑なプロセスで，感覚，体液と電解質，神経学的機能や内分泌機能も関与し調節器の活動を介し人間の生理的機能に関与する．

⑵　自己概念様式

　自己概念様式は，3つの心理社会的様式の一つで，特別に人間の心理的・精神的側面に焦点を置いている．自己概念様式の基礎となる基本的ニードは精神的統合性であり，統合の感覚と共に，自分は何者であり，どんな存在かを知るニードである．

　自己概念様式は，ロイ適応モデルの中で2つのサブ領域をもち，身体的自己（身体的感覚やボディイメージを含む）と人格的自己（自己一貫性，自己理想や道徳的一倫理的一霊的自己が含まれる）である．「僕は驚いた」の表現は，ボディイメージに関連した行動的表現で，「私は，この子を母乳で育てたい」の表現は，自己理想の行動を示している．自己概念様式とその下位領域と構成要素は（第2章，図2-9-4，p.182）を参照されたい．

⑶　役割機能様式

　役割機能様式は，2つの社会的様式の1つで，人間が社会に占める役割に焦点を置いている．役割とは社会の機能的単位である．ロイ適応看護モデルでは，一次的役割，二次的役割，三次的役割を提示した．そして発達理論に基づいたバントンBantonの役割概念，パーソンズTalcott Parsons，シルズShilsをもとにS．カリスタ・ロイは役割を3つに分類した．

⑷　相互依存様式

　相互依存様式は，愛情，尊敬，価値を他者に与え，また受ける相互作用に焦点を当て，人間の行動は，4つの適応様式に関連して表され，互いに関連しあっている．

＊適応様式と行動アセスメント＊

　看護過程を展開する時，看護の必要性をアセスメント（査定・評価・判断）するには，情報を集めて，解釈し分析して総合し，看護上の問題を考えていく．

　S．カリスタ・ロイによるロイ適応看護モデルでは，調節器と認知器が機能した結果，効果器である次の4つの適応様式を類型化し，行動と刺激のアセスメントを2段階にわたって行うことが特徴と言える．第1行動アセスメントで人間の反応や行動を知る時は，主観的データ（Sデータ：Subjective data 訴え・語り）および，客観的データ（Oデータ：Objective data 観察・測定や検査）に区別するとよい．

表1−2−1　S．カリスタ・ロイによる適応様式の類型化

様　式	項　目	意　味
生理的	①酸素化	身体に必要な酸素と心臓血管系を含む循環・呼吸に関連する機能
	②栄養	機能維持，成長促進，損傷組織の再生に必要な食物摂取に関連する機能
	③排泄	腸や腎臓の代謝産物である老廃物を含む生理的過程の機能
	④活動と休息	身体全体の最適な生理的機能を保つために必要な活動と休息のバランスの機能
	⑤防衛（保護）	免疫と同様のメカニズムを含む防衛機能や皮膚・粘膜などの保護機能
	⑥感覚	感覚器（視覚・聴覚・触覚・味覚・嗅覚）の機能，疼痛の感覚の機能
	⑦水と電解質	生命維持に必要な水と電解質のバランスの機能
	⑧神経機能	身体の器官の活動や過程の調整，身体の働きや知的活動の制御や調和のための機能
	⑨内分泌機能	ホルモンの分泌により身体を調和するための機能
自己概念		自分自身についての考え方や感情に関する適応状態，身体的自己と人格的自己に分類される
	身体的自己	＊身体感覚：自分自身が感じ体験する身体に関する感覚 ＊身体像　：自分の容姿や外観に抱くイメージ
	人格的自己	＊自己一貫性：人格の特徴（性格） 自分が何になりたいか，何がしたいかという期待 ＊自己理想：自分の価値体系と自分が何者であるかという評価（考え方） ＊道徳的・倫理的・霊的自己：
役割機能		人間が社会において持つ特定の役割機能
	①一次的役割：	年齢，性別，発達段階に起因する役割
	②二次的役割：	一次的役割にともなう役割
	③三次的役割：	二次的役割にともなう，一時的な役割
相互依存		他者との受容的・貢献的な人間関係（他者を愛し尊敬し，価値観をおく意志と能力），重要他者，サポートシステムとの関係

［出典：松木光子 編：ロイ看護モデルを使った看護の実践　第2版，p.34−35，ヌーヴェルヒロカワ，2009.］

２）環　境

　環境は，看護モデルの中の第２の重要概念で，人間の内的・外的世界である．ロイ適応看護モデルでは変化する環境は人間に適応的反応を起こすような刺激をする．３種の刺激が，人間の適応レベルを作り，人間に今直面する刺激は，焦点刺激 focal stimuliで，現在の状況への影響が明らかで，現存する他の刺激は関連刺激 contextual stimuliと呼ばれる．残存刺激 residual stimuliは，適応レベルに影響するのか，結果が確認できないものである．

３）健　康

　第３の重要概念である健康は，統合された全体的な人間である状態および，そうなっていくプロセスであると定義される．それは適応の反応つまり人間と環境の相互作用である．

４）看　護

　看護の目標は，４つの適応様式で個人または集団の適応を促進し，健康，生存の質，尊厳ある死に貢献することである．

　看護過程は行動や適応に影響する刺激のアセスメントであり，これらの刺激を操作することによる介入を含む．看護は肯定的に健康に影響を与える看護過程の応用から，人の全体的機能のために適応を促進する科学と考えられる．

　看護師の役割は，その適応を促進するために人間と環境の相互作用を強化することであり，具体的活動としては，問題解決過程である看護過程を用いて実践していく^{（参考②）}．

表１－２－２　適応モデルによる6段階の看護過程

第１段階	行動のアセスメント（第１段階アセスメント） クライエントの行動に関する情報を４つの適応様式（生理的様式，自己概念様式，役割機能様式，相互依存様式）にそって集め，その行動を分析し，適応行動か非効果的行動かを仮に解釈・判断する
第２段階	刺激のアセスメント（第２段階アセスメント） 行動のアセスメントで明らかにされた考慮すべき行動に影響を及ぼしている因子（内的・外的刺激）を確認する．焦点刺激・関連刺激・残存刺激に分類する
第３段階	看護診断：アセスメントの結論として，クライエントの適応状態または非効果的行動を，影響因子とともに記述する
第４段階	目標設定（期待される成果） 看護援助によって期待される成果（行動）を明確に記述する
第５段階	看護介入（介入計画・実施） 目標達成のために看護師が援助する方法を選択し，実施する
第６段階	評価：目標としたクライエントの行動に関する看護介入の効果を判定する

［出典：松木光子 編：ロイ看護モデルを使った看護の実践　第２版，p.30，ヌーヴェルヒロカワ，2009.］

6．ロイ適応看護モデルに学ぶ看護過程

　ロイの適応看護モデルは，看護過程の問題解決で，表1−2−2に示す6つの段階がある．S．カリスタ・ロイは適応を促進するには，適応への影響因子をアセスメントする際，焦点刺激，関連刺激，残存刺激の3種で分析し，アセスメント方法を具体化し，人間を全体的holisticな適応システムとする概念枠を具体的に"看護過程"に示したのが特徴である．

7．看護過程と看護診断

1）看護過程に重要な看護診断の定義

　看護過程に重要な看護診断の定義は，多様である．マージョリー・ゴートンは1976年に「看護師がその教育や経験によって得たものによって看護治療を行うことができ，またそのための免許も所有している，実在あるいは潜在する健康問題を表現したもの」と定義し，NANDAは1992年に「看護診断とは，実在あるいは潜在する健康問題／生活過程に対する患者個人・家族・地域の反応についての臨地の判断である．看護診断は臨地の看護師が責任を負っている患者目標を達成するための看護介入の選択の基礎を提供する」[13]としている．

2）ロイ適応看護モデルによる看護診断の作成方法

　ロイ適応看護モデルによる看護診断の作成方法でS．カリスタ・ロイは，「第1段階と第2段階のアセスメントで集めたデータから看護診断を作成する方法として3種類を示した．1つ目は，4つの適応様式それぞれの関連から類型を考え，アセスメントで得た情報を分類しラベルをつける方法である．2つ目は，最も関連の強い刺激と同時に，適応様式ごとに行動と刺激を分類する方法で，3つ目は，同じ刺激による影響を複数の様式の行動に要約する方法である．

　S．カリスタ・ロイは肯定的な指標と適応上の問題の類型を提示しているが，NANDAの看護診断定義と分類を使って看護診断を作成することも可能である．

　臨地の看護で看護診断を行う場合，看護診断の構成要素の理解が看護師間で共有できるように，看護診断の記述では，"問題＋原因"の形で表現され，問題（看護診断ラベル）に原因（関連因子）を組み合わせて用いる．この2つを結ぶ接続詞として，「〜に関連した（related to）」「〜にともなう（associated with）」「〜による（according to）」などがある．現在起こっていないが，危険因子があるために将来起こると推測される潜在的な問題は，最後に「〜リスク状態」と表現される．

　看護診断の記述は，①健康問題，②原因，③診断指標で示す方法もある．S．カリスタ・ロイの場合，看護診断の記述に第2段階アセスメントで確認された影響因子，焦点刺激，関連刺激や残存刺激が記述される」[14]と述べている．

　マージョリー・ゴートンのラベルの分類は，ロイ適応看護モデルの発展と関係がみられる．

3）オーランド，ロイ，オレム推奨の看護過程

　看護過程は，看護理論に依拠して看護上の見かた考え方を「思考のステップ」として書き表したものである．

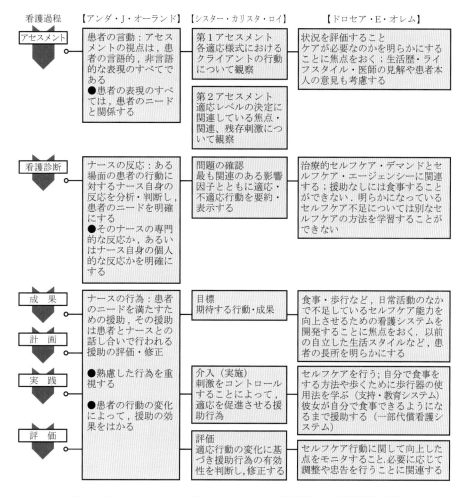

図1−2−5　オーランド，ロイ，オレムの推奨する看護過程の例

［出典：江川隆子編：ゴードンの機能的健康パターンに基づく看護過程と看護診断(第3版)，p.11，ヌーヴェルヒロカワ，2010.（一部加筆）］

　5段階や6段階で展開された看護過程の中で，オーランド，ロイ，オレム推奨の看護過程の例を（図1−2−5）に示した．

8．ゴードン博士の看護診断と機能的健康パターン

　本書の第3章に掲載した小児看護学の事例展開は，マージョリー・ゴードンの機能的健康パターンを用いている．看護過程の展開に看護理論が活用され，看護理論はアセスメント，診断，計画立案，実施，評価の看護過程のどの段階にも影響を及ぼす．

　看護問題に基づく，看護診断，プロセスの結論として，健康上の問題は，オレムは「セルフケア不足」，S．カリスタ・ロイは，「刺激への適応反応，非効果的反応」で，クリティカルに看護の視点で展開する．

　ゴードン博士の日本での看護診断の講演では，「看護の共通言語ができることによって，地域，地方，国家，国際レベルで保健統計が蓄積される．もし看護が標準化された分類システムを持ち，カルテに

退院サマリーを書いたとしたら，診療録管理スタッフは看護診断を用いて同じように統計としてまとめることができる．そして，看護診断ごとの頻度や，その変化に関する統計が得られる．看護診断と看護介入は，ケアプランの概念を拡大して，医学診断と看護診断の両方を取り入れられた．看護過程は，診断的判断・治療的判断・倫理的判断といった一連の臨地の判断からなる．診断的判断とは，看護診断や他者への照会に関する判断，医学的なプロトコールの実現に関する判断のことである．治療的判断は，看護介入の計画作成や実行，評価に用いられる．倫理的判断には，診断と介入の事柄だけでなく，看護師−患者相互作用の道徳的意味合いなども含まれる」と話されている．

マージョリー・ゴードンは，機能的健康パターンが臨地で看護のアセスメントをし，診断するための枠組みとして，どのような理論にも対応できるものを目指して開発している．また，看護師個々人，あるいはその組織や文化特有のものの見方や考え方があったとしても，共通の枠組みを持つことができれば，どの病院や病棟でも同じアセスメントツールを用いて診断することができ，とても実用的であると考えられている．

マージョリー・ゴードンは1975年に，11の機能的健康パターンの分類を推敲して，看護アセスメントを導き，看護診断名をグループ化するための分類区分として作成した．それは健康知覚／健康管理パターンから価値／信念パターンに至る11の機能的健康パターンからなっている．

それぞれのパターンは，その範囲について定義されており，その定義をもとにNANDA-1で承認している看護診断概念が分類されている．この機能的健康パターンを臨地で，看護診断データベース（アセスメントツール）として用いるときには，健康パターンの理解とそれぞれの看護診断の診断指標や関連因子の理解を合わせながら対象から情報を収集し，それぞれの健康パターンに分類していく[参考③④]．

9．看護診断のタイプ
1）看護診断のタイプ
⑴　実在型看護診断　Actual nursing diagnosis

実在型看護診断は，個人・家族・地域社会に存在する健康状態／生活過程での人間の反応（human responses）を記述する．実在型看護診断は，関連のある手がかりや推論のパターンにクラスター（ひと固まり）にできる診断指標（発現，徴候と症状）で裏づける．

⑵　ヘルスプロモーション型看護診断　Health-promotion nursing diagnosis

ヘルスプロモーション型看護診断とは，個人・家族・地域社会の心身の健康を増進し人間としての健康の可能性を実現するための動機づけと望みに対する臨地の判断である．この動機づけは，栄養や運動など特定の健康行動を強化する準備ができていることに示されている．この看護診断はどのような健康状態の場合にも使うことができ，現在健康である必要はない．この準備状態は診断指標により裏づけられる．介入は設定した成果を達成する能力をできるだけ正確に確認するため，個人・家族・地域社会との協議の下に選択される．

⑶　リスク型看護診断　Risk nursing diagnosis

リスク型看護診断は，その状態を起こしやすい個人・家族・地域社会に生じる健康状態／生活過程

に対する人間の反応を記述するものである．リスク型看護診断は，その状態を起こしやすくする危険因子に裏づけられる．

⑷　シンドローム型看護診断　Syndrome nursing diagnosis

ほとんどいつも同時に生じる徴候と症状のクラスター（ひと固まり），すなわちグループのこと．合わせて，これらのクラスターは明確な臨床像を示す．

10．マタニティ診断について

マタニティ診断については，妊娠・出産・育児やセクシャリティが，人間の生理的な営みであることから，日本助産診断・実践研究会はNANDAが示すヘルスプロモーション型看護診断の範疇と位置づけている．生理的営みに伴う経過の診断とそれらに基づく健康生活の診断に分け，各々に類型を設けている．経過診断の類型は，従来から助産師や医師が行っていた診断を基盤とし，健康生活診断の類型は，対象の行動変容を支援する立場から生活行動を4つに分類し，類型とした．

NANDAインターナショナルでは，看護診断について，「実在または潜在する健康問題／生活過程に対する個人・家族・地域社会の反応についての臨地の判断である．看護診断は，看護師に責務のある目標を達成するための決定的な治療の根拠を提供する（1990年NDNDA第9回大会で採択）」とし，そのタイプとして5つを挙げ，定義した．その詳細は「NANDA-I　看護診断　定義と分類 2009-2011，p491-492」の参照を勧める．

マタニティ診断に関して，青木ら（2004）は研究の結果，「出産前後の個人・家族がもつ発達課題の達成や現在よりもベターな健康生活への変容を目指して行う診断であり，ヘルスプロモーション型看護診断に属する」と述べている．

このマタニティ診断の一部は，2010年にNANDAインターナショナルでの看護診断に採択された．マタニティ診断は，今後ますます電子カルテの普及が進むことを予測して，診断名にコード番号がつけられている．その一部は，G：妊娠期（Gestation），L：分娩期（Labor），N：新生児期（Neonate），P：産褥期（Puerperium）：（PP：産褥期の経過診断），PH: 産褥期の健康生活診断である[15]．

11．ヘルスプロモーション型看護診断・マタニティ診断とロイ適応看護モデル4様式

本書では，ロイ適応看護モデル4様式と看護診断およびマタニティ診断（ヘルスプロモーション型診断）から，学生が個々に選択して母性看護学実習の展開，およびマージョリー・ゴードンの機能的健康パターンで小児看護学実習を展開した教育実践から，10事例のレポート案を紹介している．それがどのように学生の思考過程に影響するのか，学生がどのようにクリティカルに思考しているのかについて，教育的な検証が必要と長年考えていた．今回，臨地実習指導の振り返りをして，この一冊にまとめる機会を得られたので，現状を実態に沿って掲載し，今後の私達の教育方法の改善をはかることとあわせて，看護過程の展開を始めて試みる学生や，初めて教員となられた方々の何らかの参考になれば幸いである．

母性看護学の臨地実習について述べると，2週間で2単位の短い実習期間に，受け持ちの褥婦は産後5～6日の短い入院期間で，しかも，土曜・日曜が含まれる場合は，受け持ち期間が3～4日であ

るのがしばしば見られる．その短い褥婦の受け持ち実習期間では，学生の感想や学習の様子から，ロイ適応看護モデルの4様式からの受け持ちの看護過程を展開するときに，母性看護学では，マタニティ診断の診断名の使用は，とても有効であり，ロイ適応モデルの4様式で，情報を収集して対象の第1行動アセスメントと第2刺激アセスメントを行っている．この時の看護診断は，ロイ適応看護モデルで示されている看護診断名を用いるのが，本来であるとは思われるが，学生が納得する診断名に行きあたらないことや，教師の指導も学生の看護の視点に重ならないことがしばしば見受けられた．そのような時に，ヘルスプロモーション型看護診断のマタニティ診断の診断名と出くわした．そこで，学生にマタニティ診断名を紹介し，青木らが長年の研究成果として現した（日本助産診断・実践研究会編著：マタニティ診断ガイドブック第3版）のテキストを使用することとした．その結果，学生の母性看護学実習で看護過程を進める時，看護診断名を選び，クリティカルに考えた看護診断名を決定する時に，マタニティ診断名は，学生の考えを統合することを促進してくれるように思われた．

12. 産褥期のマタニティ診断とロイ適応看護モデル4様式について

　今まで述べてきたが，次には，実習指導で展開している産褥期のマタニティ診断（ヘルスプロモーション型診断）^(参考⑤) とロイ適応看護モデル4様式のa, 生理的−物理的機能様式（Physiologic-Physical）b，自己概念と集団のアイデンティティ様式（Self-Concept-Group-Identity）　c，役割機能様式（Role Function）　d，相互依存様式（Interdependence）との対応を試みて，列記した．

(1)　産褥期の経過診断（PP）　　2類型と10の診断名

| 類型1．産褥日数 |

　　*1．産褥○日である

| 類型2．母体の状態 |

　　*2．生殖器の復古　　　良好　⇦　生理的様式−物理的様式
　　*3．生殖器の復古　　　要経過観察
　　*4．生殖器の復古　　　要精査
　　*5．乳房の状態　　　　良好　⇦　生理的様式−物理的様式
　　*6．乳房の状態　　　　要経過観察
　　*7．乳房の状態　　　　要精査
　　*8．一般状態　　　　　良好　⇦　生理的様式−物理的様式
　　*9．一般状態　　　　　要経過観察
　　*10．一般状態　　　　　要精査

(2)　産褥期の健康生活診断（PH）　　4類型と38の診断名

| 類型1．基本的生活行動 |

　　*1．食事行動　　　　　適切　⇦　生理的様式−物理的様式
　　*2．食事行動　　　　　要支援

*3．排泄行動　　　　　適切　⇦　生理的様式−物理的様式

*4．排泄行動　　　　　要支援

*5．睡眠・休息行動　　適切　⇦　生理的様式−物理的様式

*6．睡眠・休息行動　　要支援

*7．動作・運動　　　　適切　⇦　生理的様式−物理的様式

*8．動作・運動　　　　要支援

*9．清潔行動　　　　　適切　⇦　生理的様式−物理的様式

*10．清潔行動　　　　　要支援

類型２．精神・心理的生活行動

*11．情緒　　　　　　　　　　安定している　⇦　自己概念と集団のアイデンティティ様式

*12．情緒　　　　　　　　　　要支援

*13．不安への対処行動　　　　とれている　　⇦　自己概念と集団のアイデンティティ様式

*14．不安への対処行動　　　　要支援

*15．出産したことの価値　　　みいだしている　⇦　自己概念と集団のアイデンティティ様式

*16．出産したことの価値　　　要支援

*17．産褥期にある自分を受容　している　　　⇦　自己概念と集団のアイデンティティ様式

*18．産褥期にある自分を受容　要支援

類型３．社会的生活行動

*19．パートナーとの関係　　良好　　　　　　⇦　相互依存様式

*20．パートナーとの関係　　要支援

*21．家族関係　　　　　　　良好　　　　　　⇦　相互依存様式

*22．家族関係　　　　　　　要支援

*23．支援体制　　　　　　　整えられている　⇦　相互依存様式

*24．支援体制　　　　　　　要支援

*25．褥婦としての役割　　　とれている　　　⇦　役割機能様式

*26．褥婦としての役割　　　養支援

*27．役割の調整　　　　　　できている　　　⇦　役割機能様式

*28．役割の調整　　　　　　要支援

類型４．出産育児行動

*29．授乳行動　　　とれている　⇦　役割機能様式

*30．授乳行動　　　要支援

*31．乳房の自己管理　できている　⇦　役割機能様式

*32．乳房の自己管理　要支援

*33．育児技術　　　できている　⇦　役割機能様式

　*34.　育児技術　　　　　要支援

　*35.　育児環境の調整　できている　⇐　相互依存様式

　*36.　育児環境の調整　要支援

　*37.　愛着行動　　　　とれている　⇐　相互依存様式

　*38.　愛着行動　　　　要支援

Ⅲ　ゴードンの機能的健康パターン

1．小児看護の目標

　小児看護では，子どもと家族を1ユニットとして包括的にとらえて看護を実践していくことが必要になる．

　小児看護の目標は，生涯にわたる健康の基盤づくりであり，家族や社会とのつながりの中で，自分らしく健やかに生きていけることで，以下の5つがある．
　　・子どもの健全な成長発達を促すこと
　　・子どもの疾病を予防し，健康の維持・増進を図ること
　　・子どもの健康の回復，心身の苦痛が緩和すること
　　・子どもの権利が守られ，安全・安楽な環境で生活できること
　　・子どもと家族のQOL向上を目指した看護を実践していくこと

2．小児看護における看護過程の特徴

　小児の看護過程も5つのステップがあり，①観察・アセスメント⇒情報収集・全体像の描写⇒関連図，②看護診断（看護問題の明確化），③目標（看護診断に対して期待される結果・ケアプラン＝計画立案），④実践，⑤評価である．

　情報収集（観察内容）は，看護過程に中でも重要な段階に位置づけられ，情報を意図的に収集し，客観的で科学的，論理的に分析・判断する必要がある．対象に何が起こっているのか，その原因や誘因は何か，それは対象にどのような影響を与えるものなのか，それは看護として解決しなければならない問題であるか否かを含め，分析，判断することである[1]．

　本書では，ゴードンの機能面からみた11の機能的健康パターンに基づくデータガイドにより，患児と家族にとって最良のケアが提供できるように情報収集・アセスメントをして全体像を明らかにする．全体像には患児の入院までの経過，症状，家族の背景，入院が患児や家族に及ぼす影響と，病態や症

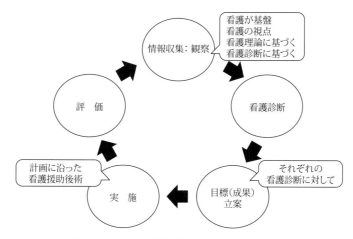

図1－3－1　看護過程の5つのプロセス
［出典：江川 隆子編（2009）看護過程と看護診断，ヌーベルヒロカワ，pp4-7[1]］

状に対する治療や処置の関連を矢印で示し，機能パターン（ヘルスプロモーション型看護診断）か，機能不全パターン（問題焦点型看護診断・シンドローム）か，潜在的機能不全パターン（リスク型看護診断：診断指標にあるような徴候や症状は実在していないが，今後予測される危険因子がデータベースに存在している）ととらえていく．こうした問題の関連性を矢印で示し優先順位（例えば，マズローの欲求5段階説における順位づけにより緊急性の判断をする）を決定し，看護診断，計画立案で個別性の看護を実施していくことになる（表1-3-1参照）．

3．臨床推論

1）アセスメントに生かす臨床推論

アセスメントは，患児の健康および生活上の問題に関する判断をするため，「情報収集」「分析・解釈・判断・推理・推論」「情報の統合」を繰り返し行っていく．「解釈」は，患児のその時点における状況や問題を適切にくみ取り，理解していくことである．「判断」は，一定の基準や根拠に従い解釈の後に様々な知見や考えを取捨選択し，統合することである．「推理・推論」は，今わからなくても，現在有する情報からこれから起こりうることを予測することであり，正確に予測するためには，解釈や判断のステップをきちんと踏むことが重要になる．

臨床推論は，最適な判断（診断）や治療を決定するための思考過程をさし，患児と家族を対象に，看護判断に基づく最良の看護行動を起こすための思考過程といえる．看護師が臨床推論を行う目的は，医師が診断し治療を行うことと同様に，看護師が臨床推論を行う目的は，①適切に患児の健康状態を判断（看護診断）すること，②患児への最適な看護を提供すること，③医師の思考パターンを知ることで協働しやすくすることの3点である[2]．

4．看護師に求められる能力と資質

看護師に求められる能力と資質では，推論の能力がある．これは情報の解釈や論証の説明で，共通点や相違点を調べ，類似の状況を比較することなどである．これらは，看護過程の全過程で用いられる臨床判断に不可欠な能力といわれている[1]．また，心理的特性では「公平な謙虚さ，あるいは責任感や勇気」などは，クリティカルシンキングが論理的で系統的なプロセスであるための看護師が持つべき資質であるとされている．

5．看護過程における思考の要素

看護師がそれぞれの目的に対し，科学的な方法で，より的確に根拠をもって臨床判断をすることが必要になる．

6．ゴードンの機能面からみた11の機能的健康パターンに基づくデータガイド

ゴードン（Gordon M）は，アセスメント構造の統一をするうえで，概念構築のためのクライエントの情報がすべての理論に共有できるかどうかという研究をした．それは情報収集のための看護モデルとして「オレムのセルフケアモデル」，「ロイの適応モデル」，「ロジャースの生命過程モデル」，「ジョンソンの行動システムモデル」の4つのクライエントの情報収集の枠組みを，あらゆる状況下にお

いても役立つアセスメントのフォーマットとして，1つのモデルに共通させることが可能であること
を明らかにした．それがゴードンの機能面からみた11の人間の健康パターンで，1975年，臨床実践の
ための基本的データベースを収集する指針として開発したものである．さらにゴードンは，看護実践
のための概念枠組みの要素のうち，クライエントを理解することが重要で，特に診断プロセスの最も
重要な構成要素の情報収集は，意図的・系統的に行われるべきであるとしている．そして，看護の実
践範囲を示す一連のカテゴリーを用いて，論理的な方法に即してアセスメントをする必要性を強調し
ている．このようにゴードンは，情報収集として機能的健康パターンを考えだし，これらを用いて看
護診断を導いてくことが「ゴードンの考える診断過程」としている[3, 4, 5]．

　ゴードンの機能面からみた11の人間の健康パターンは，すべての人間はその健康，生活の質，人間
の可能性を達成できるような機能的パターンを共通に持っている．ゴードンはこの機能的特性を11に
分類し，ここに焦点を置き，実在あるいは潜在する看護問題を明らかにして，それらに対処する方法

表１－３－１　小児の看護過程の特徴

項　　　目	内　　　容
アセスメント（情報収集） ⇒子ども本人，家族からの情報 ⇒全体像の描写⇒関連図	S情報⇒子どもの様子・状態，訴え，啼泣． O情報⇒バイタルサイン，フィジカルアセスメント，検査データ，表情，体位，動作，態度，排泄物，吐物，分泌物，診療記録or看護記録，母子健康手帳（子どもの発達の経過，予防接種等，養育者の保健行動）．
看護問題の明確化 （看護診断）	・子どもにとって苦痛となっていること． ・症状や疾病により，子どもの生活が妨げられていること（安全・安楽）． ・成長・発達を阻害していること（子どもの疾病・家族の養育態度，保健行動⇒生活への再適応，不適切な生活習慣や保健行動⇒新たな健康問題）． ・子どもの病気や入院が養育者や家族に及ぼす影響．
計画立案 ①目標設定 ・短期目標 ・中・長期目標	①目標設定⇒身体的な苦痛の緩和・改善，生活習慣に直しの必要性，新たな生活への適応のための目標設定． ・短期目標⇒緊急性や優先度が高く，数日から1週間程度で解決すべき問題． ・中・長期的目標⇒新たな養育行動の獲得や生活習慣見直しなど，本人や家族が継続的に解決していく問題．
②計画立案 ・OP ・TP ・EP	②計画立案⇒具体的な看護活動で，本人，家族，看護者が実行可能なもの． ・OP: observation plan（観察や確認事項）． ・TP：treatment plan, or care plan（問題解決のためのケア計画）． ・EP：education plan（教育的計画）．
実施	・科学的根拠のあるケアを安全に正確に確実に行う． ・身体機能や認知レベルなどの発達段階を常に考慮し，適切なタイミングと方法で行う． ・病気や症状による苦痛の緩和，発達に応じた生活援助を組み入れる特徴がある． ・家族のエンパワメント向上⇒子どもや家族が起こっている状況や問題に気付き，参加し，意思決定し，行動できるように支援する．
評価・修正	・看護問題が解決・改善されたのか，どのようなケアが効果的であったのか評価する． ・必要に応じて再アセスメントを行い，目標・計画の変更・修正をする．

表1－3－2　ゴードンの機能面からみた11の機能的健康パターンに基づくデータガイド

	パターンの構成要素	内　　容	アセスメントの視点
1	健康認識－健康管理パターン	認識している健康と安寧のパターン，健康管理の方法	・これまで・現在の健康に関する認識は適切か ・健康管理状態は適切か　　　　・安全対策は適切か
2	栄養－代謝パターン	飲食物の摂取についてと身体各部への影響供給状態 代謝に必要な食物・水分，基礎食品消費パターン，各組織への栄養素補給状態がわかるパターン指標を表す.	・食習慣は適切か　　　　　　・栄養摂取量は適切か ・摂食・嚥下の状態は適切か　・皮膚状態は適切か ・免疫状態は適切か ・栄養状態は適切か⇒BMI・ローレル指数・カウプ指数 　血液検査：TP・Alb・Hb・血糖値等 ・水分摂取量医は適切か⇒1日に必要な水分摂取量， 　血液検査：Hb・Ht・Na・K等
3	排泄パターン	排泄機能（腸・膀胱・皮膚）のパターン	・排便習慣は適切か　　　　　・排便状態は適切か ・排尿習慣は適切か　　　　　・排尿状態は適切か ・発刊状態は適切か 　血液検査：BUN・Cr等
4	活動－運動パターン	運動，活動，余暇，レクリエーションのパターン	・身体活動状態は適切か　　　・活動体制は適切か ・運動習慣は適切か　　　　　・余暇活動は適切か ・日常生活活動（ADL）は自立しているか ・呼吸機能：SpO2・血液ガス分析・呼吸機能検査，胸部X＝P，循環機能：血圧・脈拍・心電図・胸部X-P・RBC・Hb・H・Plt・PT・APTT等，骨格系，神経系の状態，身体欠損，まひの有無
5	睡眠－休息パターン	睡眠，休息，リラクゼーションのパターン	・睡眠習慣・状態（睡眠の質・量，薬物使用，睡眠の補助手段等）は適切か ・休息・リラクゼーションは適切か
6	認識・知覚パターン	感覚－知覚と認知のパターン	・感覚機能は適切か　　　　　・記憶力・注意力は適切か ・言葉の理解と表現は適切か　・意思決定はできるか ・学習能力，知識は適切か　　・障害への対処方法は適切か ・疼痛知覚や疼痛管理，不快症状はどうか
7	自己知覚－自己概念のパターン	自己概念と自己に関する理解のパターン	・アイデンティティーはどうか ・ボディーイメージはどうか ・自尊感情はどうか　　　　　・感情の状態はどうか ・自己概念，全般的な価値観，情緒，身体の姿勢と動き，視線，声と話し方はどうか
8	役割－関係パターン	役割関与と人間関係のパターン	・適切に他社との関係を築けるか ・家庭・職場・地域での役割と関係は適切か ・社会的責任，満足度はどうか ・病気・治療による家庭・仕事上・社会的に与える影響はどうか
9	セクシャリティー生殖パターン	セクシュアリティに関する満足と不満足と生殖パターン	・生殖機能の静遺体は適切か　・セクシャリティはどうか ・性機能，性生活の知覚，女性の閉経後の問題，異常行動
10	コーピング・ストレス耐性パターン	全般的なコーピングパターンとストレス耐性との関連	・ストレスとストレス耐性の関係はどうか ・コーピング方法は適切か ・サポートシステムテムは適切か
11	価値－信念パターン	選択や意志決定を導く価値観，信念，目標に関するパターン	・クライエントの選択や意思決定を導く価値観，目標は守られているか ・信念（霊的，精神的なもの）は守られているか

［出典：永田明，石川ふみよ監修，竹内享，八塚慧子編（2020）　看護が見える看護過程の展開，MEDIC MEDIA，p279（一部加筆）］

を展開している.

　機能的健康パターンは,アセスメントの枠組みとして開発されており,看護診断名をグループ化するため,分類区分として関連情報も収集しやすくしている.したがって,どのような看護場面でも適応可能な基本的アセスメントの枠組みとして看護診断を導くうえで有効であり,かつどの看護理論であってもアセスメントに必要な情報は同一とみなし,11の機能的健康パターンはどの看護理論とも併用できるとされている[3,4]（表1-3-2参照）.

7.用語の意味

1）<u>機能パターン</u>⇒安寧の感覚に寄与する健康関連行動の形態.その人の強みとなる.
- 看護診断との関連：ヘルスプロモーション型看護診断
- 全人的な考え方を反映し,安寧の感覚に寄与する健康関連行動のパターンで,その人の強みになる.
- 1つのパターンでアセスメントした情報と関連付けることで,さらに理解が深まる場合が多い.
- より健康になりたいという望みや動機付けがある状態で,栄養や運動などの健康行動をよりよい方向へ促進しようという準備があることから診断ができる.「～促進準備状態」の診断がつく.
　　＊NANDA-Iでは「ウェルネス型看護診断」のカテゴリーは,ヘルスプロモーション型看護診断に含まれていると2009年NANDA-Iシンクタンク会議で判断され,このタイプの診断と定義は削除となり,ウェルネス型看護診断はヘルスプロモーション型看護診断に変換されている.

2）<u>機能不全パターン</u>⇒標準値,あるいはその患者の基準値以下で全般的な機能に否定的な影響を与える健康関連行動の形態.
- 看護診断との関連：問題焦点型看護診断,シンドローム
- 診断指標にあてはまる徴候や症状が,患児のデータベースに実際に実在していることから診断がつく.
- 「～リスク状態」「～促進準備状態」「～シンドローム」がつかないものは<u>実在型</u>となる.
- シンドローム型看護診断は,診断指標にあるような徴候と症状がほとんど同時に起こるような状態をいう.「～シンドローム」という言葉がつき,さらに「リスク状態」が付く場合がある.「代謝平衡異常シンドロームリスク状態」「心的外傷後シンドロームリスク状態」他.

3）<u>潜在的機能不全パターン</u>⇒機能不全パターンに先立ってみられる行動,状況,あるいはその両方の形態.
- 看護診断との関連：リスク型看護診断
- その状態が起こる恐れのある状態で,診断指標にあてはまる徴候や症状は実在していないが,今後その状態を起こしやすくする危険因子がデータベースに存在していることから診断される[6].
　　＊パターン⇒広辞苑では,型,模型,類型,模様,図案などと解説されている.経時的な行動の連続と定義され,ゴードンの機能的健康パターンでは,一つ一つ区切られた出来事よりも連続した行動から患者のパターンを読み取り,推論し,判断することとされる.

Ⅳ　ワークシートの利用方法

ワークシートの体験でクリティカルな臨床推論の見える化にトライしましょう.

1．ワークシートを体験しクリティカルな推論で看護アセスメント力のUP

　学生の皆様が, 母性看護学と小児看護学の臨地実習を行う前に, 学内で看護過程を事例に基づき展開するとき, 一度, 深呼吸をしてみましょう. そのようなときに, ワークシートを体験しませんか. さあ, 頑張ってするぞ, と, 意気込んでも, なかなか進まないことはよくあります. まず, ワークシートに書いてみましょう. 何を書くかというと, なんでも良くて, あなたの思考過程が動き出せばよいのです.

　多様性のある現象を看護的にケアしようとするときに方法は無限にあります. ある理論に基づいて展開すると, 他の看護者にも理解されやすいでしょう.

　書き出しやすいよう, ナビゲーターとして, ワークシートに, ①, ②, ③, ④と問いかけています. その事例に有効で必要な知識の統合として, ワークシート⑤のあきスペースにその事例を統合的に, あなたの看護の方向性を, 書き進めるとよいでしょう.

　そして, もしも, それらの問いかけ以外に, 自分でクリティカルに思考し, 他の問いかけが導かれることは, 素晴らしいことですね. 若い学生の頭の中がよく回転していることになるのです. 看護の目的は同じですが, 対象の理解と方法論は異なることもあるでしょう.

　看護の本質を考えるとき, 手がかりとなる理論を探索し, 自分の看護観に近い考え方を見出しましょう.

　看護の事象を記述し説明する, ある現象がほかの現象に与える影響を予測しながら考えることが, 看護推論することです.

　それから, ロイ適応看護理論を用いて, あるいは, ゴードンの機能的健康パターンを用いて, 事例の看護過程を展開してみましょう.

　小児看護でも, 患児や家族への望ましい看護の最終目標を達成するために「臨床推論」を「見える化」できるようにワークシート①, ②, ③, ④で事例に必要な知識のナビゲーターとして問いかけています.

　例えば, 4歳男児の肺炎の患児と11歳の患児が女児であったとしますと, 患児の発達段階や性差が異なりますね. 理解力や遊びの好みなど個別性がありますので, それに応じた疾患の説明や, ストレス軽減の援助として遊びを取り入れますが, 患児の好みに応じた対応が必要になります. そのためにはピアジェの発達理論, あるいはエリクソンの発達理論から, 患児の認知・思考の特徴はどうでしたか？と問いかけていますので, そこで患児の発達に応じた遊びや, 日常生活援助などを考えてみてください.

　また患児の病態や症状に応じて医師から検査や治療の指示があります. 看護は, 治療方針を受けて, 患児や家族の安全・安楽な看護ケアの方法を予測や臨床推論しながら考えます. 患児の回復過程を視野に, 薬剤の副作用や, 治療・処置などの患児に及ぼす心身の苦痛を理解し, 苦痛の軽減を図ることが重要になります.

　そこで，必要なケア内容を皆さんに確認した問いかけをしていますので考えてみてください．そして入院による家族への影響，キーパーソンはどうなるのかなどの個別性の看護を展開していきます．

　ワークシート①，②，③，④の内容の順番は前後するかもしれませんが，ナビゲーターとしてのワークシートは，きっと看護過程の展開をスムーズに導いて，ワークシート⑤の看護の方向性示してくれると思います．

　今回は，新たに追加した事例においてワークシートを載せておりますので，これらを活用して「臨床推論」の「見える化」のトレーニングに生かしていきましょう．

＊**ワークシート**で臨床推論・看護判断に**つながる**アセスメント力の**みえる化**に**トライ**しましょう！

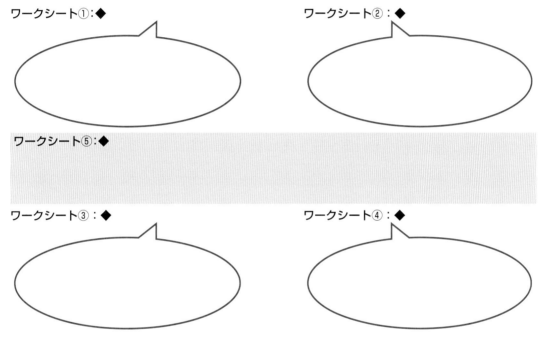

図1－4－1　ワークシート

第1章　引用参考文献

Ⅰ　臨床推論と看護過程の展開
引用文献

1 ）Oxford Learner's Dictionaries
https://www.oxfordlearnersdictionaries.com/us/definition/english/reasoning（2022/3/15 アクセス）

2 ）松村明・山口明穂・和田利政編（1986）国語辞典 改訂新版，旺文社.

3 ）Alfaro-LeFevre, R.（2014）*Applying Nursing Process, The Foundation for Clinical Reasoning. 8th edition*, Lippincott Williams & Wilkins（筆者翻訳）.

4 ）Fonteyn, M.E.（1991）Implications of clinical reasoning studies for critical care nursing. *Focus Crit Care* 1991 Aug; 18（4）：322-7. PMID：1874335（筆者翻訳）.

5 ）Simmons, B.（2010）Clinical reasoning: concept analysis. *J Adv Nurs* 2010 May; 66（5）：1151-8. doi: 10.1111/j.1365-2648.2010.05262.x. Epub 2010 Mar 9. PMID: 20337790（筆者翻訳）.

6 ）Alfaro-LeFevre, R.（2020）*Critical Thinking, Clinical Reasoning, and Clinical Judgement: A Practical Approach. 7th edition*, Elsevier, 2020（筆者翻訳）.

7 ）徳田安春（2021）ナースのための臨床推論 第 2 版，メヂカルフレンド社.

8 ）Zsambok, C. E. & Klein, G.（1997）*Naturalistic Decision Making*, Routledge, 1997（筆者翻訳）.

9 ）Endsley, M. R.（1995）Toward a theory of situation awareness in dynamic systems, *Human Factors Journal* 37(1): 32-64（筆者翻訳）.

10）Endsley, M. R. & Garland, D. J.（2000）*Situation Awareness Analysis and Measurement*, CRC press, 2000（筆者翻訳）.

11）Endsley, M. R.（2000）Situation Models: An Avenue to the Modeling of Mental Models, *Proceedings of the Human Factors and Ergonomics Society Annual Meeting* 44（1）：61-64（筆者翻訳）.

Ⅱ　ロイ理論
引用文献

1 ）小田正枝編（2010）ロイ適応モデル看護過程と記録の実際，ヌーヴェルヒロカワ，p3.

2 ）, 3 ）Sister Callista Roy 著，松木光子監訳（1992）INTRODUCTION TO NURSING An Adaptation Model, Second Edition（1984）ロイ適応看護モデル序説（原著第 2 版・邦訳第 2 版），p22，へるす出版.

4 ）, 5 ）Sister Callista Roy 著, 松木光子監訳（1981）*Introduction to Nursing: An Adaptation Model*（1976），ロイ看護論－適応モデル序説－，p19，メヂカルフレンド社.

6 ）小田正枝編（2010）ロイ適応モデル看護過程と記録の実際 第 2 版，ヌーヴェルヒロカワ，p5.

7 ）小田正枝編（2009）ロイ適応看護理論の理解と実践，医学書院，pp5-6.

8 ）Sister Callista Roy 著，松木 光子監訳（2010）*The Roy Adaptation Model Third Edition*，ザ・ロイ適応看護モデル 第 2 版，医学書院，pp38-40（Smith-Moran, B（Ed）（2001）*The Journal of Faith and Science Exchange* Vol.5, Newton Centre, MA: The Boston Theological Institute）.

9 ）Sister Callista Roy 著，松木光子監訳（2010）*The Roy Adaptation Model Third Edition*, ザ・ロイ適応看護モデル 第 2 版，医学書院，p37.

10）Sister Callista Roy, Heather A. Andrews 著，松木光子監訳（2002）*ROY ADAPTATION MODEL second edition*（1999），ザ・ロイ適応看護モデル，医学書院，pp36-37.

11）Sister Callista Roy 著，松木光子監訳（2010）*The Roy Adaptation Model Third Edition*，ザ・ロイ適応看護モデル（第 2 版），医学書院，p55.

12）Sister Callista Roy 著，松木光子監訳，影山セツ子訳（2010）*The Roy Adaptation Model Third Edition*，ザ・ロイ適応看護モデル 第 2 版，医学書院，p63.

13）マージョリー・ゴードン著，輪湖史子監訳（1995）ゴードン博士の看護診断，照林社，p29.

14）松木光子編（2009）ロイ看護モデルを使った看護の実践 第 2 版，ヌーヴェルヒロカワ，p.44.

15）日本助産診断・実践研究会編著（2010）マタニティ診断ガイドブック 第 3 版，pp vii -xv, 医学書院.

参考文献

① 井手信監修，砥綿とも子・小田正枝編（1997）ケーススタディ看護診断ガイド－ロイ適応モデルに基づく看護過程－，廣川書店，pp18-19.
② 小田正枝編（2010）ロイ適応モデル看護過程と記録の実際，ヌーヴェルヒロカワ，pp11-15.
③ 任　和子著（2009）看護過程展開ガイド：ヘンダーソン，ゴードン・NANDA の枠組みによる実習記録の書き方がわかる 改訂版，照林社，pp2-5.
④ マージョリー・ゴードン著，輪湖史子監訳（1995）ゴードン博士の看護診断，照林社，pp7-13.
⑤ 日本助産診断・実践研究会編著（2010）マタニティ診断ガイドブック 第3版，医学書院，pp122-123

Ⅲ　ゴードンの機能的健康パターン

引用文献

1 ）江川隆子編（2009）看護過程と看護診断，ヌーベルヒロカワ，pp4-7.
2 ）小澤知子（2017），アセスメントに自信がつく臨床推論入門，メディカ出版，p8，pp11-12
3 ）茎津智子編（2021）小児看護過程，医歯薬出版，pp5-7，pp8-21.
4 ）永田　明・石川ふみよ監修，竹内　享・八塚慧子編（2020）看護が見える　看護過程の展開，MEDIC MEDIA，p13，p41，pp45-46，pp113-114，pp120-121，pp135-136.
5 ）マジョリー・ゴードン著，輪湖史子訳（1995）ゴードン博士の看護診断，照林社・小学館，pp1-3，pp7-13，pp26-48，pp69-76.
6 ）任　和子（2019）看護過程展開ガイド，照林社，pp102-105.

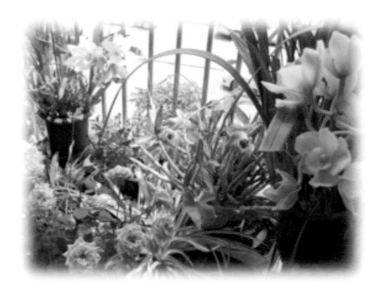

第 2 章

ロイ適応看護モデルを応用した
母性看護過程の10事例

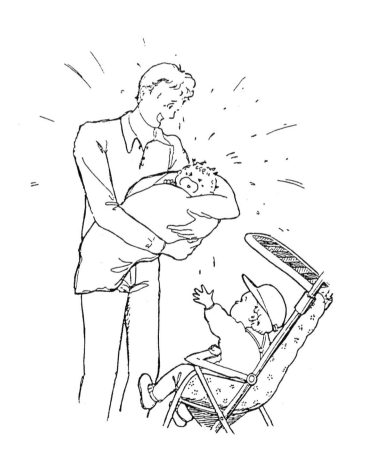

母性看護学の10事例の一覧表

事例	ロイの4様式	対象	アセスメントのキーワード		事例の看護テーマ
1	生理的機能様式 役割機能様式	初産婦 30歳 妊娠39週1日	正常な分娩進行	出産を前向きに取り組む 分娩の3要素	正常経過の初産婦の分娩期の看護アセスメント
2	生理的機能様式 相互依存様式	初産婦 37歳 妊娠33週1日	妊娠高血圧症候群	安静時の身体活動とケア 入院時血圧162/100mmHg キーパーソンの支援	妊娠高血圧症候群と診断され入院した初産婦の看護アセスメント
3	生理的機能様式	新生児 女児 生後1日目	在胎38週2日 受け持ち時体重2850g	予定（反復）帝王切開で出産	帝王切開（異常分娩）で生まれた新生児生後1日目の看護アセスメント
4	生理的機能様式	新生児 男児 生後2日目	在胎39週3日 受け持ち時体重2760g	保温・感染 栄養・環境	正常新生児の生後2日目の看護アセスメント
5	生理的機能様式	新生児 男児 生後5日目	在胎41週1日 受け持ち時体重2868g	保温・感染 栄養・環境	正常新生児の生後5日目の看護アセスメント
6	自己概念様式 役割機能様式	経産婦 37歳 妊娠37週2日	夫立ち会い分娩と心拍レベル 分娩想起・バースレビュー	出産した価値を見出し ルービンの母親役割行動の適応 新しい家族役割の調整	夫立ち会い分娩後に正常な産じょく経過をたどった経産婦の看護アセスメント
7	役割機能様式 相互依存様式	初産婦 39歳 妊娠38週4日	陥没乳頭 進行性現象・乳房変化	乳頭のセルフケア	陥没乳頭を持つ初産婦の看護アセスメント
8	生理的機能様式 役割機能様式	経産婦 37歳 妊娠37週2日	乳房のセルフケア カンガルーケア 母子相互作用	ルービンの母親役割受容 夫の育児行動の満足度	不妊治療後カンガルーケアを行った経産婦の看護アセスメント
9	生理的機能様式 自己概念様式	初産婦 39歳 妊娠38週4日	子宮復古	外陰部清潔のセルフケア	不妊治療後に出産の満足が得られた高齢初産婦の看護アセスメント
10	生理的機能様式 自己概念様式 役割機能様式 相互依存様式	経産婦 37歳 妊娠37週4日	帝王切開 術後2日目 子宮復古	ADL・セルフケア 出産した価値 キーパーソンと支援体制	帝王切開を受けた経産婦の看護アセスメント

ケース1

正常経過の初産婦の分娩期の看護アセスメント

学びのポイント

・ 生理的機能様式
　役割機能様式

Ⅰ　事例理解の知識とナビ

1．分娩とは

　分娩とは，胎児およびその付属物が子宮から母体外に完全に排出，あるいは娩出される現象である．

2．分娩の3要素と母体精神を加えた分娩の4要素

　分娩の経過は，①産道（骨産道と軟産道），②娩出力（陣痛と腹圧），③娩出物（胎児およびその付属物）の相互関係により，分娩の難易を決定する為，『分娩の3要素』という．

　イギリスの産婦人科医ディック・リード（Grantly Dick-Read）は産婦の精神状態「恐怖（不安）」「緊張」「痛み」の悪循環が分娩の3要素に影響を及ぼすことを指摘しており，アメリカでは分娩の3要素に産婦の精神を加えて『分娩の4要素』と言われている．

　産痛への恐れや出産への不安が強まると，子宮筋を支配する交感神経と副交感神経の協調機能を妨げる緊張が生じる．このため，子宮体の収縮と子宮頸の開大が正常に協調的に行われず，軟産道が緊張することにつながる．その緊張は，子宮頸管の開大を遅延させると同時に，子宮頸の抵抗となり産痛を強く感じるようになるという悪循環をまねく（図2－1－1）．

　恐怖（不安）・緊張・痛み症候群に陥ると，恐怖・不安によって交感神経系が過度に刺激され，カテコールアミンの分泌が過剰となり，子宮収縮が妨げられ，微弱陣痛になると考えられている．カテコールアミンの分泌過多は血管を収縮させ，胎盤血液量の低下につながり，胎児機能不全の原因となる．したがって，分娩第1期の加速期に産婦の不安を軽減し，全身のリラックスを促し，かつ産痛を緩和することは，非常に重要である．これにより産婦の持てる力が引き出され，また，同時に産婦の主体性や自信を強化することで分娩進行にうまく対応できるようになる．

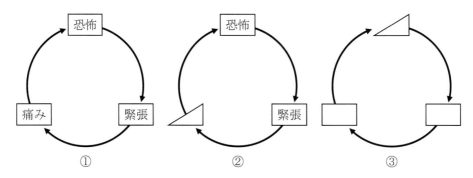

リードによれば，子宮体の収縮と子宮頸の拡大が協調的に順調に進行している分娩では，耐えられないほどの産痛はない．恐怖心があると緊張が生まれ，これが上述の協調を乱すため，痛みを生じて悪循環が形成される（　①　）．

麻酔によって痛みだけだけとりさっても，恐怖と緊張は記憶に残る（　②　）．適切な教育により，恐怖をとりさると，緊張が消失して，それに伴う痛みも消失するとされる（　③　）．

図２－１－１　恐怖（不安）・緊張・痛み症候群

［出典：久須美真紀，他（2021）分娩の経過，森恵美著者代表，系統看護学講座　専門分野Ⅱ　母性看護学各論　母性看護学２　第14版，医学書院，p209[1]］

表２－１－１　ビショップスコア

因子 ＼ 点数	0	1	2	3
頸管開大度（cm）	0	1～2	3～4	5～6
頸管展退度（%）	0～30	40～50	60～70	80～
児頭の先進部の高さ（下降度）（%）	－3	－2	－1～0	＋1～
頸部の硬度	硬	中	軟	
子宮口の位置	後方	中央	前方	

［出典：久須美真紀，他（2021）分娩の要素，森恵美著者代表，系統看護学講座　専門分野Ⅱ　母性看護学各論　母性看護学２　第14版，医学書院，p196[2]］

３．分娩の進行状態

　分娩開始の定義は，規則正しく発来し胎児娩出まで続く陣痛が10分以内もしくは１時間に６回の頻度になった時点とされる．

　分娩の進行は，陣痛の強さとビショップスコアにより子宮口熟化状態と胎児の下降度から判断する（表２－１－１）．

　分娩の進行は，その経過に伴って第１期〜第４期に分類される．

　１）分娩第１期（開口期）：分娩開始から子宮口が全開大するまでの期間．

　２）分娩第２期（娩出期）：子宮口が全開大してから，胎児が産道を下降して娩出されるまでの期間．

　３）分娩第３期（胎盤期）：胎児娩出期から，胎盤および卵膜の娩出が完了するまでの期間．

　４）分娩第４期：分娩を終了してから２時間の期間．

4．分娩が母体に及ぼす影響

　分娩が開始すると次第に陣痛は増強し，母体にはバイタルサインの変化を含めさまざまな身体的影響が生じる．

　分娩中は体温，脈拍数は分娩中に軽度上昇を認めることが多い．産婦の発熱や頻脈は，母体の感染徴候であることもあり注意が必要である．血圧は分娩進行とともに上昇する．分娩終了は胎児循環動態の消失，出血，腹腔内圧の急激な下降などの伴う母体循環動態の急変が起こるが，正常分娩の場合はこの変化に順応する血圧は分娩進行に伴い上昇する．過度で急激な血圧上昇は子癇発作の前ぶれであったり，まれではあるが，脳内出血を生じることもあるので降圧処置などの対応が必要になる．気分不快などを伴う血圧低下は仰臥位低血圧症候群の可能性があり，体位変換を行い，血圧を再度測定する．

5．分娩が胎児に及ぼす影響

　分娩により胎児が受ける影響は大きく，胎児がこれらの影響による変化に適応ができない場合には分娩に支障をきたすこともある．分娩中は胎児の変化にも常に気を配らなければならない．

　分娩中の胎児心拍数モニタリングは，胎児の状態を鋭敏に反映する．正常胎児心拍数の基線は110～160bpmの間にあるが，持続する頻脈や徐脈は胎児機能不全の徴候である．子宮収縮は，胎児への酸素化された血液供給を一時的に減らすため，胎児にとってはストレスとなる．正常胎児では子宮収縮による心拍の変化は軽度であり速やかに回復する．

　注意すべき胎児の一過性徐脈には，4つがある（図2-1-2）．

胎児心拍数一過性変動の分類			
分　類		波　形	特　徴
一過性頻脈		FHR　　UC	心拍数が開始からピークまで急速に増加し開始から頂点までが15bpm以上，元に戻るまでの持続が15秒以上2分未満のもの．32週未満では心拍数増加が10bpm以上，持続が10秒以上のものとする．
一過性徐脈	早発一過性徐脈	FHR　一致　UC	子宮収縮に伴って，心拍数減少の開始から最下点まで緩やかに下降し，その後子宮収縮の消退に伴い元に戻る心拍数低下で，その一過性徐脈の最下点と対応する子宮収縮の最強点の時期が一致しているものをいう．
	遅発一過性徐脈	FHR　遅れる　UC	子宮収縮に伴って，心拍数減少の開始から最下点まで緩やかに下降し，その後子宮収縮の消退に伴い元に戻る心拍数低下で，子宮収縮の最強点に遅れてその一過性徐脈の最下点を示すものをいう．
	変動一過性徐脈	FHR　急峻な心拍数の低下　UC	15bpm以上の心拍数減少が急速に起こり，その開始から元に戻るまで15秒以上2分未満を要するもの．子宮収縮に伴って出現する場合は，その発現は一定の形をとらず，下降度，持続時間は子宮収縮ごとに変動する．
	遅延一過性徐脈	FHR　　UC	心拍数減少が15bpm以上で，開始から元に戻るまでの時間が2分以上10分未満の徐脈．10分以上の一過性徐脈の持続は，基線の変化とみなす．

FHR：胎児心拍数　UC：子宮収縮
＊　子宮収縮が不明の場合は，早発一過性徐脈と遅発一過性徐脈の区別はできない．
　急速と緩やかの目安として，開始から最下点到達までの時間が30秒未満か以上かを参考とする．
〔日本産科婦人科学会編，産婦人科研修の必修知識2013，日本産科婦人科学会，2013，p142より（一部改変）〕

以下に陣痛発作による胎児一過性徐脈の代表的な変動パターンの発生原因を示す．
胎児心拍数の代表的変動パターンの発生原因

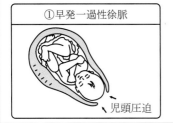
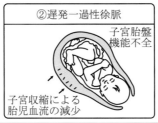
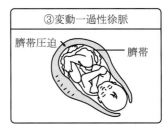

図2-1-2　胎児心拍数の一過性変動

［出典：金井誠（2022）胎児心拍数陣痛図による胎児機能の評価，小林康江・中込さと子・荒木奈緒編，ナーシング・グラフィカ　母性看護学2　母性看護の実践　第2版，メディカ出版，p183[3]〕

Ⅱ　ケースの紹介

妊娠期

- ・　30歳　初産婦（妊娠１回　分娩０回）
- ・　月経歴は，初経12歳，28日型，持続５日間，月経障害ない.
- ・　既往歴・アレルギーはなく，飲酒・喫煙もない.
- ・　身長は160cm，　非妊時体重は52kgであった.
- ・　血液型A型，Rh（＋），不規則抗体（－），感染症も認めない.
- ・　専業主婦で，夫は33歳の会社員.２年前に結婚し，結婚を機に事務員を退職した.自然に妊娠し，夫も両親も喜んでいる.本人の両親は県外に住んでいるが，出産後１ヵ月は実母が産後の手伝いに来てくれる予定である.夫と休みの日は一緒に公園の散歩や出産用品の買い物をして過ごし，信頼できるパートナーである.
- ・　妊娠の経過：

  妊娠７週に産科病院に初診，妊娠初期の血液検査は問題なかった.

  妊娠36週の血液検査（RBC：400万/μL，WBC：7000/μL，Ht：33.0％，HGB：11.3g/dL）GBS（－）

  妊娠38週の健診では，子宮底33cm，腹囲92cm，血圧133/70mmHg，尿蛋白（－），尿糖（－），下肢浮腫（－），内診所見（子宮口１cm開大，展退10%，SP－３以上，位置後ろ，硬い，頸管長30mm）

  超音波診断（推定児体重2820g，胎児心音144bpm，第２頭位，羊水ポケット４cm）

  これまで定期健診は受けており，妊娠経過は順調である.

分娩期

- ・　妊娠39週１日の５時ころ10分間隔の下腹痛で目が覚めた.性器出血も破水もなく弱い陣痛だったのでそのまま様子をみた朝食を摂取（焼き魚，味噌汁，ご飯，ほうれんそうのおひたし，牛乳１本）し，シャワーを浴びてから，９時に夫と共に入院した.
- ・　入院時は，陣痛間欠８分，発作は30秒で弱い.胎児心拍数陣痛図は，レベルⅠ（baseline 140bpm，基線細変動，一過性頻脈は認め，徐脈は認めなかった）

  内診所見は，子宮口２cm開大，展退20%，SP－３，位置は後方で硬度は硬い.破水，出血はなかった.

  体温36.8℃，脈拍98回/分，血圧138/88mmHg，体重61kg（非妊時より９kg増加）

  バースプランは，「赤ちゃんに会えるのが楽しみです.陣痛は痛いと聞いていますが，両親教室で教えてもらった呼吸法やマッサージは夫と練習しました.夫と一緒に頑張りたいと思います」とあった.

  病室，病棟フロアを自由に動いて分娩を進めていく方針を伝えた.

Ⅲ　ワークシート

＊ワークシートで臨床推論・看護判断につながるアセスメント力のみえる化にトライしましょう！

ワークシート①：娩出力（有効な陣痛）に着目しよう．

有効な陣痛が分娩を促進しますね．
陣痛の観察から分娩を促進する援助を考えてみよう！
陣痛の開始は？　陣痛の間隔は？　陣痛の強さは？書いてみよう．

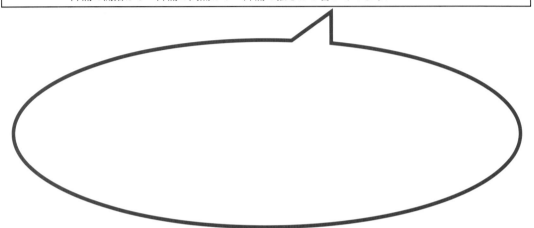

ワークシート⑤：分娩第1期が円滑に進行するには…「分娩3要素＋産婦の精神状態」から総合的に考え

ワークシート③：娩出物（胎児心拍数）は大事だよね．

陣痛は児にとってもストレスです．
胎児心拍数モニタリングは大丈夫ですか？書いてみよう！

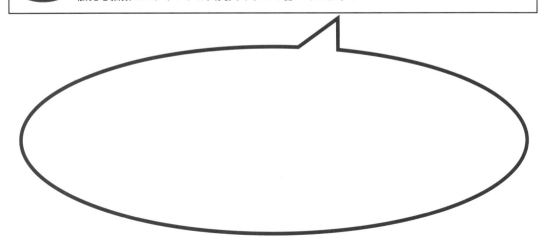

ワークシート②：産道（子宮口の開大）が想像できるかな？

 有効な陣痛により子宮口が開大し，胎児が産道内を通過できます．
子宮口の開大は内診によりわかります．ではビショップスコアに注目し書いてみよう！

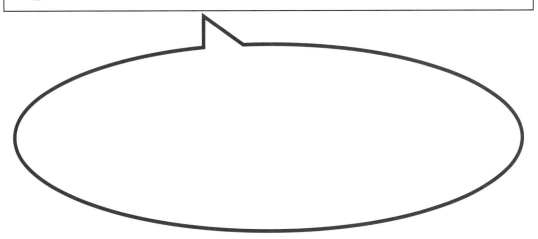

アセスメントしてみよう！

ワークシート④：産婦の精神状態（心身のリラックス）などのケアは？

 産婦の恐れや不安は緊張を生み，分娩の経過や胎児へ影響するよね(ディック・リード理論)．
では産婦の精神状態を観察し，全身のリラックスを促す援助を考えてよう！

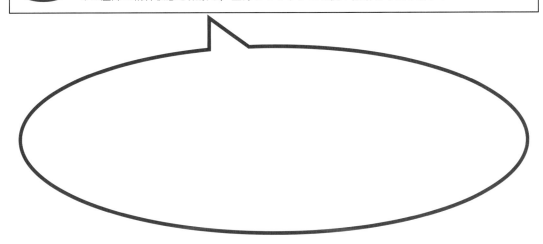

Ⅳ　ロイモデル4様式と看護アセスメント

［母　性］受け持ち時の情報／妊産褥婦

ケース1：分娩入院（分娩第1期準備期・潜伏期）した初産婦の看護アセスメント

対　象　者		学年番号		氏　　名	

カテゴリー		受け持ち1日目の情報（産褥1日目）	アセスメント
生理的機能様式	酸素化	入院時：体温36.0度，脈拍80回/分，血圧120/70mmHg 喫煙歴：なし 既往歴・アレルギー：なし 妊娠36週の血液データ：RBC：400万/μL，WBC：7000/μL，Ht：33.0%，HGB：11.3g/dL，感染症はない． 朝5時に陣痛開始し，9時に入院し現在は，陣痛間欠8分発作は30秒で弱い為，呼吸の乱れはない． 内診所見：子宮口2cm開大，展退20%，SP－3，後方で硬い． 破水，出血はない． ［胎児心拍数陣痛図は，レベルⅠ（baseline140bpm，基線細変動，一過性頻脈は認め，徐脈は認めない）］	既往歴，アレルギー，喫煙歴もなく呼吸循環機能への影響は認めない． 妊娠期の最終の血液データは，貧血や感染症の兆候は認めない． 入院時のバイタルは安定し，感染兆候やHDPは認めない． 妊娠経過は順調な経過で，現在分娩第1期準備である． 呼吸の乱れもなく過ごしている為，酸素化への影響はない．今後，陣痛が強くなり呼吸が乱れてくると母体の血中酸素飽和度の低下が胎児機能不全へとつながるため呼吸法の誘導が必要となる． ［新生児は，胎児心拍数140bpm（正常110〜160bpm），胎児心拍数陣痛図より，レベルⅠで安定した状態にある．継続して観察の必要がある．］ 〈有効な助言！〉　**good!** 胎児情報を追加！ 母体の酸素化は胎児に直接的影響を与える
	栄養	身長：160cm 体重：非妊時52kg（BMI　20.3） 入院時61kg（BMI　23.8）非妊時から9kg増加 食習慣：3食は規則的摂取間食は果物やヨーグルトを選択．飲酒なし ［入院前に朝食を摂取（焼き魚，味噌汁，ご飯，ほうれんそうのおひたし，牛乳1本）］ 〈有効な助言！〉 分娩には体力が必要．食事の摂取時間と内容は重要！	非妊時の標準体重（BMI　18.5〜25）であり，推奨体重増加量は7〜12kgで適切であった． 分娩入院の朝も通常通りの食事を摂取しており，分娩に備えた栄養として適切である．今後は，陣痛が強くなり分娩が進行することを想定し分娩体力を維持するためには，可能な限り飲食を促す必要がある． 本朝の食事摂取内容から妊娠中の栄養管理は適切であり，貧血等の血液データからも適切であるといえる．

42

ケース１：分娩入院(分娩第１期準備期・潜伏期)した初産婦の看護アセスメント

	対　象　者		学年番号		氏　　名	
カテゴリー		受け持ち１日目の情報(産褥１日目)			アセスメント	
生理的機能様式	排　泄	排泄習慣：排尿10回/日　排便１回/日 10ヵ月に入ってから夜中に1回トイレに起きる			妊娠中の排泄習慣は，10ヵ月に入ってから夜間の排尿が認められたが，問題は認めない．	
		入院後，看護師の指示に従って１回/３時間はトイレで排尿をしている．尿意あり，残尿感ない			分娩開始と共に，増大した子宮が尿管，膀胱の圧迫することで尿意の消失や残尿が認められることがあるが現在はその症状はない．３時間毎に排尿することで，尿の膀胱内充満で胎児下降を妨げることもなく順調に経過していると判断できる．	
		〈有効な助言！〉 　分娩進行には排泄(排尿，排便)管理が重要！分娩進行に合わせ排泄行動を変化させ適応していこうとしています．			〈有効な助言！〉 **good!** 　妊娠・分娩が排泄に及ぼす影響をアセスメントできている！	
	活動と休息	食事，排泄，清潔ケアは自立して行える 10ヵ月に入ってからは眠りが浅く夜中に１回はトイレに起きる 朝５時頃に10分間隔の下腹痛で目が覚めたため，寝不足感がある			10ヵ月に入ってからの夜間トイレの寝不足や，本朝５時頃からの起床で睡眠不足が認められるが，疲労感は認めない為，今は，廊下を歩行するなどの分娩を促進する援助を積極的にすすめていくことが望ましいと判断する． いよいよ分娩となることへの緊張感や興奮している様子である．	
		「いよいよお産になる」と思うとドキドキ感があり，やや興奮気味である．陣痛が弱い為，夫と共にと廊下を散歩している				
		〈有効な助言！〉 　分娩を促進するためには，活動と休息のバランスが重要！分娩を進行させるための適応行動ですね．			現状を冷静に判断し，ドキドキ感を前向きな取り組みにつなげられるようにできるとよい．	
	保　護	入院前にシャワーを浴び保清は保たれている． 皮膚の発赤や腫脹，妊娠線は認めない．破水，性器出血に備えて大パッドを装着しているため，外陰部の蒸れが生じやすい．			入院前に自宅でシャワーを済ませ，皮膚の保清ができている． 分娩の進行に伴い破水や性器出血（血性分泌物）に備えて大パッドを装着しているので，適宜交換し，皮膚の保護に努める必要がある．破水前であれば，シャワートイレで外陰部の清潔を保持する．	
		〈有効な助言！〉 　破水の有無によって対応が異なることに着目する．				

ケース1：分娩入院（分娩第1期準備期・潜伏期）した初産婦の看護アセスメント

対　象　者		学年番号		氏　　名	

カテゴリー		受け持ち1日目の情報（産褥1日目）	アセスメント
生理的機能様式	感　覚	陣痛間欠8分，発作は30秒で弱い．現在の産痛は「大丈夫です」と自制可能の範囲である．	子宮内圧40mm Hg，陣痛周期3分，陣痛持続時間は70秒以内で，分娩第1期の準備期として適切な陣痛で，訴えからも強い痛みではない．今後，陣痛経過を伝え，陣痛の強度，苦痛に合わせて産通緩和方法を提案していく．
	体液と電解質	下肢浮腫は認めない．飲水はとれている．	下肢浮腫は認められず，体液や電解質の異常はないと考える．今後分娩が進行し発汗による喪失と適切な飲水ができない場合は脱水になる可能性がある．
	神経学的機能	意識障害はない．発語は明瞭であり落ち着いた言動を保っている．	意識レベルは清明である．分娩の進行と共に，分娩経過が予期していた状況でない場合にはパニックになることもある為，産痛の状態や分娩進行の受け入れを観察する必要がある．
	内　分　泌	妊娠38週健診所見：子宮底長33cm，腹囲92cm，内診所見（子宮口2cm開大，展退10%，SP−3以上，位置後ろ，硬い，頸管長30mm） 超音波診断（推定児体重2820g，胎児心音144bpm，第2頭位，羊水ポケット4cm） 〈有効な助言！〉　分娩の3要素（胎児及びその付属物）の情報は重要！胎児も子宮収縮のストレスに適応しようとしていますね． 本日朝5時に陣痛開始し9時に入院．入院時所見は陣痛8分間欠，発作30秒で弱い．内診（子宮口2cm，展退20%，SP−3，後方，硬い） 乳房のタイプ：Ⅱa型　乳頭：軟（耳たぶ）で突出はよい 初乳分泌少量あり．妊娠歴：妊娠1回分娩0回 月経歴：初経12歳，28日型，持続5日間，月経障害なし	分娩進行は順調である．月経周期から算出して分娩予定日は適切である．妊娠38週で子宮底長33cm，腹囲92cm，推定期体重2820gから，胎児は成熟児である．エストロゲン，プロゲステロンの女性ホルモンが適切に分泌され妊娠の維持と胎児の成長を促し，胎盤羊水などの胎児付属物の異常もないといえる．乳房の発育，乳頭の形や硬さも授乳に適しており，初乳の分泌もあることから乳腺の開口も認め乳汁分泌の準備も整っているといえる．分娩進行状況は，朝5時に陣痛開始し，現在4時間を経過している．子宮口2cmの開大は妥当であり順調な経過といえる．下垂体後葉から分泌されるオキシトシンは子宮筋を収縮させ分娩を進行する作用が認められる．オキシトシンの分泌が促進されるように過度な緊張を取り除き，自分を信じて分娩に集中できるようにする必要がある．

ケース１：分娩入院（分娩第１期準備期・潜伏期）した初産婦の看護アセスメント

	対 象 者		学年番号		氏　　名	
カテゴリー	受け持ち１日目の情報（産褥１日目）			アセスメント		
自己概念様式	バースプランより「赤ちゃんに会えるのが楽しみです．お友だちから陣痛は痛いって聞いているので私大丈夫かなぁって不安です．両親教室で教えてもらった呼吸法やマッサージは夫と練習しました．夫と一緒に頑張りたいと思います．とにかく元気で生まれてきて欲しいです．」「５ヵ月頃からお腹が目立ち始めて今はパンパン．どこまで大きくなるか不安でした．この中に赤ちゃんがいて，この子が生まれてくるとは，不思議ですね．」と赤ちゃんに話しかけながらお腹をさすっている． 〈有効な助言！〉 　理論を用いて分析をする．妊娠性変化を受け入れ，胎児の成長や出産を楽しみにしていることは適応している状態ですね． 〈有効な助言！〉　good! 　分娩期の女性の自己概念についてアセスメントできています．			妊娠子宮の増大に伴いボディラインが大きく変化することに驚くも，胎児への声かけやお腹をなでる行為から赤ちゃんを認め受け入れる様子が観察された．産痛への不安もあるが友人からの情報を得て夫婦で両親教室を受講し呼吸法やマッサージ法を練習中．出産育児用品を準備し出産準備では適切な行動である． マーサーは「妊娠期は，母親役割を想像し胎児を認識し始める心理社会的な準備段階（予期的段階）」．また，「母親になることの過程で，妊娠期は妊娠に専心し胎児へ関心を持ち愛着を育み母親になる準備段階」と考え，産婦は母親になる受け入れの準備はできている． ルービンは「模倣，ロールプレイ，空想，取り込み─投影－拒絶，悲嘆作業を行いながら我が子との心理的絆形成をしていく」と述べ，産婦は友人を母親役割モデルとし胎児を想像しながら受け入れを行いわが子との心理的絆形成はできている． ‾‾‾‾‾‾‾‾‾‾‾‾‾‾‾‾‾‾‾‾ 妊娠期から母親となることを受け入れ，わが子との心理的絆形成もできている．夫と共に乗り越えようとする気持ちを強く持っており，夫婦で元気な赤ちゃんの誕生を楽しみにしており，出産すること，母親になることに価値を見出している． ‾‾‾‾‾‾‾‾‾‾‾‾‾‾‾‾‾‾‾‾ ディック・リード理論では，「緊張－痛み－恐怖・不安の悪循環により分娩の進行が妨げられること」から，過緊張や不安を取り除きリラックスできる環境の設定が必要である． 常盤は，出産が良い体験として肯定的な意味づけができることが母親意識の形成を促進し自己成長につながると述べ，産婦にとりよい体験となる出産をする必要がある．		

ケース1：分娩入院(分娩第1期準備期・潜伏期)した初産婦の看護アセスメント

対 象 者		学年番号		氏　　名	

カテゴリー	受け持ち1日目の情報(産褥1日目)	アセスメント
役割機能様式	30歳　専業主婦，結婚前は事務職．役割：妻．結婚2年目で自然妊娠し皆が喜んでいる．陣痛が強くなく，看護師の指示通り廊下を散歩している．夫：「男のぼくはお産に立ち会うくらい．○○に頑張ってもらうしかないが楽しみ．育児は不安だが，洗濯や掃除はでき，役に立てるように頑張ります．」産後1ヵ月は実母が支援する． 〈有効な助言！〉 　出産に前向きで，新生児との3人の新しい生活へ適応するための準備を進めています．これは母親・父親役割遂行ですね．	成熟期の女性で妊娠出産育児に適した時期であり，現在は専業主婦で妻役割を担っている． 結婚生活も安定した時期に妊娠し，家族の期待にこたえることができている． 分娩開始と共に順調に分娩が進行するよう廊下歩行を積極的に行い，夫も一緒に行動し支えている．夫は，自主的に立ち会い分娩を選択し分娩に対する自己の役割を遂行しようとしている．出産後は家事の一部（洗濯や掃除）をすることで妻を助けようとしており，家族3人の生活がイメージできており，自身の役割も明確に描いている．実母は，産後の支援を予定され，身体的にも精神的にも支援をもらえる力強い存在である．
相互依存様式	妊娠中，夫と共に両親教室を受講している． 夫と休みの日は一緒に公園の散歩や出産用品の買い物をして過ごし，信頼できるパートナーである． 本人の両親は県外に住んでいるが，出産後1ヵ月は実母が産後の手伝いに来てくれる予定である．	キーパーソンは夫と考えられる．夫と共に受講した両親教室の学びを生かした分娩期のケアが支えとなるといえる．夫や実母の支援が得られサポート体制は良好である． 妊娠・出産・育児への夫の理解や受け入れもできている． 子育てをしている友人との交流もあり，家族以外にも子育ての相談を行える人がいる． ボウルビィは，「愛着は児と重要他者（母親・父親・きょうだい，世話をする人）の相互作用の過程で，一人の人間に対する永続的な愛情と情緒が形成される過程である」と述べている．妊娠期に，胎児を受け入れ胎児との絆形成を基盤にして，産婦の満足できる出産体験が新生児との母子相互作用に良い影響を与えるといえる．

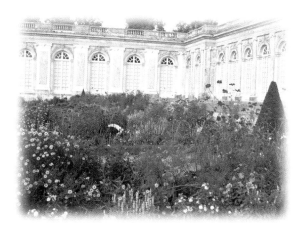

V　関連図

情報関連図　　　　　令和　　　年　　　月　　　日

実習病棟		受持氏名	

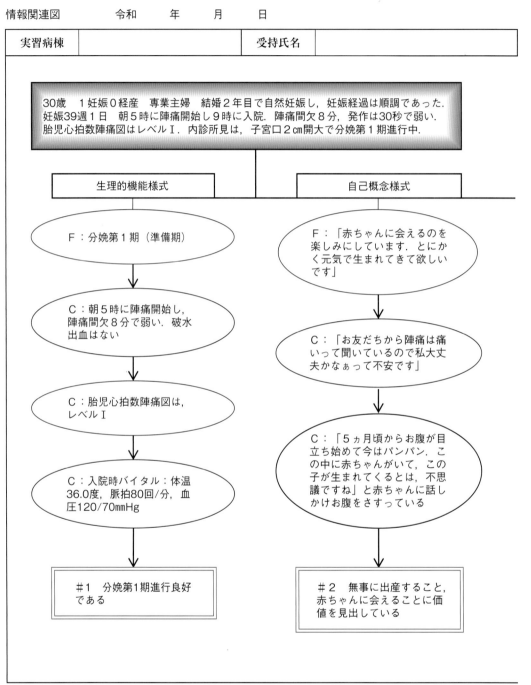

30歳　1妊娠0経産　専業主婦　結婚2年目で自然妊娠し，妊娠経過は順調であった．妊娠39週1日　朝5時に陣痛開始し9時に入院．陣痛間欠8分，発作は30秒で弱い．胎児心拍数陣痛図はレベルⅠ．内診所見は，子宮口2㎝開大で分娩第1期進行中．

生理的機能様式

F：分娩第1期（準備期）

C：朝5時に陣痛開始し，陣痛間欠8分で弱い．破水出血はない

C：胎児心拍数陣痛図は，レベルⅠ

C：入院時バイタル：体温36.0度，脈拍80回/分，血圧120/70mmHg

#1　分娩第1期進行良好である

自己概念様式

F：「赤ちゃんに会えるのを楽しみにしています．とにかく元気で生まれてきて欲しいです」

C：「お友だちから陣痛は痛いって聞いているので私大丈夫かなぁって不安です」

C：「5ヵ月頃からお腹が目立ち始めて今はパンパン．この中に赤ちゃんがいて，この子が生まれてくるとは，不思議ですね」と赤ちゃんに話しかけお腹をさすっている

#2　無事に出産すること，赤ちゃんに会えることに価値を見出している

備考　1）適応は□で囲み（□：肯定的反応，□：非効果的反応，□：予測反応），日付と#順位を明記（追加適応と#順位の変更時には日付を明記）
　　　2）適応につながる行動は○で囲む．現在（受持ち当日）の第一行動アセスメントが中心．適応に関連する過去の行動や他者（新生児，家族）行動は区別して明記．
　　　3）刺激には記号（F：焦点刺激，C：関連刺激，R：残存刺激）を明記

ケース1：分娩入院（分娩第1期準備期・潜伏期）した初産婦の看護アセスメント

受持時間		学年番号		学生名	

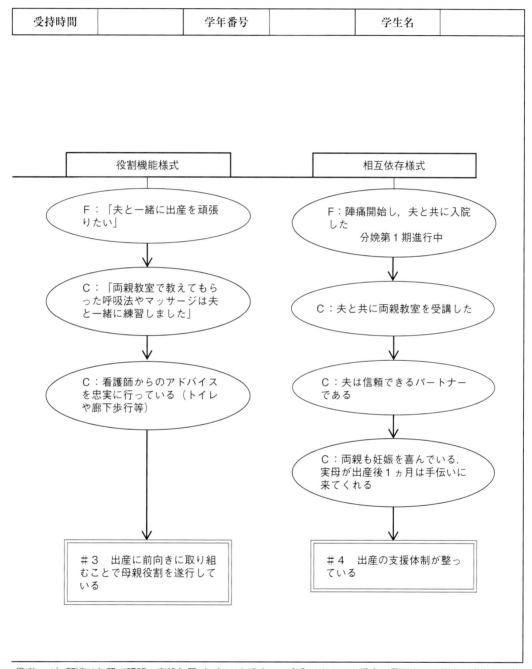

役割機能様式	相互依存様式
F：「夫と一緒に出産を頑張りたい」	F：陣痛開始し，夫と共に入院した 分娩第1期進行中
C：「両親教室で教えてもらった呼吸法やマッサージは夫と一緒に練習しました」	C：夫と共に両親教室を受講した
C：看護師からのアドバイスを忠実に行っている（トイレや廊下歩行等）	C：夫は信頼できるパートナーである
	C：両親も妊娠を喜んでいる．実母が出産後1ヵ月は手伝いに来てくれる
＃3　出産に前向きに取り組むことで母親役割を遂行している	＃4　出産の支援体制が整っている

備考　4）関連は矢印で明記．実線矢印（→）から適応へ．介入しなかった場合に予測される反応を適応から点線矢印（⤍）で明記．
注1：＃は看護問題であり，看護診断名ではない．＃は肯定的，非効果的，予想反応で記載

Ⅵ　アセスメント＆プランニングシート

ケース１　アセスメント＆プランニングシート：生理的機能様式の展開

行　動	理論による推論と看護判断	看護診断	目　標	介　入
【刺激は関連図に記入すること】 分娩開始入院当日 F：分娩第１期（準備期） C：朝５時に陣痛開始．入院時，陣痛間欠８分，発作は30秒で弱い C：入院時所見：子宮口２cm開大，展退20％，ＳＰ－３，後方で硬い． C：体重61kg（非妊時より９kg増加） C：胎児心拍数陣痛図は，レベルⅠ C：入院時バイタル：体温36.0度，脈拍80回／分，血圧120／70mmHg C：破水，出血はない	分娩は陣痛の開始（１時間に６回以上の陣痛の発来または10分間の間隔で陣痛の発来）．分娩の３要素（娩出力，産道，胎児及びその付属物）が関連して分娩を進行させる．ディック・リード理論では，緊張－陣痛－恐怖・不安の悪循環が分娩の進行を妨げる． 　分娩の進行を阻害する因子を早期発見で回避し円滑な分娩進行となる．産婦は，朝５時に陣痛が開始，９時に入院．子宮口２cm開大で，陣痛間欠８分間，陣痛発作30秒と弱く分娩第１期を順調に進行中．妊娠経過は問題なく，現在の胎児状態も胎児心拍数陣痛図レベルⅠで問題は認めない． 　今後は，陣痛が強くなり分娩進行が予測され母児共に安全に経過できるよう観察が必要である．	＃１ 分娩第１期（準備期）の進行良好 〈有効な助言！〉 適応を促進する援助を考えよう！ 〈有効な助言！〉 現在は陣痛のストレスが加わっても母児ともに適応状態にあるといえる 〈有効な助言！〉 分娩進行に合わせて今後おこる可能性を予測する臨床推論が必要！	短期（short） 分娩第１期をリラックスして過ごし分娩進行が円滑に進む 長期（long） 主体的に取り組め安全に分娩が終了する	＜ＯＰ＞ １．産婦の状態 ①バイタルサイン ②疲労・緊張の有無と程度 ③排泄状態と性状 ④睡眠状態 ⑤発汗の有無 ⑥食事・水分の摂取状況 ⑦産痛の部位と程度 ⑧排便感・努責感の有無と程度 ２．分娩の進行状態 ①陣痛状態（周期，発作間欠時間） ②内診所見（子宮口開大，子宮頸管展退，頸管の硬さ，頸管の位置，児頭下降度，回旋の状態） ③破水の有無，流出状態と性状 ④血性分泌物の有無 ３．胎児の健康状態 ①胎児心拍数（基線，基線細変動，頻脈・徐脈の有無と程度） ②陣痛との関係（早発一過性徐脈，遅発性一過性徐脈，変動性一過性徐脈の有無と程度） ＜ＴＰ＞ １．産痛緩和法 ①呼吸法 ②圧迫法（ツボ） ③温・冷罨法 ④足浴，シャワー浴，入浴などの温水 ⑤マッサージ・タッチング ⑥好きな音楽を聴く ⑦アロマセラピーを利用

対象者		学年番号		氏　名	

介入結果	推論的な評価

介入結果

1．産婦の状態は，院時より陣痛が徐々に強くなっているがバイタルサイン（T36.5℃，P80回/分，BP130〜80mmHg）は安定しており，感染徴候も認めず，分娩子癇発作の徴候も認めない．

疲労感も眠気もなく，廊下歩行，座位で過ごし，「できるだけ動くとお産が早く進む」と言って積極的に取り組んでいた．12時ころから陣痛の強度が増し，顔をしかめる様子が伺えた．「想像していた痛みとは違いますね.」と言われ，夫は背中や腰をさすっていた．陣痛発作時には痛みをこらえるために，呼吸を止め体全体に力が入っている様子が伺えた．

排尿は3時間ごとにトイレに行き，残尿感が認めない．適宜お茶を摂取している．昼食は，おにぎり半分，ゼリー，スポーツドリンクを摂取した．

2．分娩の進行状態は，12時には陣痛間欠3〜5分，発作40〜50秒，強度中と順調に陣痛の強度が増してきた．産通部位は，腰部から骨盤全体に下降してきた．

12時30分の内診所見では5cm開大，展退60%，SP−1，中央で硬さは軟．矢状縫合は，斜径で小泉門は2時の方向であった．内診所見と今後の分娩進行予測（分娩予測18時）を伝えた．
破水，血性分泌物，排便感は認めない

3．胎児の状態は，胎児心拍数陣痛図から，胎児心拍数基線は120〜160bpmで，基線微細変動を認め，一過性頻脈は認めるが，一過性徐脈は認めず，レベルⅠで胎児はWell beingである．

4．産痛緩和法と自由な体位は，入院後，陣痛の強度は強くなく，廊下歩行，座位で，夫と会話をしながらリラックスして過ごせており，夫との時間を優先し見守った．廊下歩行時には，「また余裕ですね．ご主人とご一緒だと安心．心配な時は知らせてね.」と声をかけた．夫もニコニコ笑っていた．12時頃に陣痛が強くなり，横になって過ごす様子が認められた．

5．基本的ニードの充足は，朝食を摂取して入院してきたため空腹感はなく，適宜水分摂取をし，3時間ごとの排尿もできている．破水や血性分泌

推論的な評価

〈有効な助言！〉
　分娩期は産婦と胎児の観察，分娩進行の観察が重要！

産婦のバイタルサイン等の異常は認められない．入院時からゆっくり進行し12時30分に子宮口は5cm開大したことから，分娩極期に入り順調な経過である．

入院時より陣痛が急激に強くならなかったため，入院時の方針通り，廊下歩行や座位で過ごすことを進めていった．夫と一緒に歩行をし，陣痛室ではお話をしながらリラックスした状態で過ごすことができていた．入院前に朝食を摂取し，シャワーを浴びて清潔も保たれていた．入院後は排尿や飲水も適宜行われ，分娩第1期の過ごし方としてはよいと評価できる．

12時ころから，陣痛強度が増し，横になって過ごすこととなった．顔をしかめ，痛みをこらえるために呼吸を止め体全体に力が入っていることから，呼吸法とリラックスを促すケアが必要であった．

分娩の進行に合わせて，休息を促すケアも判断すべきである．TPではあげていたが具体的な内容でなかったためすぐに実施できなかった．再プランニングの必要がある．

今後は，分娩の進行に伴い破水や血性分泌物が認められる．胎児の下降が進んだことを示す，排便感や努責が加わった場合は，分娩室入室，分娩準備を進める必要がある．

〈有効な助言！〉 good!
　臨床推論が生かされています

胎児の状態は，レベルⅠであり，胎児はWell beingである．今後，分娩の進行に伴い，子宮収縮は胎児へ酸素化された血液の供給を一時的に減らすことと，胎児が骨盤内深く侵入することにより児頭の圧迫を受けることから，一過性徐脈の出現が考えられる．継続的な胎児心拍数モニタリングとレベル分類が必要となる．一過性徐脈が出現した場合は，胎児機能不全が疑われるため，状況に応じた対応が必要である．

ケース1　アセスメント＆プランニングシート：生理的機能様式の展開

行　動	理論による推論と看護判断	看護診断	目　標	介　入
				２．産婦の好む自由な体位 ①立位, 歩行, 座位, 半座位, 側臥位, シムス位 ②分娩椅子, アクテイブチェア, バランスボールの利用 ３．基本的ニードの充足 ①適宜水分や食事を摂取（おにぎり, バナナ, ゼリー, プリン, ヨーグルト, スポーツドリンク） ②２〜３時間毎にトイレで排尿 ③破水や血性分泌物がある場合は, 適宜パッド交換 ④環境調整（温度湿度, 眠れるように部屋をうす暗くする） ＜EP＞ ①産婦と夫に現在の分娩状態をわかりやすく説明する ②産婦自身が実施できる呼吸法リラックス法を説明する ③産婦が助産師に知らせるべき徴候や異常を説明する（嘔気・嘔吐, いきみたい感じ, 便意, 息苦しさ, 手足のしびれ, 急激な陣痛発作の増強や間欠はない痛み, 鮮血の出血, 下腹痛, 破水など） ④産婦が産痛にうまく対処できていたり, 夫が産婦を上手にサポートできている場合には称賛し, 励ます ⑤心配なこと, 不安なことはいつでも相談できると伝える

対 象 者		学年番号		氏　　名	

介入結果	推論的な評価
物も認めないため外陰部の清潔も保たれている．室内空調は汗をかかない程度に保たれ，快適な環境である．	分娩第１期潜伏期は，廊下歩行や座位で過ごすことは分娩進行を促進し，子宮口５cmまで進行することができた．12時頃からは，産痛強度により横になって過ごしている． 　今後はさらに強度が増すことから産痛緩和法やリラックス法を実施する必要がある． 　今までできていたセルフケアも行いにくくなるため，陣痛間欠時のタイミングの見ながら，夫の協力も得て，基本的ニードが充足できるケアが必要となる．

ケース1　アセスメント＆プランニングシート：役割機能様式の展開

行　　動	理論による推論と看護判断	看護診断	目　　標	介　　入
【刺激は関連図に記入すること】 分娩開始入院当日 F：分娩を夫と一緒に頑張りたい C：両親教室で教えてもらった呼吸法やマッサージは夫と一緒に練習しました C：助産師のアドバイスを忠実に行っている（トイレや廊下歩行など）	成熟期の女性は妊娠出産育児に適した時期である．現在は専業主婦として妻役割を担っている． 　結婚生活も安定した時期に妊娠し家族の期待に応えている． 　分娩開始すると順調に分娩が進行するように廊下歩行を積極的に実施し前向きである． 　夫は自主的に立ち会い分娩を選択し，産婦に寄り添い分娩に対する自己の役割を遂行しようとしている． 　産婦は母親役割として出産を安全に遂行するために積極的に取り組み，夫は夫役割，父親役割を全うしようとしている． 〈有効な助言！〉 適応を促進する援助を考えよう！ 　初めての分娩であるために，分娩進行の変化に産婦も夫も適応できない場面も出てくる可能性がある．分娩の進行を伝えその時に最も適切な援助方法を伝える必要がある． 〈有効な助言！〉 初めての分娩に適応し，親役割が遂行できるような支援を臨床推論で考えてみよう	＃3 出産へ前向きな取組み 母親役割，父親役割を遂行	短期（short） 出産を前向きに取り組むことができる 長期（long） 出産を乗りきり挙児を得ることで母親役割，父親役割を遂行できる	＜OP＞ 1．産婦の分娩への取り組み姿勢や心理状態 ①妊娠の受容の程度（バースプラン，出産に向けての心の準備や育児用品の準備状態を出産前準備教育の受講状況から把握する） ②不安や緊張状態の有無と程度 ③出産への前向きな姿勢や言動 2．家族との関係 ①夫の出産参加意欲や関わり方 ②産婦の夫への役割期待 ③出産に対する家族の期待 ＜TP＞ 生理的様式の産痛緩和法の実施（初期プラン参照） ＜EP＞ 生理的様式の初期プランを参照 ①夫の援助内容を提案する ②夫の援助を褒める

対 象 者		学年番号		氏　　名	

介入結果	推論的な評価

バースプランには「赤ちゃんに会えるのが楽しみです．陣痛は痛いと聞いていますが，両親教室で教えてもらった呼吸法やマッサージは夫と練習しました．夫と一緒に頑張りたいと思います．」と記してある．入院時，病室や病棟フロアの自由に動いて分娩を進める方針に沿って廊下を歩くことや座位で過ごすことに積極的であった．陣痛が強くなると夫がマッサージをしてサポートしており，夫婦で分娩を乗り切ろうとしている姿が見られている．

家族の関係では，夫は結婚２年目で児の誕生を心待ちにしている．妊娠中は散歩や育児用品の買い物を一緒に行い，両親教室に参加した．夫は最も信頼できるパートナーで今後の生活のキーパーソンとなる．現在も産婦に付き添い院内歩行やマッサージなど協力的であり父親役割を遂行し，産婦にとって頼れる存在である．

夫の両親も妊娠出産を喜んでいる．本人の両親は県外に住んでいるが，産後１か月間は実母の支援を得る予定である．

産婦は出産に前向きに取り組んでいる．マーサーのいう妊娠期の母親役割取得の準備ができている中で，出産を迎えている．母児ともに安全に出産できることが母親役割の第一歩であるといえる．出産を進める方法を自ら積極的に取り組んでいることは重要である．

夫は信頼されているパートナーで，分娩にも立ち合い，夫役割，父親役割を担っているといえる．分娩第１期の進行中の現在も，そばに寄り添い妻を支えている．産婦は，夫の見守りの元で安心して分娩に望めている．

夫の両親も本人両親も，妊娠を喜び，産後のサポート体制も整えられ，皆が児の誕生を待っていることから，産後の育児も皆の協力を得ながら行うことができると考える．

今後，バースプランが実現できるようにするためには，夫の役割を確認し，夫の支援を最大限に生かした関わり方を一緒に考える必要がある．

ケース1　アセスメント＆プランニングシート：生理的機能様式の修正　12時30分　子宮口5㎝開大での修正プラン…

行　動	理論による推論と看護判断	看護診断	目　標	介　入
【刺激は関連図に記入すること】 分娩開始入院当日 F：分娩第2期（活動期，最大傾斜期）進行中 C：12時 陣痛間欠3〜5分，発作40〜50秒，強さ中 C：12時30分 ビショップスコア10点（子宮口5㎝開大，展退60％，SP−1，位置中央，硬度軟） C：矢状縫合斜径，小泉門2時の方向	12時に陣痛間欠2〜5分，発作40〜50秒と強くなった．12時30分の内診所見では，ビショップスコア10点（子宮口5㎝開大，展退60％，SP−1，位置中央，硬度軟）と分娩は進行し分娩第1期（活動期）となり順調に進行している． 　陣痛の強度が増すことにより，産婦の苦痛は増強するため，産婦が陣痛の強さに適応できるように産痛の緩和法が重要となる． 　陣痛の強度は胎児をストレス状態にさせる（胎児機能不全）可能性があるため，胎児が陣痛の強さに適応できるように導く必要がある（母体の呼吸法，リラックス，努責の緩和など） 　今後は，さらに陣痛が強くなり子宮口全開大になると分娩第2期に入る．母児の観察とストレス緩和，分娩の準備を同時にしていく必要がある．	＃1 分娩第1期（準備期）の進行良好	短期（short） 産痛（苦痛）の緩和を図り，前向きに分娩に取り組める． 産婦の呼吸や体位を適切に整えて，胎児機能不全を予防できる． 長期（long） 主体的に取り組め安全に分娩が終了する	＜OP＞ 初期プランと同様 ＜TP＞ 1．産痛緩和法 ①呼吸法：自然な呼吸又はフーフー呼吸を行う ②圧迫法（ツボ）：腎愈，合谷，三陰交などを押す． ③温・冷罨法：腰部にはホットパック，顔は冷罨法 ④腹部マッサージ，背部・臀部マッサージ，大腿部マッサージ ⑤アロマセラピー：芳香浴，マッサージオイル，入浴剤の使用 ⑥産婦が心地よいと感じる選択，組み合わせで実施 2．自由な体位 ①胎児の下降と安楽で安定した体位（アクティブチェア，バランスボールの使用） ②半座位，側臥位，シムス位，膝胸位，四つん這い ③リラクゼーション：筋弛緩 ④骨盤の振動・回転，蹲踞位 3．精神的な支えとなる援助 ①分娩進行や分娩予測時間を伝える ②皆が見守り一人ではないことを伝える ⑤上手に呼吸法や痛みを逃していることを褒める

〈有効な助言！〉
陣痛の強度に合わせて母児ともに適応する必要がある．さらに臨床推論が求められます

対 象 者		学年番号		氏　　名	

介入結果	推論的な評価

介入結果

　分娩の進行は，15時，陣痛の強度は増し娩出期陣痛となった．努責感が出現してきた．15時15分には子宮口8cm開，胎胞が形成され発作時は緊満していた．血性分泌物が少量認めた．

　以上から分娩進行は順調であり，分娩予測時間は3時間後と伝えた．

　胎児心拍数モニタリングは，15時に変動性一過性徐脈があり，母体の体位変換（右側臥位から左側臥位へ）で改善した．CTGレベルⅡで胎児はWell beingと判断した．

　産婦が横になって過ごす時間が増えたが，トイレ歩行後には用意したアクティブチェアに座って過ごし，安楽な体位を自由に選んでいた．努責感が出現したが，子宮口が全開大していないため，フーフー呼吸に切り替え，一緒に行うことで努責を逃すことができた．同時に，肛門圧迫法（肛門部にテニスボールを押し当てる）を行うと「いきみが和らぐ」といわれたので，産婦の同意を得た上で，夫に力加減を伝え実施してもらった．

　分娩の進行を伝えたところ，「もう少しですね．頑張ります」と分娩への意欲が持続し前向きな発言を得ることができた．

推論的な評価

　分娩の進行は順調に進行している．分娩予測時間はフルードマン曲線及び陣痛・胎児下降度から3時間後は適切な判断だといえる．

　今後は，破水により急速に分娩進行も予想されるため，分娩室入室，分娩準備を進める必要がある．

　胎児の状態は，レベルⅡであり，Well beingの判断は適切であった．変動性一過性徐脈は，陣痛の強度が増し胎児にストレスが加わることにより出現する．母体の体位を変換し圧迫を除去したことは望ましいケアであったといえる．

　今後も持続モニタリングにより徐脈の有無と胎児機能不全が疑われる場合は状況に応じた対応が必要となる（適宜体位変換，母体への酸素投与，ドクターコール等）

　努責感の出現に，呼吸法や肛門圧迫法を取り入れることで努責を緩和できたことは，産婦の苦痛を和らげることと，全開大前の努責を防止できたことは効果的であった．また，同一体位を取らず，トイレ歩行時にアクティブチェアに座るなど，胎児の下降を促す体位を取り入れた点はよかったと考える．しかし，座位は胎児心拍数聴取ができにくい体位の為，胎児心拍数の聴取や産婦の自由度を妨げない工夫や声掛けがさらに必要であった．今後も継続的に母児の観察，ケアが必要である．

VII　知識・POINT

ケース1　正常分娩の褥婦の看護ポイント＜看護アセスメント・介入＞産褥経過クリティカルパス

産褥日数	分娩当日	産褥1日目	
治療／検査	子宮収縮剤，抗生剤の処方がある場合は，食後から内服		
活動	分娩後2時間は分娩室 分娩後5時間までベッド上安静 その後はトイレまで歩行可能	院内自由	
観察／子宮復古	子宮復古状態，出血量の観察 陰部の観察	1日1回バイタル測定 —— 子宮復古状態観察 ——	
栄養	分娩後より水分・食事の摂取可能 産後食，おやつの提供 ——		
排泄	産後2時間でトイレ歩行 その後は自由にトイレ歩行可能	尿意を感じなくても3～ 4時間毎にトイレへ	
保護・清潔	分娩後全身清拭・寝衣交換	シャワー浴可能 ——	
授乳／役割行動	分娩後早期授乳を実施	母子同室後授乳を開始 ——	
乳房管理／内分泌	乳房管理と観察 ——————	乳汁分泌・乳管開通法	
保健指導／役割行動	入院中の予定を説明 臍を渡す	母子同室指導 授乳指導	
心理社会的介入 （自己概念・相互依存）	夫立ち会い分娩 家族面会	自己概念に寄り添う介入 ——	
児の予定		小児科診察 ビタミンK2シロップ与薬 沐浴またはドライテクニック ——	

産褥2日目	産褥3日目	産褥4日目	産褥5日目
	血圧・体重測定 採血・尿検査	退院診察（内診・抜糸）	
			→
			→
			→
─────── 子宮復古と悪露の看護アセスメント／介入 ───────			→
			→
	排便がなければ緩下剤の 処方		
			→
			→
母乳栄養の確立の看護アセスメント／介入			→
自己管理指導			
	沐浴指導 沐浴実施	退院指導	出生届・母子健康手帳を 渡す
			→
バースレビュー	新しい家族構成の看護アセスメント／介入＜関係法規・社会資源の活用＞		
聴覚スクリーニング検査		ビタミンK2シロップ与薬 先天性代謝異常検査	小児科退院診察
			→

ケース2

妊娠高血圧症候群と診断され入院した初産婦の看護アセスメント

学びのポイント

- 生理的機能様式
  相互依存様式

Ⅰ　事例理解の知識とナビ

1．妊娠高血圧症候群の定義

　妊娠高血圧症候群（「Hypertensive Disorders of Pregnancy（HDP）」以下の文章ではHDPとする．）は「日本妊娠高血圧学会」の2018年の定義によると，収縮期血圧140㎜Hg以上または，拡張期血圧90㎜Hg以上の血圧を，妊娠週数にかかわらず妊娠中に認めた場合HDPと診断する．

2．HDPの分類

　HDPは表２−２−１のように分類される．

3．HDP発症のリスク因子

　初産婦，HDPや子癇の既往歴・家族歴，高齢妊婦，若年妊婦，肥満妊婦，多胎妊婦，代理懐胎，糖代謝異常，本態性高血圧，慢性腎炎，膠原病などがある．

4．病態と起こりやすい合併症

・血管内皮の障害が血管透過性を亢進させ浮腫を生じ，血液凝固系を亢進させる．血管の攣縮で血管抵抗が増加し高血圧が発症する．子宮は胎盤循環不全から胎児発育不全，胎児機能不全を，腎臓では腎虚血による機能障害を，中枢神経系でも脳出血や子癇が発症する．

・子癇は，脳出血，心不全，腎不全，DICなどの重篤な合併症を発症しやすい．発作の前に，眼華閃発や頭痛などを訴えることが多い．

表２－２－１　HDP の分類

病型分類
①妊娠高血圧腎症 ・妊娠20週以降にはじめて高血圧を診断し，かつ，タンパク尿を伴うもので分娩12週までに正常に復する場合． ・妊娠20週以降にはじめて発症した高血圧にタンパク尿を認めなくても，次のいずれかをみとめる場合で，分娩12週までに正常に復する場合．「基礎疾患のない肝機能障害」「進行性の腎障害」「脳卒中・神経障害」「血液凝固障害」 ・妊娠20週以降にはじめて発症した高血圧に，タンパク尿をみとめなくても子宮胎盤機能不全（胎児発育不全，臍帯動脈血流異常，死産）を伴う場合．
②妊娠高血圧 ・妊娠20週以降にはじめて高血圧を発症し，分娩12週までに正常に復する場合で，かつ妊娠高血圧腎症の定義にあてはまらないもの．
③加重型妊娠高血圧腎症 ・高血圧が妊娠前か妊娠20週までに存在し，妊娠20週以降にタンパク尿，または基礎疾患のない肝機能障害，脳卒中，神経障害，血液凝固障害のいずれかをともなう場合． ・高血圧とタンパク尿が妊娠前あるいは妊娠20週までに存在し，妊娠20週以降にいずれかまたは両症状が憎悪する場合． ・タンパク尿のみを呈する腎疾患が妊娠前あるいは妊娠20週までに存在し，妊娠20週以降に高血圧が発症する場合． ・高血圧が妊娠前あるいは妊娠20週までに存在し，妊娠20週以降に子宮胎盤機能不全をともなう場合． ・高血圧が妊娠前又は妊娠20週迄に存在，妊娠20週以降に子宮胎盤機能不全を伴う場合．
④高血圧合併妊娠 ・高血圧が妊娠前あるいは妊娠20週までに存在し，加重型妊娠高血圧腎症を発症していない場合．
症候による分類
・次のいずれかに該当する場合を「重症」と規定する． 　「１．妊娠高血圧腎症・妊娠高血圧・加重型妊娠高血圧腎症・高血圧合併妊娠において，収縮期血圧160mmHg以上の場合/拡張期血圧110mmHg以上の場合」「２．妊娠高血圧腎症・加重型妊娠高血圧腎症において，母体の臓器障害または子宮胎盤機能不全をみとめる場合」なお，「軽症」という用語はハイリスクでない妊娠高血圧症候群と誤解されるため，原則用いない．また，タンパク尿の多寡による重症分類は行わない．
発症時期による病型分類
・妊娠34週未満の発症を「早発型」といい，妊娠34週以降の発症を「遅発型」という．

［出典：亀井良政，他（2021）妊娠疾患，森恵美著者代表，系統看護学講座　専門分野Ⅱ　母性看護学各論　母性看護学２　第14版，医学書院，p403[1]）を元に著者作成］

５．HDPの治療と管理

・HDPの根本的な治療は妊娠が終了することである．つまり，分娩することになる．しかし，早期から発症した場合は，胎児が子宮外で生存が可能な時期まで対処的治療を継続することがある．

・母体の安全を最優先とし，妊娠週数，重症度，母子のリスクを総合的に判断して，適切な分娩時期を決定する．

・HDPの母体の管理は，入院管理を基本とし，「安静と食事療法」をおこなう．安静には病棟内安静・病室内安静・床上安静などがあり，症状が重症化するほど安静が強化される．年齢や体格（非妊時BMI）および身体活動レベルに応じた摂取カロリーを算出し，塩分は７～８ｇ／日程度の治療食とする．循環血漿量の減少をみとめるため水分摂取については極端な制限はおこなわない．

・重症例には薬物療法（降圧薬）がおこなわれる．

・母体の全身状態を把握し，状態悪化を防止する．

６．HDP入院時のケア

1. 入院した病院の看護基準・手順に準ずる．
2. バイタルサイン：１勤務体ごとに１回検査をし，日内変動の有無と程度，血圧上昇時の随伴症状（頭痛，頭重感，肩こり，眼下閃発，胃痛，悪心，嘔吐，不眠）
3. NSTを24時間ごとに１～２回．
4. ドプラ法による胎児心音聴取（１勤務体ごとに１回）
5. 胎動の有無と頻度の把握
6. 体重測定（基本的に１週間に１回とし，浮腫の程度で毎日測定し増加の程度の把握）
7. 全身浮腫，局所浮腫の有無と程度
8. 安静治療に対する気持ちの把握
9. 家族の協力とそれに対する気持ち

Ⅱ　ケースの紹介

＃１　妊娠高血圧症候群悪化の恐れ
＃２　治療に専念できる支援体制がある
ケース：Aさん

- 37歳の初産婦．既往歴ない．夫と２人暮らし．結婚は35歳．

- 入院までの経過は，市販の妊娠検査薬陽性のため産婦人科を受診し，妊娠の診断を受け，妊婦健康診査を受けていた．妊婦健康診査では，血圧は100〜110／50〜60㎜Hg台を推移していて尿蛋白（−），尿糖（−）陰性で異常なく経過していた．

- 妊娠32週１日の妊婦健康診査で血圧が160/100㎜Hgとなり，再検査では150/98㎜Hgであった．尿蛋白（＋）．医師から自宅での血圧測定と安静を指示されたので，仕事を休み自宅で安静にしていた．

- 妊娠33週１日．自宅での血圧測定の結果を持って受診した．自宅での血圧は140-160／90-98㎜Hg台を推移していた．診察時の血圧は162/100㎜Hg，尿蛋白（＋），左右の下肢の浮腫（＋）であった．妊娠高血圧症候群の診断で入院となった．

- 受け持ち時の情報は33週２日．血圧146/98㎜Hg，体温36.8℃，脈拍70回／分．尿蛋白（＋），左右の下肢の浮腫（＋）．頭痛はない．「目がチカチカすることはないです．」「母親は血圧が高くて私の姉を帝王切開しています．」「私は入院してみてもらえて安心です．」入院時の体重68.0kg．意識は明瞭．

- 胎児心拍モニタリングは140bpmの心拍数基線，基線細変動は正常，一過性頻脈も見られた．「おなかの赤ちゃんはよく動きます．」超音波検査による胎児の状態は，単体・頭位，胎児の推定体重1500ｇ．

- 食事は普通食（塩分6.5ｇ），毎回全量摂取．「病院の食事を食べて，自分の味付けが濃いことに気が付きました．入院する前は，食事は外食が多く内容は気にしていませんでした．スナック菓子が好きです．」尿回数は１日12回程度．「もともと便秘気味です．３日前から便が出ないので，お腹が気持ち悪いです．」安静はベッド上安静（トイレ洗面は，個室内を使用すれば可）．「安静にしていると赤ちゃんへの血液の量が増えて，いいんですよね．」「じっとしているのが苦手で，つらいです．」入院前は毎日入浴し洗髪していた．現在は全身清拭など清潔の援助を受けている．「今朝，頭を洗ってもらえてすっきりしました．早くシャワーしたいです．短時間ならいいですか．」

- 身長150cm，非妊時体重60.0kg．現在はパートで勤めている．出産後も仕事を継続する予定．実母が高血圧で治療している．夫37歳，仕事は忙しく帰宅は遅いが，仕事が終わると毎日面会に来ている．夫婦ともに望んだ妊娠であり，出産を待ち望んでいる．母親学級に参加していた．「早めに育児用品の準備をしておいてよかったです．」「最近，出産した友人がいて子育ての様子を聞いていました．」Aさんの両親は近隣に住んでいる．実母が毎日面会に来て洗濯などの身の回りの世話をしている．「母の顔を見るとホッとします．」夫の両親との関係は良好である．Hb10.8mg/dl，Ht31%．

Ⅲ　ワークシート　＊ワークシートで臨床推論・看護判断につながるアセスメント力のみえる化にトライしましょう！

ワークシート①：状態の悪化を防ぐにはどのようなケアが大切？

ワークシート②：胎児が健康であると評価する指標は何だったかな？

ワークシート③：支援の充実を考えるとキーパーソンに必要な情報は？

ワークシート④：室内安静時で可能な身体活動レベルのケアを考えよう

ワークシート⑤：母児ともに健康な妊娠経過を過ごして出産するために考えると、どんな看護判断を行うと良いでしょうか？

Ⅳ　ロイモデル４様式と看護アセスメント

［母　性］受け持ち時の情報／妊産褥婦

ケース２：妊娠高血圧症候群と診断され入院した初産婦の看護アセスメント

対　象　者	Aさん	学年番号	1212	氏　　名	Ｂ　Ｃ　子

カテゴリー	受け持ち１日目の情報（33週２日）	アセスメント
生理的機能様式	酸素化	・血圧146／98mm Hg ・体温36.8℃，脈拍70回／分	・血圧は妊娠高血圧症候群の診断基準である収縮期血圧140mm Hg以上または，拡張期血圧90mm Hg以上を超えているため，入院して管理が必要であり，非効果的行動と考えられる． ・体温と脈拍は基準値内であるが，バイタルサインは定期的な観察が必要である．
	栄　養	・食事は普通食（塩分6.5 g） ・「病院の食事を食べて，自分の味付けが濃いことに気が付きました．入院する前は，食事は外食が多く内容は気にしていませんでした．スナック菓子が好きです．」 ・身長150cm，非妊時体重60.0kg. ・入院時の体重68.0kg 〈有効な助言！〉 **good!** 　治療法の一つである食事療法の大切さを理解し，食事療法が継続できなくなるとどうなるかについての推論まで考えられています	・妊娠高血圧症候群の治療の原則は安静と食事療法である．濃い味付けで外食が多くスナック菓子を食べていたが，食生活に改善が必要であることを自ら気が付き，適応行動である． ・入院中は病院の食事を食べているので，食事療法を継続できているが，今後味付けや食事内容に物足りなさを覚え，自己判断で間食をし，食事療法を継続することができなくなると，妊娠高血圧症候群が悪化する恐れが考えられる．そのため指導が必要になってくると考えられる． ・非妊時のBMIは26.6で肥満１度である．肥満は妊娠高血圧症候群のリスク因子の１つである． ・入院時の体重から，今後の体重を定期的に測定し把握し，浮腫とつなげて考える必要がある．
	排　泄	・尿回数は１日12回程度． ・「もともと便秘気味です．３日前から便が出ないので，お腹が気持ち悪いです．」	・成人の排尿回数の平均は６〜８回と言われている．妊娠後半になると増大した子宮のより膀胱が圧迫され，膀胱の容量が小さくなるので，排尿回数が増加する．情報の排尿回数はそのことが理由であると考えられる．

ケース２：妊娠高血圧症候群と診断され入院した初産婦の看護アセスメント

対象者	Ａさん	学年番号	1212	氏　名	Ｂ　Ｃ　子

カテゴリー		受け持ち１日目の情報（33週２日）	アセスメント
生理的機能様式	排　　泄		・妊娠中は弛緩性便秘になりやすい．妊娠後期になると増大した子宮が腸管を圧迫し，蠕動運動を抑制し，腹筋も低下するため便秘になりやすい．便秘により排便の時にいきみが加わる恐れがあり，いきみは，血圧の変動に影響する可能性があるので改善する必要があり非効果的行動である．
	活動と休息	・安静はベッド上安静（トイレ洗面は，個室内を使用すれば可）． ・「安静にしていると赤ちゃんへの血液の量が増えて，いいんですよね．でも，じっとしているのが苦手で，つらいです．」	・治療としての「安静」が指示されている．安静によって交感神経の緊張緩和，妊娠子宮による下大静脈の圧迫が改善され子宮・腎血流量が増加し血圧が低下すると考えられている． 〈有効な助言！〉 「安静」はHDPに対する大切な治療法です．この発言から考えられるアセスメントを追加しよう!!
	保　　護	・入院前は毎日入浴し洗髪していた． ・全身清拭の援助を受けている． ・「今朝，頭をあらってもらえてすっきりしました．」 ・「早くシャワーでいいからしたい．短時間ならだめですか？」	・入浴も洗髪も毎日行っていたが入院したことで，清拭になった．洗髪も自分でおこなうことはできないことから非効果的行動である発言につながっている． ・入院は個室である．安静が治療の一つであるが，非効果的の行動である発言から，自己判断でシャワーをする可能性があると考えられる．効果的行動となるような，清潔に対する援助を行っていく必要がある．そうすると，治療の一つとしての安静に対する効果的行動につながると考えられる． 〈有効な助言！〉　good! 　安静療法の大切さを理解し，対象の効果的行動につなげるように援助方法を考えられています．今後の援助の方向性まで推論ができていますね

ケース２：妊娠高血圧症候群と診断され入院した初産婦の看護アセスメント

対象者	Aさん	学年番号	1212	氏　名	Ｂ　Ｃ　子

カテゴリー		受け持ち１日目の情報（33週２日）	アセスメント
生理的機能様式	感　　覚	・「おなかの赤ちゃんはよく動きます」	・HDPでは合併症として，胎児機能不全，胎児死亡を合併することもある．「おなかの赤ちゃんはよく動く」という発言から，胎動は良好であると考えられる．胎動は，胎児の健康状態の把握をするための指標となり，今のところ効果的行動である．経過観察をおこなう．
	体液と電解質	・左右の下肢の浮腫（＋）	・入院してから１日の経過のため下肢の浮腫は軽減していないが，今後も観察する．
	神経学的機能	・頭痛はない． ・意識は明瞭． ・「目はチカチカしない」 〈有効な助言！〉 　HDPの合併症である子癇の前駆症状をアセスメントしましょう‼	・意識状態に問題はない．
	内分泌	・初産婦，37歳，33週２日 ・実母が高血圧で治療している． ・「母親は血圧が高くて私の姉を帝王切開しています．」 ・血圧146／98 mm Hg ・尿蛋白（＋） ・左右の下肢の浮腫（＋） ・33週１日の胎児の推定体重1500 g	・HDPのリスク因子として，初産婦，HDPや子癇の既往歴・家族歴，高齢妊婦などがある．情報からリスク因子にあてはまる要因があり，非効果的行動である． ・臨床症状も主体的な症状として高血圧がある．また，付随的な症状としてのタンパク尿，両下肢の浮腫もあることから非効果的行動であり，経過観察が必要である． ・正常な経過では33週での胎児の推定体重は，約2000 gであり，Aさんの胎児の体重はやや小さい．

ケース2：妊娠高血圧症候群と診断され入院した初産婦の看護アセスメント

対象者	Aさん	学年番号		氏　名	

カテゴリー	受け持ち1日目の情報（産褥1日目）	アセスメント
自己概念様式	・「母親も血圧が高くて私の姉を帝王切開しています.」 ・「私は入院して見てもらえて安心です.」 ・「安静にしていると赤ちゃんへの血液の量が増えて, いいんですよね.」 ・高齢で夫婦ともに臨んだ待ち望んだ妊娠. ・現在はパートで勤めている. が, 現在は仕事は休んでいる. ・出産後も仕事を継続する予定. 〈有効な助言！〉 　HDPの分娩に与える影響について理解し,対象の効果的行動につなげるように今後の援助方法を考えられています.今後の援助の方向性まで推論ができていますね	・実母がAさんの姉を妊娠中に血圧が高く帝王切開になったという発言から, Aさんと同じように妊娠高血圧症候群であったと考えられる. そのことを思い出し, 今後の自己の状態に対する効果的行動になっている. ・HDPは分娩様式が自然分娩とは限らない. 現在は入院したばかりであるので, 今後情報を追加し, 分娩様式についての説明をし, 理解を促すケアが必要になってくると推測できる. ・現在は入院のため仕事を休んでいる. 出産後も仕事を続けることから, 本人の思いを聞きながら, 仕事が気にならないように介入していくとよい.
役割機能様式	・妻の役割 ・母親学級に参加していた. ・「早めに育児用品を準備していてよかったです.」 ・友人に子育ての様子を聞いていた.	・家事分担や, 夫の両親の居住地はわからないが, 今後, 入院が長期にわたると自己の役割を果たすことが困難になってくることが考えられる. ・妊娠早期から母親になる準備ができていて, 効果的行動であると考えられる.
相互依存様式	・夫37歳 ・夫は仕事が忙しく帰宅が遅いが, 仕事が終わると毎日面会に来ている. ・Aさんの両親は近隣に住んでいる. ・実母が毎日面会に来て洗濯など身の回りの世話をしている. ・「母の顔を見るとホッとします.」 ・夫の両親との関係は良好である 〈有効な助言！〉 　夫の両親との関係も支援体制を整えるためには必要な情報です.アセスメントしましょう‼	・夫も仕事が終了するのは遅いが毎日面会していることで精神的にAさんをサポートできており, 効果的行動である. ・実母が物理的にも精神的にもサポートしてくれるので, Aさんは安心して治療に専念でき効果的行動である. ・入院して安静治療に専念するためにはキーパーソンを含め周囲のサポートが必要である. 行動だけではなく, 言動や表情なども捉え, 支援体制が継続できるように援助するひつようがある.

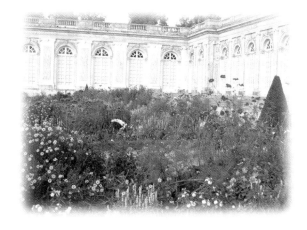

V　関連図

情報関連図　　　　令和　　　年　　　月　　　日

実習病棟		受持氏名	A ベビー

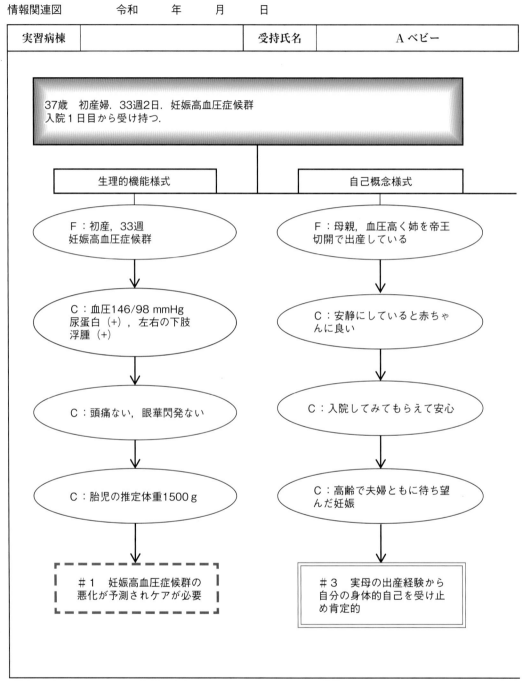

37歳　初産婦．33週2日．妊娠高血圧症候群
入院1日目から受け持つ．

生理的機能様式

F：初産，33週
妊娠高血圧症候群

↓

C：血圧146/98 mmHg
尿蛋白（+），左右の下肢
浮腫（+）

↓

C：頭痛ない，眼華閃発ない

↓

C：胎児の推定体重1500 g

↓

＃1　妊娠高血圧症候群の
悪化が予測されケアが必要

自己概念様式

F：母親，血圧高く姉を帝王
切開で出産している

↓

C：安静にしていると赤ちゃ
んに良い

↓

C：入院してみてもらえて安心

↓

C：高齢で夫婦ともに待ち望
んだ妊娠

↓

＃3　実母の出産経験から
自分の身体的自己を受け止
め肯定的

備考　1）適応は□で囲み（□：肯定的反応，□：非効果的反応，⌐⌐：予測反応），日付と＃順位を明記（追
　　　　　加適応と＃順位の変更時には日付を明記）
　　　2）適応につながる行動は○で囲む．現在（受持ち当日）の第一行動アセスメントが中心．適応に関連す
　　　　　る過去の行動や他者（新生児，家族）行動は区別して明記．
　　　3）刺激には記号（F：焦点刺激，C：関連刺激，R：残存刺激）を明記

ケース２：妊娠高血圧症候群と診断され入院した初産婦の看護アセスメント

受持時間		学年番号		学生名	

役割機能様式	相互依存様式

F：妊娠高血圧症候群で入院中

C：母親学級に参加していた

C：「早めに育児用品を準備していてよかったです.」

C：友人に子育ての様子を聞いていた

＃４　母親の役割準備ができ肯定的

F：両親が近隣に住んでいる

C：実母が毎日面会に来て洗濯など身の回りの世話をしている

C：夫は毎日面会に来ることでAさんを勇気づけている

〈有効な助言！〉
ここではアセスメントは不要. 対象の刺激を行動で示す!!

＃２　治療に専念できる支援体制があり肯定的

備考　４）関連は矢印で明記. 実線矢印（→）から適応へ. 介入しなかった場合に予測される反応を適応から点線矢印（　）で明記.
　　　注１：＃は看護問題であり. 看護診断名ではない. ＃は肯定的, 非効果的, 予想反応で記載

Ⅵ　アセスメント&プランニングシート

ケース2　アセスメント&プランニング：生理的機能様式の展開

行　動	理論による推論と看護判断	看護診断	目　標	介　入
【刺激は関連図に記入すること】 33週2日 F：初産，33週，妊娠高血圧症候群 C：血圧146/98mmHg，尿たんぱく（+），左右の下肢浮腫（+） C：頭痛ない，眼華閃発ない C：33週の胎児の推定体重1500 g	・HDP発症にリスク因子として37歳の初産婦，実母も妊娠高血圧症であった，非妊時の体格は肥満であることなどが考えられる． ・34週未満の早発型の発症は重症化しやすいといわれている．Aさんは，33週であり，発症時期の分類では早発型になるため重症化の恐れがあると判断できる． ・治療の原則は，安静・食事療法・薬物療法である．Aさんの胎児の推定体重は1600 g～2300 g程度であり，やや発育が小さい．安静と食事療法をおこないながら，血圧が下降し34週まで症状の維持あるいは，軽快することを目指して介入する必要がある．そうすることで，母体の病状の悪化を防ぐとともに，胎児機能不全や胎児死亡の合併を防ぐことができると判断できる． ・HDPの症状の悪化を防ぎながら母体外生活に適応する週数まで妊娠を維持し，母児の健康に対して総合的に判断し，介入することが大切．	母体の身体的変化要観察	**短期（short）** 胎外生活が可能な34週まで現状を維持できる **長期（long）** 妊娠高血圧症候群の症状が改善し正期産まで妊娠を維持できる	＜OP＞ ・血圧の変動 ・頭痛，頭重感の有無 ・消化器症状（悪心，嘔吐，胃痛）の有無 ・食事摂取状況 ・食事以外の間食の有無 ・眼華閃発の有無 ・NSTによる胎児機能の観察 ・胎動の有無と回数 ・体重の増減 ・浮腫の有無と程度 ・胎児の発育状態 ＜TP＞ ・1日3回の血圧測定 ・1日2回のNST ・体重測定 ・清拭，洗髪 ・環境調整 ＜EP＞ ・頭痛，頭重感，悪心，嘔吐，胃痛，眼華閃発の出現時に伝えるように説明 ・胎児の発育状態，健康状態の説明

〈有効な助言！〉 good!
理論的推論で看護判断ができています

対　象　者	Aさん	学年番号		氏　　　名	

介入結果	推論的な評価

受け持ちの午後からの検温
・血圧142/92 mmHgであり，頭痛や頭重感はない．悪心嘔吐もなく昼食は8割摂取した．
「目はちかちかしたりはしません」
「赤ちゃんのために食べますね」
・NSTでは，reactive patternと判定され，胎児の状態は良好である．
・浮腫は両下肢に（＋）である．
・「シャワーがしたい．個室で部屋の中にあるので，シャワーしたらいけませんか」

・血圧は高血圧の状態であるが，悪化はしていない．悪化につながるような随伴症状もなく安定している．しかし，早発型のHDPであり，重症化しやすいので，バイタルサイン，特に血圧の変動，随伴症状の観察をしていく必要がある．
・HDPでは，子宮胎盤血流量の減少のために，胎児機能不全や胎児死亡を合併することがある．NSTでは胎児の健康状態は良好であるといえる．胎動について把握できていなかったことを，教員よりアドバイスを受けた．NSTから胎児の健康状態を判断することは重要であるが，自覚症状としては，胎動の把握をするとともに，胎動の重要性について説明することをEPに追加する必要性がある．
・清拭と洗髪で皮膚の清潔を保持しているが，Aさんは満足していない．治療の一つである「安静」を継続するためにも，さらに介入が必要である．また，EPに安静についての説明を追加し，治療を継続して現状の維持をおこない，HDPの悪化を防ぐ必要がある．

ケース2　アセスメント＆プランニングシート：相互依存様式の展開

行　動	理論による推論と看護判断	看護診断	目　標	介　入
【刺激は関連図に記入すること】 33週2日 F：両親が近隣に住んでいる. C：実母が毎日面会に来て洗濯など身の回りの世話をしている. C：夫は毎日面会に来る	・HDPの治療にとって「安静」と「食事療法」は重要な治療である.安静は,必要な治療であるが,入院前まで仕事をしていたAさんにとっては苦痛である.安静を負担なく継続するためにはキーパーソンの支援は不可欠である.治療に専念できるように支援体制が整わないと症状の悪化にも影響する. ・キーパーソンである実母のAさんへの精神的なサポートは,安静をストレス少なく継続するためにも必要である. ・夫も仕事が終わると毎日面会に来る.夫の支えも治療に専念することができるようにするためには必要である.夫は仕事が忙しく帰宅が遅い.したがって面会時間も不規則であり,時間外になる可能性もある.施設の面会時間は限られている可能性があるが,夫の面会を支援できるように,病院の環境を調整することが必要な判断であると言える.	支援体制良好	**短期（short）** ストレスを最小限にした入院 **長期（long）** 妊娠高血圧症候群が軽快し自宅で治療できる	＜OP＞ ・血圧の変動 ・安静が守られているか ・睡眠の充足感 ・表情,言動 ＜TP＞ ・実母が面会に来た時にゆっくりと関われるように調整（NST,検温などは面会時間外に） ・夫の仕事の終了時間に合わせて面会時間を考慮 ＜EP＞ ・治療を受けることに専念できるように家族に協力を依頼 ・夫の面会時間を配慮する

〈有効な助言！〉 **good!**
理論的推論で看護判断ができています

対　象　者	Ａさん	学年番号		氏　　名	

介入結果	推論的な評価
下膳の時に ・血圧142/92 mmHgであり，変動はない． ・ベッド上で音楽を聴いている． 「音楽は心が落ち着きますね．夜は眠れなくても，昼間に気分の良いときにうとうととしてますから，大丈夫です．」 ・昨日と比較すると笑顔が見られる． ・13時から実母の面会ということで，NSTは面会が終わった後になった． ・「病院の面会時間を，夫の仕事に合わせてもらってうれしいです．なんだか申し訳ないです」	・血圧は高血圧の状態であるが，大きな変動はない． ・HDPの治療にとって「安静」は重要な治療である．安静は，子宮胎盤血流量の減少を防ぐためにも必要な治療であるが，入院前まで仕事をしていたＡさんにとっては苦痛である．Ａさんの心地よい環境で生活できるように環境を整えることがストレスを最小限にし，軽快となり，自宅療養ができるケアであると考える． ・夫の面会時間の調整をＡさんは申し訳なく思っている．説明の仕方によっては，このような反応になってしまうのかもしれない．Ａさんの安静の治療のための配慮であり，気にする必要はないことを説明する必要がある． ・NSTの時間を実母の面会に重ならないようにできたことはよかった．学生として介入できることは少ないが，Ａさんとの会話を指導者に報告することも必要なケアであると学んだ．

ケース3

帝王切開（異常分娩）で生まれた新生児／生後 1 日目の看護アセスメント

学びのポイント

・　生理的機能様式の情報収集

★新生児の出生後は，胎内生活から胎外生活に適応することが最も重要です．その際に分娩様式に注目してみます．正常分娩なのか，異常分娩なのかを理解して，出生後の児の経日的な変化を注意深く観察して，意味ある情報を見出し，看護アセスメントに取り組みましょう！！

I　事例理解の知識とナビ

1．帝王切開術で出生した胎児・新生児側の合併症

1）胎児損傷；子宮切開時の児頭，臀部へのメスによる切創，娩出時の上腕骨や大腿骨の骨折などがある[1]．

2）新生児の呼吸障害；帝王切開では，産道を通過することによる肺胞液の排出が起こらないことや，陣痛ストレスによる胎児肺胞液の分泌抑制が起こらないため，胎外生活のための呼吸の適応が遅れ，多呼吸となる（新生児一過性多呼吸）[1]．

　帝王切開術で出生する新生児は，経腟分娩で出生する新生児と比較すると胎外生活適応へのリスクがあることを理解しておく必要がある．看護者は，帝王切開の適応理由，妊娠週数，推定体重などを情報収集し，帝王切開術で出生する新生児が胎外生活に適応できるよう援助していく．

2．帝王切開術で出生した新生児の体温保持

　出生した新生児は環境温の変化に伴う体温調節の能力に劣るため，体温（皮膚温）が環境温の影響をうけやすい[2] ことを念頭に援助する．

1）インファントウォーマーの準備：

　手術室及び新生児室に置いてあるインファントウォーマーが正常に作動するかどうかを確認しておきスイッチを入れておく．インファントウォーマー上でタオル及びガーゼを温めておく．出生直後の

新生児は羊水で濡れているので気化熱により体温が奪われるため，温めたタオルで皮膚の水分をしっかりとふき取る．

2）新生児室の環境を整える：

　新生児室の室温は25℃前後，湿度50～60％が望ましい．新生児に最も快適な室温・湿度であり，酸素消費量が最低で体温を正常に保持できる．

　熱の喪失経路である①蒸散，②対流，③伝導，④輻射という4経路を確認して，各経路に対する保温対策を考える．

3）保育器（クベース）の準備

　出生時の状態が良くても娩出経路が経腟分娩児とは異なることから，一時的に保育器に収容して状態観察を行う．保育器内は設定された温度の温風が循環しており，一定の空気温が維持できる[3]仕組みとなっている．保育器の取り扱いに注意して新生児の全身観察を行う．

　新生児の胎外生活適応には，呼吸循環動態の安定が生命維持に重要である．児への適切な環境準備と全身観察がポイントとなる．

Ⅱ　ケースの紹介

＜桜ベビー＞

- 新生児　長女
- 母は30歳　経産婦　妊娠38週2日に予定帝王切開＜反復帝王切開＞で出生した．（第1子は骨盤位で帝王切開，男児）
- Apgar　Score　1分後8点，5分後9点　女児　体重2,900g，身長49.6cm，頭囲33cm，胸囲32cm

＜生後0日目＞

- 体温37.0℃，心拍数157回/分（リズム不整なし，心雑音なし），呼吸58回/分（肺雑音なし），啼泣あり，四肢冷感なし，爪根チアノーゼあり，SPO$_2$98%，pH7.3（臍帯血血液ガス），モロー反射（+），把握反射（+），大泉門平坦，鼠径部に胎脂あり，姿勢左右対称，外表奇形なし，大陰唇は小陰唇を完全に覆う，両方の乳房の突起は見られない，四肢の運動障害ない，観察のため保育器収容（器内温32℃，湿度60%）
- 排便2回（胎便），排尿2回
- 前額正中にサーモンパッチあり
- 抗菌薬の点眼終了
- 第2子，女児，新生児
- 食事，清潔（沐浴，清拭，更衣），排泄（オムツ交換），運動，体温調節（バスタオル），安全確保など生活行動のほぼすべてにおいて看護師に依存する．
- 母児の面会終了
- 室温25℃，湿度60%

＜生後1日目＞

- 体温36.9℃，心拍数140回/分（リズム不整なし，心雑音なし），呼吸数48回（肺雑音なし），SPO$_2$98%，四肢冷感なし，チアノーゼなし，全身の皮膚の色は淡紅色，大泉門平坦，浮腫なし，活発に動いている，腹部膨満なし，臍帯（出血なし），モロー反射（+），把握反射（+），保育器からベビーコットへ移動する．
- ミノルタ値8.0
- 体重2,850g，授乳回数8回，1回授乳量（人工栄養）10ml，排気あり，嘔吐なし
- 空腹時の啼泣あり
- 排便回数5回（胎便〜移行便），排尿5回
- 排泄後の不快感で啼泣あり
- 点状出血斑なし
- モロー反射（+），把握反射（+），モロー反射（+），バビンスキー反射（+），吸啜反射（+）
- ドライテクニック時やオムツ交換時は，手足を活発に動かしている
- 睡眠時の四肢の体位は，上肢はW字型，下肢はM字型である．
- ビタミンK$_2$投与終了
- 母児接触，直接授乳
- 室温25℃，湿度50〜60%

Ⅲ ワークシート ＊ワークシートで臨床推論・看護判断につながるアセスメント力のみえる化にトライしましょう！

ワークシート①：出生直後の児の体熱喪失に関するケアは何をするの？

ワークシート②：出生直後のアプガースコアについて，呼吸では何をみるの？

ワークシート③：肺水吸収のメカニズムは？

ワークシート④：肺胞の換気効率に関するサーファクタントって何？

ワークシート⑤：帝王切開児に起きやすいとされる新生児一過性多呼吸とは？

Ⅳ　ロイモデル4様式と看護アセスメント

［母　性］受け持ち時の情報／新生児

ケース3：帝王切開で出生した新生児の生後0〜1日目の看護アセスメント

対象者	桜ベビー	学年番号		氏　　名	

カテゴリー		受け持ち1日目の情報（生後1日目）	アセスメント
生理的機能様式	酸素化	【生後0日目】 ・Apgar　Score 1分後8点，5分後9点 ・体温37.0℃，心拍数157回/分（リズム不整なし，心雑音なし），呼吸58回/分（肺雑音なし），啼泣あり，四肢冷感なし，爪根チアノーゼあり，SPO$_2$98％，保育器収容（器内温32℃，湿度60％），pH7.3 ・室温25℃，湿度60％ 【生後1日目】 ・体温36.9℃，心拍数140回/分（リズム不整なし，心雑音なし），呼吸数48回（肺雑音なし），四肢冷感なし，チアノーゼなし，SPO$_2$98％，保育器からベビーコットへ移る ・室温25℃，湿度50〜60％	・桜ベビーのApgar Score，バイタルサイン，SPO$_2$，臍帯血血液ガスは正常である．爪根チアノーゼは数日間認められることもあり必ずしも病的ではない．帝王切開で産まれたことで呼吸障害が起こりやすいことを踏まえ保育器収容となり観察を行っていたが，生後1日目のバイタルサイン及び一般状態の経過は良くコットに移送となった．
	栄養	【生後0日目】 ・出生体重2,900g，身長49.6cm，頭囲33cm，胸囲32cm 【生後1日目】 ・体重2,850g，授乳回数8回，1回哺乳量（人工栄養）10ml，ミノルタ値8.0 ・排気あり，嘔吐なし	・出生体重は，在胎期間別出生体重標準曲線内（appropriate-for-dates）であり相当体重児である．身長，頭囲，胸囲の発育は平均的であり，児の体格に問題はない． ・授乳回数は24時間で8回であり，授乳量も1回量は生後日数分哺乳している．新生児の胃は縦型で噴門部の括約筋が弱いために，飲み込んだ空気やミルクが逆流しやすい構造ではあるが，嘔吐もないので消化できている． ・体重減少率は生後1日目では1.7％であり生後2日目はさらに減少して，生後3〜5日目の間に体重は増加すると予測される．
	排泄	【生後0日目】 ・排便2回（胎便），排尿2回 【生後1日目】 ・排便回数5回（胎便〜移行便），排尿5回，ミノルタ値8.0	・初回排泄として24時間以内に，胎便と初回排尿がみられており，排尿について初日は2回，生後1日目は5回みられている． ・生後1日目のミノルタ値は基準値内である．

ケース３：帝王切開で出生した新生児の生後０〜１日目の看護アセスメント

	対 象 者	桜ベビー	学年番号		氏　　名	

カテゴリー		受け持ち１日目の情報（生後１日目）	アセスメント
生理的機能様式	排　泄		生理的黄疸は，生後２日目ごろより出現し始めるため，今後のミノルタ値及び黄染の広がり，排泄状況，哺乳量などを合わせて観察する．
	活動と休息	【生後１日目】 ・ドライテクニック中，オムツ交換時に手足をバタバタさせていた ・睡眠時の四肢の体位は，上肢はW字型，下肢はM字型である	・四肢の運動は活発である．清潔ケア時に手足を動かして活動が行えている． ・新生児は通常，上肢・下肢ともに屈曲位であり正常な体位である．屈曲位をとるのは成熟徴候の１つである．
	保　護	【生後０日目】 ・前額正中にサーモンパッチあり ・鼠径部に胎脂あり ・外表奇形なし ・ビタミンK₂投与終了 ・抗菌薬の点眼終了 ・全身の皮膚の色は淡紅色である ・光沢は特にみられない	・前額部のサーモンパッチは母斑のひとつである．将来自然に消退することが多いとされることから様子をみていく． ・胎脂は異常なものではなく，出生後も細菌感染からまもっている．そのため無理に落とす必要はない．自然に消失する． ・外表奇形はなく形態異常はない． ・皮膚色も良い．
	感　覚	【生後１日目】 ・排泄後の不快感，空腹時の啼泣あり	・不快な刺激に反応していることから感覚は良好である．
	体液と電解質	【生後０〜１日目】 ・大泉門平坦，浮腫なし	・浮腫がないことより，体液の過剰貯留の徴候は見られない．大泉門平坦であり脱水や頭蓋内圧の亢進の危険はない．
	神経学的機能	【生後０〜１日目】 ・把握反射（＋），モロー反射（＋），バビンスキー反射（＋），吸啜反射（＋） ・四肢の運動障害はない．	・原始反射を認め，神経学的機能に問題はない． ・四肢の麻痺はない．
	内分泌	【生後０日目】 ・大陰唇は小陰唇を完全に覆う ・両方の乳房の突起は見られない． 【生後１日目】 ・性器出血少量あり	・外性器は成熟している． ・性器からの出血は母親のエストロゲンの作用による消退性出血である．自然に消失するといえる．新生児月経である． ・エストロゲンの影響で一過性乳房腫大（俗にいう"魔乳"）がみられることがあるが，桜ベビーにはみられていない．

ケース3：帝王切開で出生した新生児の生後0～1日目の看護アセスメント

対 象 者	桜ベビー	学年番号		氏　　名	
カテゴリー	受け持ち1日目の情報(生後1日目)			アセスメント	
自己概念様式	【生後1日目】 ・排泄後の不快感，空腹時の啼泣あり			・自分の空腹や不快な体験を啼泣することを表現することで周囲に訴えることができている．	
役割機能様式	・第2子，女児，新生児 ・第1子は男児			・第1子は男児であり，今回は女児である．女児であることは家族の期待を受けつつ，新生児の役割を担っている．	
相互依存様式	・食事，清潔（沐浴，清拭，更衣），排泄（オムツ交換），運動，体温調節（バスタオル），安全確保など生活行動のほぼすべてにおいて母親や看護師に依存している 【生後0～1日目】 ・母児の面会終了 ・母児接触，直接授乳			・生活上のニーズを自分で満たすことができず，セルフケアを周囲にしてもらっている． ・母親と児は接触や授乳を介して母児相互作用を促進させている．児の欲求に応じる母親の感性により児との相互作用は深められていく．	

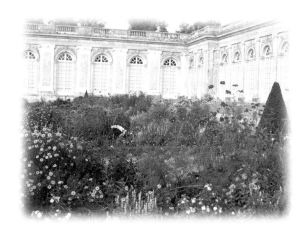

Ⅴ　関連図

情報関連図　　　　令和　　年　　月　　日

実習病棟		受持氏名	桜ベビー

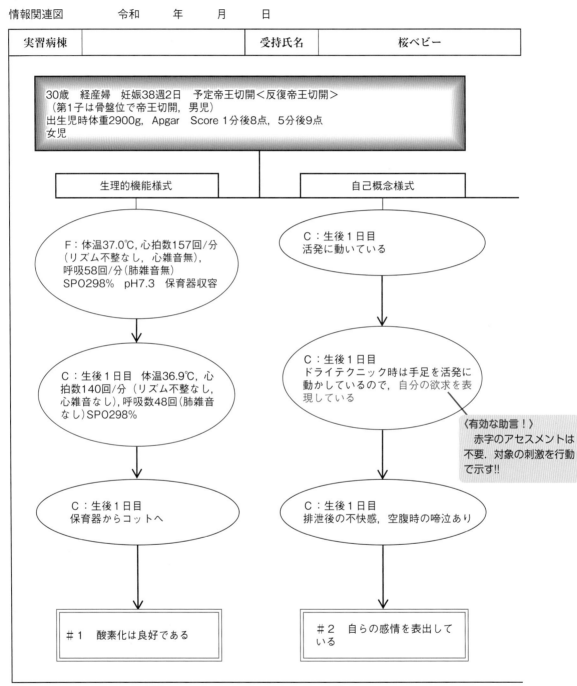

30歳　経産婦　妊娠38週2日　予定帝王切開＜反復帝王切開＞
（第1子は骨盤位で帝王切開，男児）
出生児時体重2900g，Apgar　Score 1分後8点，5分後9点
女児

生理的機能様式

自己概念様式

F：体温37.0℃，心拍数157回/分
（リズム不整なし，心雑音無），
呼吸58回/分（肺雑音無）
SPO298%　pH7.3　保育器収容

C：生後1日目
活発に動いている

C：生後1日目　体温36.9℃，心拍数140回/分（リズム不整なし，心雑音なし），呼吸数48回（肺雑音なし）SPO298%

C：生後1日目
ドライテクニック時は手足を活発に動かしているので，自分の欲求を表現している

〈有効な助言！〉
　赤字のアセスメントは不要．対象の刺激を行動で示す!!

C：生後1日目
保育器からコットへ

C：生後1日目
排泄後の不快感，空腹時の啼泣あり

#1　酸素化は良好である

#2　自らの感情を表出している

備考　1）適応は□で囲み（▭：肯定的反応，▯：非効果的反応，┇┇：予測反応），日付と#順位を明記（追加適応と#順位の変更時には日付を明記）
　　　2）適応につながる行動は○で囲む．現在（受持ち当日）の第一行動アセスメントが中心．適応に関連する過去の行動や他者（新生児，家族）行動は区別して明記．
　　　3）刺激には記号（F：焦点刺激，C：関連刺激，R：残存刺激）を明記

ケース３：帝王切開で出生した新生児の生後０〜１日目の看護アセスメント

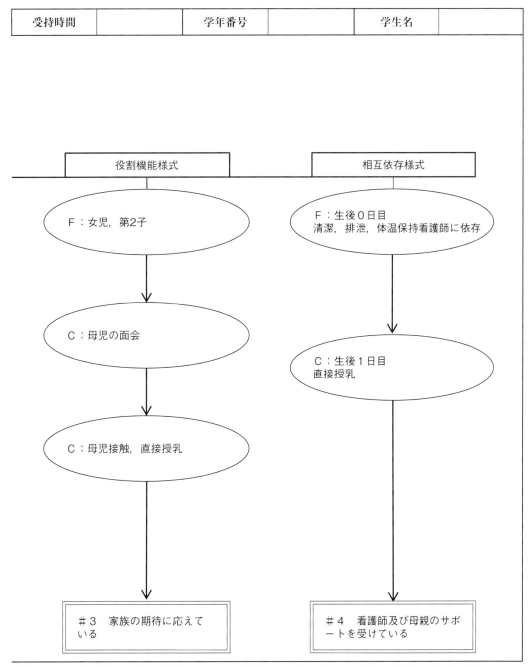

受持時間		学年番号		学生名	

役割機能様式

相互依存様式

F：女児，第2子

F：生後０日目
清潔，排泄，体温保持看護師に依存

C：母児の面会

C：生後１日目
直接授乳

C：母児接触，直接授乳

＃３　家族の期待に応えている

＃４　看護師及び母親のサポートを受けている

備考　4）関連は矢印で明記．実線矢印（→）から適応へ．介入しなかった場合に予測される反応を適応から点
　　　線矢印（　）で明記．
　　注１：＃は看護問題であり．看護診断名ではない．＃は肯定的，非効果的，予想反応で記載

85

VI　アセスメント&プランニングシート

ケース3　アセスメント&プランニング：生理的機能様式の展開

行　動	理論による推論と看護判断	看護診断	目　標	介　入
【刺激は関連図に記入すること】 　○月　○日 （　生後1日目） F： 体温37.0℃，心拍数157回/分（リズム不整なし，心雑音なし），呼吸58回/分（肺雑音なし）SPO$_2$98% 臍帯血血液ガスのpH7.3 保育器収容 C： 生後1日目 体温36.9℃，心拍数140回/分（リズム不整なし，心雑音なし），呼吸数48回（肺雑音なし）SPO$_2$98% C： 生後1日目 保育器からコットに移送する	・胎児期は胎盤を介してガス交換を行っていたが出生後は新生児自身で呼吸し，肺でガス交換を行う． ・経腟分娩で出生する児は産道を通過することによる肺胞液の排出が起こり，胎外生活への呼吸の適応がなされる．しかし，帝王切開で出生した児は，産道を通過することなく肺胞液の排出が起こらないことや，陣痛ストレスによる胎児肺胞液の分泌抑制が起こらないため，胎外生活のための呼吸の適応が遅れ，多呼吸となる（新生児一過性多呼吸）． ・アプガースコア，バイタルサイン，SPO$_2$値，pHを総合的に推論して判断することが大切である． ・Aベビーは正常に経過したが，呼吸循環動態には十分注意し観察を行い看護することが必要である．	#1 呼吸循環動態は確立している	短期（short） ＊呼吸循環動態が安定する 長期（long） ＊呼吸循環状態が安定している	＜OP＞ ①体温（保育器からコットへ移送後の変動を確認する） ②呼吸数（リズム，左右差の有無，雑音の有無，異常呼吸の有無） ③心拍数（リズム，心雑音の有無） ④SPO$_2$値 ⑤チアノーゼの有無，チアノーゼ出現あれば部位と冷感の有無，どのような時に出現しているか ⑥活気の程度 ⑦哺乳力，哺乳量 ⑧室温・湿度（室温24〜26度，湿度50〜60%） ⑨排便回数（量，性状） ⑩排尿回数（量，性状） ⑪原始反射の有無（モロー反射，吸啜反射，把握反射等） ＜TP＞ ①バイタルサインを行う． ②新生児室の室温・湿度を調整する． ③コット内の環境を整える（掛物を児の体温に合わせ調整する）． ④検温時は露出を少なくする． ⑤ドライテクニック時は露出を少なくする． ⑥ドライテクニック時，胎脂は無理に除去しない． ⑦鼻腔内の分泌を確認し認めれば取り除く．

〈有効な助言！〉
臨床推論で看護判断が出来ています．

対 象 者	桜ベビー	学年番号		氏　　名	

介入結果	推論的な評価
【コット移送後】 <ＯＰ> ・体温36.8℃ ・呼吸44回/分（左右差なし，雑音なし） ・心拍数139回/分（雑音なし，リズム整調）， ・SPO$_2$98％ ・チアノーゼ及び四肢冷感なし ・活気あり ・哺乳力良好，哺乳量80ml ・排便（５回，胎便から移行便） ・排尿（５回） ・モロー反射(+)，吸啜反射(+)，把握反射(+) ・室温・湿度（室温26℃，湿度50～60％）に保たれている <ＴＰ> ・ドライテクニックは病棟のクリティカルパスに沿い，顔面と頭部のみ行った． ・衣類の着替えを行った．	・桜ベビーのバイタルサイン及び一般状態に異常はなく安定している．哺乳力もよく哺乳量も日数分摂取できている．排泄状態も問題ない．順調に子宮外生活への適応が出来ていると考えられるが，児は環境に左右されやすいので十分注意を払っていく必要がある． ・新生児の保温に注意してケアをしていたつもりだったが，教員より，看護者の手の保温や聴診器の膜面を手掌内で温めるように助言を得た．新生児に触れることに対して，児は声を発して訴えることができないため，看護者自身の準備も十分配慮しなければならないことに気づいた．技術的には未熟な部分もあるため，本日の振り返りを行い負担なく出来るように明日に繋げていく． ・明日からは，褥婦の昼間母児同室が始まる．経産婦であることから育児についても色々学習されていると推測する．しかし，第1子より年数が開いており忘れている部分もあることから，褥室やコット内での環境調整等についてもう一度説明していく必要がある．

ケース3　アセスメント＆プランニングシート：生理的機能様式の展開

行　動	理論による推論と看護判断	看護診断	目　標	介　入
○月　○日 （　　生後2日目） F： 体温36.7℃ 心拍数140回／分 （雑音なし，リズム不整なし） 呼吸数46回／分 （雑音なし，左右差なし） C： 四肢冷感なし 活気あり モロー反射・(＋) 哺乳力良好 哺乳量一回量20ml				生理的機能様式・＃1 呼吸循環動態は確立している 前日のOP，TPに追加 ＜OP＞ ①褥室の室温・湿度 ②褥婦が児の保温や呼吸について注意しているか ③ミノルタ値 ④体重の増減 ＜TP＞ ①褥室の室温・湿度を調整する． ②新生児に触れる際は，看護者の手を温める． ③新生児に触れる聴診器の膜面を手掌内で温める． ＜EP＞ ①褥婦に新生児の体温調整について説明を行う． ・新生児は体温調節が未熟であり環境による影響を受けやすく，室温が低いと低体温に，室温が高いと体温の上昇を招きやすい． ・室温25℃，湿度50〜60％が適切である． ・新生児のコットを外に面した壁の近くに置かないようにする． ・児に触れる前に手を温めておく． ②児の異常に気づいた場合，すぐ看護職に報告してもらうように説明する． ・チアノーゼ ・呼吸がおかしい ・四肢の冷感 ・けいれん ・哺乳力の低下 ・なんとなく元気がない ・顔色がわるい

〈有効な助言！〉
　空調の風が直接新生児にあたらないように風向きを調節するか，コットの位置を変えることも看護計画に追加します

対　象　者	桜ベビー	学年番号		氏　　名	

介入結果	推論的な評価
＜ＯＰ＞ ・ミノルタ値9.4 ・2800 g（体重減少率3.4％） ・褥室の室温は25℃，湿度50％に保たれていた． ・褥婦は新生児の手足を触っていることや，体温計で児の体温を測定している様子が見られた． **＜ＴＰ＞** ・褥室の室温・湿度の調整を行った． ・新生児に触れる看護者の手や聴診器の温めを行った． **＜ＥＰ＞** ・新生児の環境調整について説明を行った．看護者がいくつか質問したことに対して褥婦は応えることができていたことから，適応していると考えられる． ・褥婦は頷きながら説明を聞いていた． 「子どもの異常はいつもと何か違うと思ったら，すぐ伝えればよいですね．前の子のときは気持ちに余裕がなかったけど，二人目は少し楽です」と話していたことから，適応していると考えられる．	・桜ベビーの一般状態は正常であり，順調に子宮外生活への適応が出来ているが，児は環境に左右されやすいので十分注意を払っていく必要がある． ・昼間母児同室となり褥婦がCベビーのおむつ交換や授乳などの育児を進んで行っている．看護師の説明に対しては理解できており，今回は二人目という事もあり気持ちに余裕があるように見える．しかし，育児を行っていくなかで戸惑うこともあると思われるので，褥婦の行動や言動に注意して今後も観察する必要がある． 〈有効な助言！〉 　家族が一人誕生により増え，兄弟間の育児に母親が今後どのように対応したらよいのか，どのような社会資源の活用などがあるか，追加してみましょう

ケース4

正常新生児の生後2日目の看護アセスメント

学びのポイント

・　生理的機能様式の情報収集

I　ケースの紹介

Aベビー

・　29歳　初産婦　妊娠39週3日
・　自然分娩，出生時体重2912g，Apgar Score　1分後8点，5分後9点

生後2日目

・　BT：37.3℃，PR：140回/分，R：44回/分，チアノーゼ無
・　体重2760g，身長49.5cm，授乳回数8回，1回授乳量15〜25mℓ
・　排便4回　黄褐色便　排尿6回，外陰部（男）正常，睾丸：陰のう，性器出血（−）
・　ミノルタ値7.6，冷感無，肛門正常，臍帯有，分泌物無，点状出血斑有（顔面，鼠径部），中毒疹有（下肢，臀部）
・　大泉門やや陥没，浮腫（−）
・　把握反射（＋），筋緊張性頸反射（＋），モロー反射（＋），ペレー反射（＋），バビンスキー反射（＋），吸啜反射（＋）
・　四肢を活発に動かす，大きな声で泣く，母乳をごくごく飲む，嘔吐なし
・　採血時，痛み刺激に対し啼泣がみられた
・　排泄後の不快感，空腹時など啼泣し，自分の欲求を満たすための表現がされている
・　長男（家族においては孫），生後2日目，第一子，新生児
・　食事，清潔（沐浴，清拭，更衣），排泄（おむつ交換），運動，体温調節（衣類，布団），安全確保など生活行動のほぼ全てにおいて親や看護者に依存している
・　K2シロップ100倍2mℓ内服
・　血液検査　Ht：57，TB：11.9，TP：6.6，BS：79，CRP：1.19，HpT：33.8%

Ⅱ　ワークシート　＊ワークシートで臨床推論・看護判断につながるアセスメント力のみえる化にトライしましょう！

ワークシート①：体重減少率の求め方は？

ワークシート②：大泉門を観察することでわかることはどんなこと？

ワークシート③：体重増加が基準範囲より少ない場合は何を考えますか。
その際，どのようなケアを考えますか。

Ⅲ　ロイモデル4様式と看護アセスメント

[母　性] 受け持ち時の情報／新生児・他（Aベビー）

ケース4：正常新生児の生後2日目の看護アセスメント（1）

対　象　者	Aベビー	学年番号		氏　　　名	a

カテゴリー		受け持ち1日目の情報（生後2日目）	アセスメント
生理的機能様式	酸　素　化	・BT：37.3℃　PR：140回/分　R：44回/分　チアノーゼ無	体温（皮膚温）の正常値は36.0～37.0℃であり，ほぼ正常範囲内である．呼吸数，心拍数もやや上昇しているが，新生児は刺激による変動が大きいため，多少の超過は問題なしとする．
	栄　　養	・体重2760g　身長49.5cm ・授乳回数8回　母乳栄養　1回15～25mℓ	生後2日目の新生児の1回哺乳量は24mℓであるため，必要な量を摂取できている．
	排　　泄	・排便4回　黄褐色便　排尿6回	排便（正常値3～5回），排尿（6～8回）ともに正常範囲内であり，栄養摂取量が適切であると判断できる．また便の性状も移行便であり正常な経過である．
	活動と休息	・四肢を活発に動かす ・大きな声で泣く，母乳をごくごく飲む	活発な自然運動や啼泣がみられるため正常である．また母乳を欲しがる仕草や乳頭への吸啜もしっかりできている．
	保　　護	・ミノルタ値7.6　冷感無　肛門正常　臍帯有，分泌物無 ・点状出血斑有（顔面，そ頸），中毒疹有（下肢，臀部）	ミノルタ値は正常が22mg/dℓ未満であるため，正常である．今後可視黄疸が出現するため，計測値と合わせて観察する．臍帯は青色で緊張しており，分泌物，出血等はないので正常と判断する．
	感　　覚	・採血時痛み刺激に対し啼泣がみられた	痛みに対し反応がみられるため正常である．
	体液と電解質	・大泉門やや陥没　浮腫（－）	浮腫がみられないため，体液の過剰貯留の徴候は見られず正常である．大泉門がやや陥没しているため，今後授乳量と排泄を合わせて経過観察を行う．
	神経学的機能	・把握反射(+)，筋緊張性頸反射(+)，モロー反射(+)，ペレー反射(+)，バビンスキー反射(+)，吸啜反射(+)	原始反射は陽性であり，神経学的機能に異常は見られない．

ケース４：正常新生児の生後２日目の看護アセスメント（２）

	対 象 者	Ａベビー	学年番号		氏　　名	a
カテゴリー	受け持ち１日目の情報（生後２日目）			アセスメント		
生理的様式 内分泌	・外陰部（男）正常，睾丸：陰のう　性器出血（－）			男児では陰のう内への睾丸の下降がみられるので正常である．また，奇形，出血，水腫等もみられないため正常である．		
自己概念様式	排泄後の不快感，空腹時など啼泣し，自分の欲求を満たすための表現がされている			啼泣することで，自分の欲求を他者に表現することができている．		
役割機能様式	長男（家族においては孫），生後２日目，第一子，新生児			長男ということで，周囲からの期待を受けつつ，新生児としての役割を担っている．		
相互依存様式	食事，清潔（沐浴，清拭，更衣），排泄（おむつ交換），運動，体温調節（衣類，布団），安全確保など生活行動のほぼ全てにおいて親や看護者に依存している			新生児であるため，生活行動の全てにおいて周囲に依存し，援助を受けることは正常である．		
そ　の　他	12/7　K₂シロップ100倍２㎖内服 血液検査（12/6） Ht：57，TB：11.9，TP：6.6，BS：79，CRP：1.19，HPT33.8%					

Ⅳ　関連図

情報関連図　　　　令和　　年　　月　　日

実習病棟		受持氏名	A ベビー

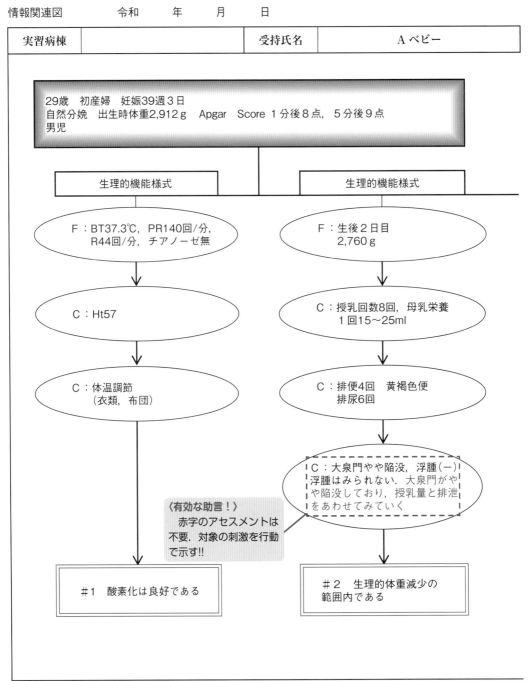

29歳　初産婦　妊娠39週3日
自然分娩　出生時体重2,912 g　Apgar　Score 1分後8点，5分後9点
男児

生理的機能様式	生理的機能様式

F：BT37.3℃，PR140回/分，R44回/分，チアノーゼ無

F：生後2日目
2,760 g

C：Ht57

C：授乳回数8回，母乳栄養
1回15～25ml

C：体温調節
（衣類，布団）

C：排便4回　黄褐色便
排尿6回

〈有効な助言！〉
　赤字のアセスメントは不要．対象の刺激を行動で示す!!

C：大泉門やや陥没，浮腫（－）
浮腫はみられない．大泉門がやや陥没しており，授乳量と排泄をあわせてみていく

＃1　酸素化は良好である

＃2　生理的体重減少の範囲内である

備考　1）適応は□で囲み（□：肯定的反応，□：非効果的反応，⬚：予測反応），日付と＃順位を明記（追加適応と＃順位の変更時には日付を明記）
　　　2）適応につながる行動は○で囲む．現在（受持ち当日）の第一行動アセスメントが中心．適応に関連する過去の行動や他者（新生児，家族）行動は区別して明記．
　　　3）刺激には記号（F：焦点刺激，C：関連刺激，R：残存刺激）を明記

ケース４：正常新生児の生後２日目の看護アセスメント

受持時間		学年番号		学生名	

役割機能様式	相互依存様式

F :

F :

C :

C :

C :

C :

備考　4）関連は矢印で明記．実線矢印（→）から適応へ．介入しなかった場合に予測される反応を適応から点
　　　　線矢印（⟶）で明記．
　　　注１：＃は看護問題であり，看護診断名ではない．＃は肯定的，非効果的，予想反応で記載

Ⅴ　アセスメント＆プランニングシート

> 生後2日目の児の状態をもとに計画して生後3日目に介入した結果

ケース4　アセスメント＆プランニングシート：生理的機能様式の展開

行　動	理論による推論と看護判断	看護診断	目　標	介　入
【刺激は関連図に記入すること】 ○月　○日 （　　生後2日目） F： 生後2日目 2,760ｇ C： 授乳回数8回，母乳栄養1回15〜25ml C： 排便4回 黄褐色便 排尿6回 C： 大泉門やや陥没，浮腫（－）	生後2日目の体重減少率は5.2％である．新生児は生後数日の間に体重の5〜10％の体重減少がおこる．生理的体重減少は，不感蒸泄や排泄によって体外に失う量が上まわるために生じる．体重減少が著しい場合は，新生児は脱水に陥り，活気や哺乳力の低下に影響する．出生体重の10％以上の減少は，病的（脱水・低栄養）と考える．生後1〜2週間で出生体重に復帰するが哺乳量により異なる． 　現在この児の体重減少は生理的範囲内であり，哺乳量も排泄も問題ないが，大泉門がやや陥没していることをふまえ，今後，哺乳力・哺乳量と排泄状況をあわせて児の体重減少の経過を観察していく．	＃1 生理的体重減少の範囲内である	**短期（short）** 　生理的体重減少が正常範囲内で経過していく（10％以内） **長期（long）** 　1日の体重増加が正常範囲内である（1日30g増加）	＜ＯＰ＞ ①哺乳力・哺乳量 ②体重・体重減少率 ③授乳回数(母乳分泌量) ④排便状態（回数，性状，量） ⑤排尿状態（回数，性状，量） ⑥大泉門の状態（陥没の有無，程度） ⑦皮膚の状態（乾燥の有無） ⑧口腔粘膜の乾燥の有無 ⑨室温・湿度（室温26℃，湿度50〜60％）に保たれている ＜ＴＰ＞ ①体重減少率を観るために毎日一定の時刻に体重測定を行う ②必要な母乳量または人工乳量を児の意欲に合わせて摂取できるようにする ③授乳間隔は4時間以上あけないようにする ④自律授乳では10〜12回/日，規則授乳では3〜4時間間隔で授乳するため，7〜8回/日を目安とする ⑤体重減少率が10％以上の際は医師への報告を行う ⑥新生児が傾眠傾向で授乳回数が少ない際は，児の覚醒を誘導する（オムツ交換，抱き上げる等）

〈有効な助言！〉
・臨床推論から看護判断が出来ています．
・さらに，新生児に必要な水分必要量は1日50〜120ml/kgです．生後の体重から水分量を考えてみます．

対象者	Ａベビー	学年番号		氏　名	

介入結果	評　価

介入結果

・哺乳力良好，母乳栄養で１回35ml
・授乳回数８回
・体重2,750ｇ（減少率5.6％）
・活気あり
・排便（５回，黄色，普通量）
・排尿（５回）
・大泉門平坦
・皮膚及び口腔粘膜の乾燥なし
・睡眠良好
・室温，湿度（室温26℃，湿度50〜60％）に保たれている

＜ＴＰ＞
・新生児の覚醒や啼泣状態に合わせて，授乳を行った．授乳回数は８回で３〜４時間間隔であった．児は深く乳頭を捉え飲んでいた．傾眠傾向はなかった．
・体重は昨日より−10g減少していた．

〈有効な助言！〉
・体重減少率が10％以上にならないように，哺乳力・哺乳量を確保するために，授乳時のケアを考えてみます．

評　価

・Ａベビーの体重減少率は生後２日目（5.2％）から生後３日目（5.6％）と僅かに減少がすすんでいるが，母乳分泌量も増えており，授乳回数８回で１回量35ml飲んでいる．

・褥婦の乳房の張りは良くなってきており，乳管の開通も４〜５本と増加しているので，今後さらに哺乳量が増すことが期待できる．

・生後２日目は，大泉門はやや陥没していたが生後３日目は平坦となっていること，哺乳力・哺乳量もよいこと，排泄等も問題ないため，生理的体重減少は正常範囲内で経過していき適応していると考える．

〈有効な助言！〉
・生理的体重減少を観察するうえで，褥婦の母乳分泌を視点に入れて評価したことはとても良いことです．

97

正常新生児の生後5日目の看護アセスメント

学びのポイント

・　生理的機能様式の情報収集

I　ケースの紹介

Bベビー

・　33歳　経産婦　41週1日
・　自然分娩，出生時体重2898g，Apgar Score　1分後8点，5分後9点

生後5日目

・　BT：36.8℃，PR：124回/分，R：37回/分，Ht47（生後2日目），チアノーゼ（－），胸腹式呼吸
・　授乳間隔1～3時間，11回，搾乳2回
・　身長48.5cm，頭囲34.4cm，胸囲30.5cm，生後5日目体重2868g
・　尿5回，便6回，腸蠕動良好，便は黄色～黄緑色，浮腫（－），性器出血（－），尿異常（－），睾丸左右ともに鼠径部まで下降中である
・　応形機能による骨重積はみられなかった
・　顔面は黄色を帯びてきた，ミノルタ値11.3，TP7.8（生後2日目）
・　臍：乾燥，分泌物黄色，臀部に蒙古斑がある，中毒疹：上下肢，鼠径部・肩・背中に毳毛
・　冷感（－），チアノーゼ（－），大泉門やや陥没（2横指），小泉門とじている，点状出血斑（－），把握反射（＋），モロー反射（＋），ペレー反射（＋），バビンスキー反射（＋），吸啜反射（＋）
・　沐浴し母乳を飲んだ後に良く寝ていた．沐浴時に手足をばたばたしていた．採血時に激しく啼泣していた．空腹時，不快時，不機嫌時，啼泣し，自らの欲求を表現している
・　男児，第三子，新生児，次男，生後5日目
・　食事（母乳），清潔（沐浴，清拭，更衣），排泄（おむつ交換），運動（移動），体温調節（バスタオル），安全確保等を親や看護者に依存している状態である

II ワークシート　*ワークシートで臨床推論・看護判断につながるアセスメント力のみえる化にトライしましょう！

ワークシート①：新生児の生理的黄疸とは何ですか？

ワークシート②：黄疸と排泄状態の関係は？

ワークシート③：母乳性黄疸とは何ですか？

ワークシート④：黄疸の症状が強くならないようにするためのケアは？

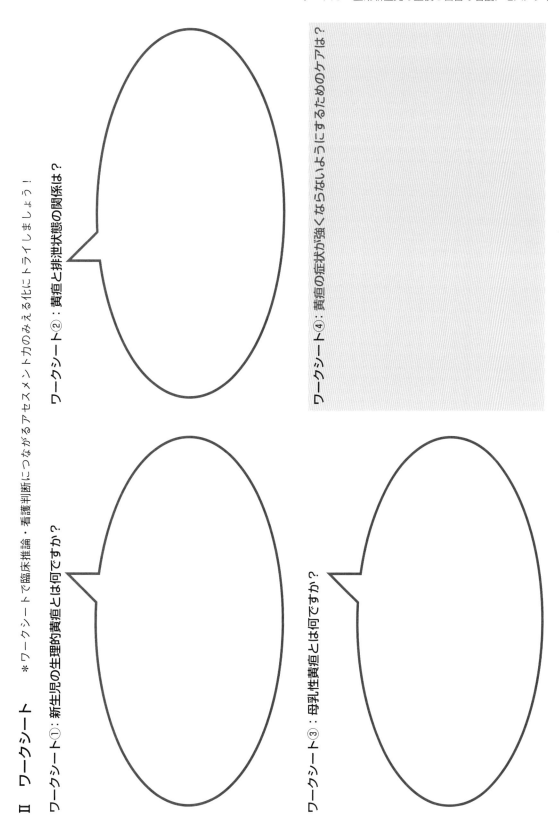

Ⅲ　ロイモデル４様式と看護アセスメント

［母　性］受け持ち時の情報／新生児・他（Bベビー）

ケース５：正常新生児の生後５日目の看護アセスメント（１）

対　象　者	Bベビー	学年番号		氏　　名	β

カテゴリー		受け持ち１日目の情報（生後５日目）	アセスメント
生理的機能様式	酸素化	・BT36.8℃，HR124回/分，RR37回/分　Ht47（生後２日目）　チアノーゼ（－）　胸腹式呼吸	バイタルサインに異常はない．Htは47％と基準値55〜58を下回っている．チアノーゼや呼吸に異常はないため，正常な酸素化がなされていると考えられる．
	栄　養	・授乳間隔１〜３H，11回，搾乳２回 ・身長48.5cm，頭囲34.4cm，胸囲30.5cm ・出生時体重2898g，５日目2868g　腸蠕動良好　TP5.8（生後２日目）	哺乳間隔は24時間で８〜12回以内であり，哺乳間隔についても異常なし．体重変化は体重減少の後増え始めたので，生後14日目までに出生体重に戻ると考えられる．
	排　泄	・尿５回，便６回　ミノルタ値11.3　便は黄色〜黄緑色 ・顔面黄色を帯びてきた．　TB7.8（生後２日目値）	24時間に６回以上の尿がでていないため，経過観察が必要である．排便は３回以上あり，便の色も生後日数相応である．TBは基準値の17.96±2.27を下回っているが，現在増加傾向にあり，母乳育児が順調なことから，今後ビリルビン値の上昇が考えられる．
	活動と休息	・沐浴をし母乳を飲んだ後に良く寝ていた． ・沐浴時に手足をばたばたしていた． ・採血時に啼泣していた．	四肢の運動は活発で正常である．沐浴時に四肢をバタつかせたり，授乳時に眠るなど，活動と休息が行えている状態である．
	保　護	・臍：乾燥，分泌物黄色，臀部に蒙古斑がある． ・中毒疹：上下肢，そ頸部，肩背中に毳毛 ・冷感（－）　チアノーゼ（－）　大泉門やや陥没（２横指）　小泉門CLOSE　点状出血斑（－）	臍の乾燥，臀部の蒙古斑は正常である．点状出血斑や皮疹がないことは正常である．毳毛が肩と背中の上部に見られることは成熟児であることを意味している．大泉門の大きさは正常である．上下肢，そ頸部の中毒疹は増加しないか観察が必要である．
	感　覚	・採血で激しく啼泣している．	痛み刺激に反応することから感覚は正常である．
	体液と電解質	・浮腫（－），大泉門やや陥没	浮腫がないことより，体液の過剰貯留の徴候は見られない．大泉門やや陥没より，脱水の危険はないが観察が必要である．
	神経学的機能	・把握反射（＋），モロー反射（＋），ペレー反射（＋），バビンスキー反射（＋），吸啜反射（＋）	原始反射は全て陽性あり，神経学的機能に異常の徴候は見られない．

ケース5：正常新生児の生後5日目の看護アセスメント（2）

対象者	Bベビー	学年番号		氏　名	β

カテゴリー	受け持ち1日目の情報（生後2日目）	アセスメント
生理的機能様式／内分泌	・性器出血（−），陰のう水腫（−），尿異常（−）	性器の異常は見られない．
自己概念様式	空腹時，不快時，不機嫌時，啼泣し，自らの欲求を表現している．	自分の欲求を泣くことで表現し，周囲に訴えることができている．
役割機能様式	男児，第三子，新生児，次男，生後5日目	新生児という役割を担って周囲のケアを受け入れている．
相互依存様式	食事（母乳），清潔（沐浴，清拭，更衣），排泄（おむつ交換），運動（移動），体温調節（バスタオル），安全確保等を親や看護者に依存している状態である．	児は生後5日目であり，生活上のニーズを自分で満たすことができず，セルフケアを周囲にしてもらう状態は正常である．

Ⅳ　関連図

情報関連図　　　　令和　　　年　　　月　　　日

実習病棟		受持氏名	Ｂベビー

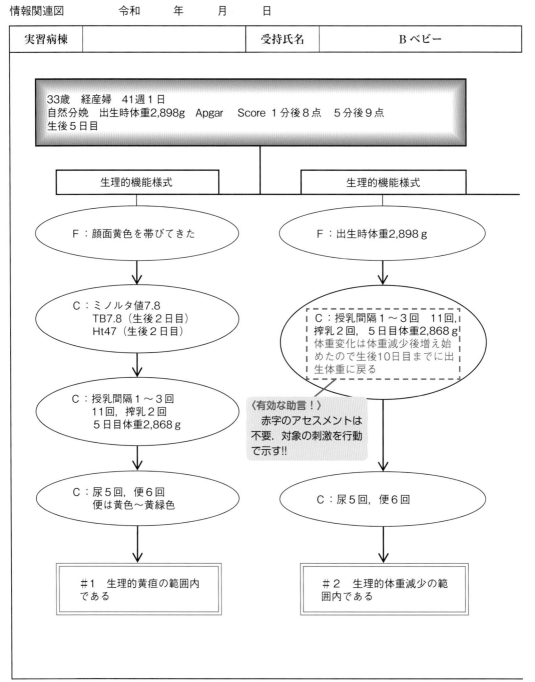

33歳　経産婦　41週1日
自然分娩　出生時体重2,898g　Apgar　Score　1分後8点　5分後9点
生後5日目

生理的機能様式　　　　　　　　　生理的機能様式

F：顔面黄色を帯びてきた　　　　F：出生時体重2,898ｇ

C：ミノルタ値7.8
TB7.8（生後2日目）
Ht47（生後2日目）

C：授乳間隔1～3回　11回,
搾乳2回,　5日目体重2,868ｇ
体重変化は体重減少後増え始
めたので生後10日目までに出
生体重に戻る

C：授乳間隔1～3回
11回，搾乳2回
5日目体重2,868ｇ

〈有効な助言！〉
赤字のアセスメントは
不要．対象の刺激を行動
で示す!!

C：尿5回，便6回
便は黄色～黄緑色

C：尿5回，便6回

#1　生理的黄疸の範囲内
である

#2　生理的体重減少の範
囲内である

備考　1）適応は□で囲み（□：肯定的反応，□：非効果的反応，□：予測反応），日付と#順位を明記（追
加適応と#順位の変更時には日付を明記）
　　　2）適応につながる行動は○で囲む．現在（受持ち当日）の第一行動アセスメントが中心．適応に関連す
る過去の行動や他者（新生児，家族）行動は区別して明記.
　　　3）刺激には記号（F：焦点刺激，C：関連刺激，R：残存刺激）を明記

ケース５：正常新生児の生後５日目の看護アセスメント

受持時間		学年番号		学生名	

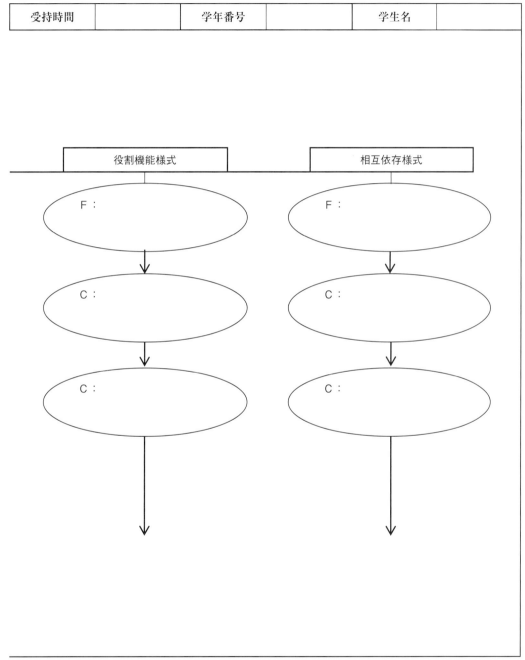

役割機能様式	相互依存様式
F：	F：
C：	C：
C：	C：

備考　4）関連は矢印で明記．実線矢印（→）から適応へ．介入しなかった場合に予測される反応を適応から点
　　　線矢印（⋯→）で明記．
　　注１：♯は看護問題であり，看護診断名ではない．♯は肯定的，非効果的，予想反応で記載

Ⅴ　アセスメント＆プランニングシート

> 生後5日目の児の状態をもとに計画して生後6日目に介入した結果

ケース5　アセスメント＆プランニングシート：生理的機能様式の展開

行　動	理論による推論と看護判断	看護診断	目　標	介　入
【刺激は関連図に記入すること】 　○月　○日 （　　生後5日目） F： 顔面黄色を帯びてきた C： ミノルタ値7.8 TB7.8（生後2日目） Ht47（生後2日目） C： 授乳間隔1〜3H 11回，搾乳2回 5日目体重2,868g C： 尿5回，便6回 便は黄色〜黄緑色	ビリルビンは直接ビリルビンと間接ビリルビンが存在するが，新生児黄疸では間接ビリルビンが上昇する．黄色人種はとくに生理的黄疸が起こりやすい． 　新生児生理的黄疸が起きやすい理由は，①生理的多血症状態にあること，②腸肝循環が盛んであること，③肝臓が未熟であること，④母親からの女性ホルモンの影響等からである．そのため，生後2〜3日目から出現し，生後4〜5日目をピークとして生後7日目以降に徐々に減退する．肉眼で黄疸が認められるのは血清ビリルビン値が7〜8mg/dl以上とされる． - - - - - - - - 　生理的黄疸の場合は，新生児の在胎週数，生後，体重減少率，哺乳状況，排泄状態，活気の有無を経日的に観察する必要がある． - - - - - - - -	#1 生理的黄疸の範囲内である	短期（short） 　総ビリルビンが日々低下する 長期（long） 　黄疸が消失している	＜ＯＰ＞ ①黄疸（黄染）の広がり方，強さ，色調 ②ミノルタ値(前日からの上昇値，15mg/dl以上の有無) ③総ビリルビン値（必要時） ④Ht値（必要時） ⑤哺乳力，哺乳量 ⑥排便回数，性状，量 ⑦排尿回数 ⑧活気の有無 ⑧大泉門の陥没の有無 ⑨体重,体重減少(増減) ⑩モロー反射の減弱 ⑪嗜眠傾向 ⑫室温，湿度（室温24〜26度，湿度50〜60％） ＜ＴＰ＞ ①ミノルタ黄疸計でミノルタ値を1日1回前額部・前額部で測定（必要時は数回） ②必要な哺乳量が確保できているか確認する ③児の睡眠が十分とれるよう室温・湿度の調整を行う ④児のコット内の環境を整える（タオルケットを掛ける） ⑤児が寝ているときのケアはなるべく避ける ⑥排便が1日認めない場合は腹部マッサージや肛門刺激を行う ⑦児の排泄後はすぐオムツ交換する - - - - - - - -

〈有効な助言！〉
臨床推論から看護判断が出来ています．

〈有効な助言！〉
＜EP＞を追加しよう．
　褥婦に退院後の児の黄疸について観察すべき内容を説明することが必要である．

対象者	Ｂベビー	学年番号		氏　名	

介入結果	評価
<ＯＰ> ・ミノルタ値8.2 ・顔面黄色（黄染）は継続 ・活気あり ・哺乳力良好，日数分哺乳している ・排便（５回，黄色，普通量） ・排尿（６回） ・モロー反射（＋）左右対称 ・睡眠良好 ・大泉門平坦 ・2,879ｇ（＋11g） ・室温・湿度（室温26℃，湿度50〜60％）に保たれている <ＴＰ> ・自律授乳で必要量が哺乳できていた．授乳後は十分な睡眠がとれていた． ・排便状況は問題なかった． ・児の睡眠時はバイタルサイン測定のみ行った．	・Ｂベビーのミノルタ値は前日より0.4上昇しているが黄疸（黄染）の広がりについては変化ない．排泄状況も哺乳量にみあっている．児の体重も増加傾向を示しており出生時体重に明日は戻ると予測される．黄疸も生理的範囲内で減少していくと考え適応している． ・母乳哺育が順調で自律授乳となった．褥婦が退院を迎えていることから，今後黄疸については広がり方や哺乳力・哺乳量，活気の有無を観察していくように説明し，産後２週間健診までに何かあれば受診するように伝たえる． 〈有効な助言！〉 　生後２週を過ぎても肉眼的な黄疸が消失しない場合は，通常，「母乳性黄疸」と考えられるため，褥婦への説明が必要である．

ケース6

夫立ち会い分娩後に正常な産褥経過をたどった経産婦の看護アセスメント

学びのポイント

- ・　自己概念様式「出産したことの価値を見出している」
　　役割機能様式「新しい家族役割の調整ができている」

I　事例理解の知識とナビ

1．夫立ち会い分娩とリラックスについて

1）ラマーズ法とソフィロロジー法

　事例が捉えた分娩を理解するためには，夫立ち会い分娩の視点も含めてアセスメントすることが重要であり，産婦に対して多様なリラックス法を理解することが大切になる．

　日本で汎用されているのは，フランスのラマーズ博士提唱のラマーズ法であり夫が立ち会い妻をいたわり励ましてともに分娩を乗り越え新しい家族の誕生の瞬間をともに迎える夫立ち会い分娩である．もちろん夫が立ち会えなくてもラマーズ法の呼吸法はリラックスにつながる．さらに，スペインのカイセド博士（1960）が提唱したソフィロロジー法[1] sophrologieは，積極的（ダイナミック）リラックス法の3段階で，筋肉の緊張を意図的に弛緩させるための，第1段階・集中的リラックス法，第2段階・内省的リラックス法，第3段階・瞑想的リラックス法としており，現在は我が国の各施設で普及している．

2）夫立ち会い分娩の情緒的効果

　情緒的な面で，宇津野[2]は，夫は，出産において妻が痛み苦しむ姿を見て驚き，妻に対して感謝やいたわりの気もちが強くなり，さらに立ち会うことにより，出産を疑似体験したようになり，命の尊さを知ったり，親としての自覚が芽生えたりしていると述べている（図2-6-1，図2-6-2）．

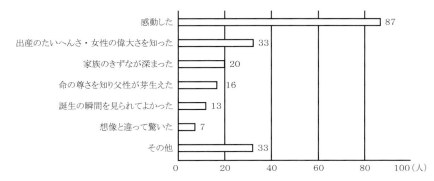

図２－６－１　夫立ち会い分娩後の夫の感想

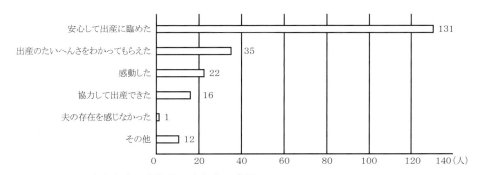

図２－６－２　夫立ち会い分娩後の夫と妻の感想 （宇津野医院，2001～2003年，n=184，複数回答）

[出典：宇津野博(2004) 母乳育児と立ち会い分娩と父親の育児参加，ペリネイタルケア23(12)，メディカ出版，pp14-15[2]]

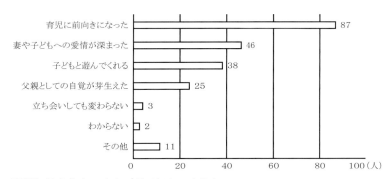

図２－６－３　育児に協力的か，またプラスになったこと （宇津野医院，2001～2003年，n=184，複数回答）

[出典：宇津野博(2004) 母乳育児と立ち会い分娩と父親の育児参加，ペリネイタルケア23(12)，メディカ出版，pp14-15[2]]

3）夫立ち会い分娩の生理学的効果

⑴　産婦の温罨法の効果

　松下ら[3]は子どもを産み育てる女性の看護ケアである温罨法は，分娩期のケアとして緊張緩和，和痛，分娩促進等があると考えて，産婦のリラクゼーションの視点から，足部温罨法の効果を測定し，産婦への足部温罨法に関する有用性の検討をした．方法は正常分娩で分娩第１期の産婦18名に，足部温罨法介入群と対照群の群別比較と参加観察法で産婦の語りの内容分析を行った．その結果，温罨法前後の比較で，生理学的指標は相対心拍率RHR，収縮期血圧等の４項目で有意差を認めた．心理学

的指標は，快適感覚，RE尺度他で有意差を認めた．対照群は，心理学的指標のRE尺度等において有意差を認めた．温罨法の感想の語りは，＜リラックス＞＜温かさ＞等の4カテゴリーを抽出した．すなわち，産婦は足部温罨法によりリラクセーション反応と温熱反応を示し，心地よさは感じていた．出産想起時，産婦は気持ちよさと共に分娩への肯定感を述べており，足部温罨法は，産婦のエンパワメントを高め産む力を引き出すケアであると考察している．

(2)　産婦の心拍レベル（RHR・相対心拍率）にみる夫立ち会い分娩の効果

　日本では古来より，地域によっては出産に夫が立ち会い産婦をサポートすることもあった[4]．これ

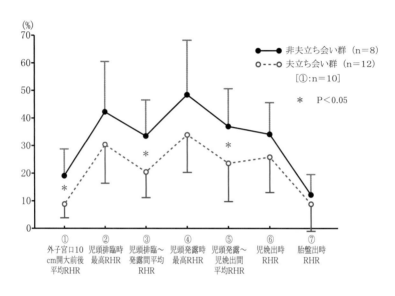

図2−6−4　夫立ち会い群・非夫立ち会い群の相対心拍レベルの比較

［出典：内藤直子（1994）夫立ち会い出産の助産学的意義−相対心拍数を指標として，日本助産学会誌8（1），pp11-12[7]］

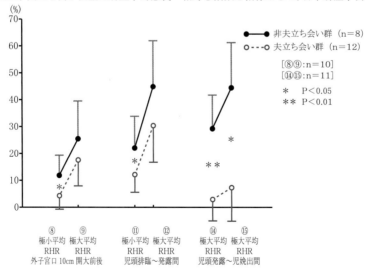

図2−6−5　夫立ち会い群・非立ち会い群の極小・極大相対心拍レベルの比較

［出典：内藤直子（1994）夫立ち会い出産の助産学的意義−相対心拍数を指標として，日本助産学会誌8（1），pp11-12[7]］

表２−６−１　相対心拍率（RHR）を指標とした産婦のリラックス度の適用例（４例）

（産婦リラックスRHR内藤簡易判定表1997）

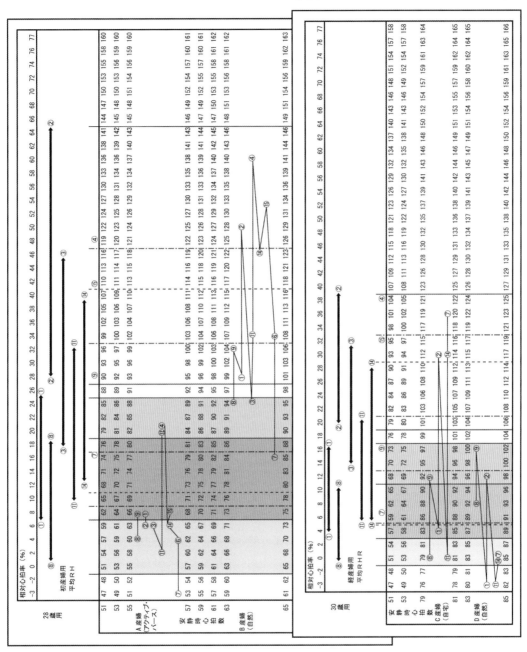

［出典：内藤直子著（2001）女性とメンタルケア，武谷 雄二総編，新女性医学大系11　リプロダクティブヘルス，中山書店，p72］

により産婦の不安が解消されやすく，産婦の満足度やリラクゼーション効果が大きいのではないかと思われる[5]．そこで，内藤は，夫立ち会い出産と非立ち会い出産の際に心拍数連続記憶装置（ハートレイトモニターH-2・バンテージXL）で分娩二期から分娩三期までを17項目に区分し夫立ち会い産婦と

非立ち会い産婦両群の心拍レベルを連続測定し15秒ごとに処理し，Karvonen(1957)[6]の運動強度の相対心拍数を応用して，産婦の相対心拍率(RHR：%)を算出式で求めて分析し，夫立ち会い群は，分娩のどの時期でも陣痛間欠時には心拍数は安静時に近づき，相対心拍率が有意に低いという結果を得た(図2－6－4，図2－6－5)[7]．Robsonは分娩一期，分娩1時間後，24時間後の心拍連続測定で分娩1時間後に心臓血液拍出量は，分娩期以前の値に戻った[8]との報告であるが，夫立ち会い分娩の産婦の心拍レベルRHR(Relative Heart Rate)は分娩第二期の陣痛間欠時は，より安寧であった．

　そこで分娩でリアルタイムにリラックスの程度を把握する手段として，簡易な相対心拍率換算表を作成し，さらに，リラックス度を評価できる年齢別に出産経験別の「内藤RHR%簡易判定表」を開発した[9]．

　心拍数は，喜怒哀楽により変化し，これらの感情が高まるほど増加し，安静時より運動時がその影響は少なくなる．これは交感神経の興奮で心臓活動が高まるからで，逆に，自己コントロール等で交感神経を抑制し，副交感神経が興奮すると心拍数は減少する．また，運動中の心拍数と血圧は，心拍数の増加により血圧も高くなることが示され[10]，侵襲性の少ない生理的な指標である心拍数からも出産期女性のメンタルケアの大切さが認識できる．

　産婦リラックスRHR内藤簡易判定表は，リラックスゾーン(ブルー色)，ケアゾーン(ピンク色)，テンションゾーン(イエロー色)に区分され，ケアゾーンの産婦は温かく寄り添いリラックスゾーンに導入する必要がある．図2－6－4，図2－6－5，表2－6－1に記載の①～⑯は分娩二期に測定した産科学的時期と陣痛前後の16項目の心拍数レベルで，①外子宮口全開大前後RHR，④児頭発露時RHR，⑤児頭発露～児娩出間平均RHR，⑥児娩出時RHR，⑭児頭発露～児娩出間前の陣痛極小平均RHR，⑮児頭発露～児娩出間前の陣痛極大平均RHRである．

2．出産期のメンタルケア

1）精神・心理変化（リスク，ホルモンの影響）

　出産期女性のメンタルケアは，産婦のリラックスが大切であり，リラクゼーションを出産準備教育で計画することが重要である．周産期の運動療法の実際においては，次の全身のリラックス効果が周知されている[11]．

① 全身リラックスによるエネルギー節約により微弱陣痛を回避し体力を保持できる．

② 母体血流維持により，陣痛間欠期に子宮に流入して胎児にいく母体血中酸素を確保し，母体の全身状態を良好に保つことができる．

③ 子宮口や骨盤底筋のリラックスは，子宮口開大や骨盤底筋伸展を促し，分娩経過短縮や損傷の減少，産痛の緩和につながる．

　産婦のリラックスについて，イギリスのDick-Read(1944)は，不安や恐怖といった精神的緊張が筋肉を緊張させ，分娩経過を長引かせるとして不安－緊張－痛みのサイクルの緩和を唱えた．準備教育では，分娩生理の理解，病院環境に慣れること，呼吸法の訓練が必要であり，フランスのLamaze，F(1952)は，ソビエトの精神予防無痛分娩法から呼吸法の反復訓練で心理的不安を和らげ[12]，日本ではラマーズ法と呼ばれ，精神的要素と緊張の関係を強調された．Lederman(1978)は，不安が増すとエピネフリンが，子宮収縮に影響を与えることが明らかにした[13]．Melzackら(1965)は，痛み理論・ゲート・

コントロール説を唱え，痛みの評価の測定法についてThe McGill Pain Questionnaire（マクギル式痛みアンケート）を開発[14]した．これは，痛みの感情と感覚を20の言葉リストから選ばせ，言葉を知覚，感情，評価，その他の区分で点数化して，感覚評価指数（pain rating index,PRI）と，無痛を０とし耐えがたい痛みを５とする等間隔線による測定法である陣痛強度（present pain intensity,PPI）を示した[15] [16]．我部山（1995）は，日本での痛み質問紙McGill Pain Questionnaire（MPQ）を開発した[17]．

　Klausらは，ギリシャ語でドゥーラという出産経験のある女性が，出産前後の母親や父親を身体的に情緒的に継続して支援することは，お産が自然で正常な過程をたどる効果的な支援になると考え，ドゥーラ効果を示した[18]．

２）ケアのあり方

　出産は女性やその家族にとり人生における大きな喜びであるが不安の時でもあり，家族の危機的状況をもたらす可能性もある．分娩時のケアでは，生理学的効果から，準実験的研究により，夫立ち会い出産は，産婦の心拍レベルを低く保ち，リラクゼーション効果及び助産学的因子（分娩所要時間・会陰損傷）に有効な要因であるのみでなく，新生児への侵襲も少ないことが，簡便な相対心拍数を指標として，臨床ケアへの応用が示された（図２－６－４，図２－６－５）．また，前述の足浴での温罨法でもリラクゼーションにより，産婦の不安を解消することが示唆されており，産婦の満足度を高める意味で産婦ケアのあり方で多様な工夫が必要である．

３）今後の課題

　出産期女性のメンタルケアでは，上述のごとく，夫が立ち会い産婦をサポートすることが望ましいと考える．分娩室の夫たちによる，言葉かけやアイコンタクトによっての産婦との心の触れ合いを始め，マッサージ・タッチングなどでの体温を伝え体の筋肉をほぐしたり，呼吸法のリード等，方法はそれぞれ夫婦独自であるが，出産に立ち会うという夫の行動そのものが，セルフコントロールを失いかけている産婦にリラクゼーションをもたらすため，多くの産婦援助で活用され，それらの判定法のさらなる開発が望まれる[19]．

３．出産直後の産婦の心理

１）助産院で出産した母親のバースレビュー（出産想起）

　出産直後の女性の心理は，出産後に振り返り語ること，いわゆるバースレビュー（出産想起）から，褥婦が捉えた出産の理解につながり，全体像を深くアセスメントすることができる（図２－６－６）．また，バースレビューから，バースプランの実現の程度を知ることができる．鈴木ら[20]は，助産院で出産した母親の望むバースプランと実現したバースプランにみる満足感を把握するために，Ｂ助産院で17名調査から，助産院の選択理由は「家族の入院が可能」が最多15名（88.2%）で，助産院出産に17名（100%）が大変満足していた．助産院で出産した母親が望むバースプランの内容分析から，３カテゴリー【家族との出産体験の共有】，【出産スタイルの選択】，【早期の愛着形成】を抽出している．

2）出産体験の振り返りの援助

　出産は，女性にとり大きなライフイベントである．分娩終了後すぐに母親になるのであるが，感情の変化には個人差がみられる．つまり，分娩経過の異常や，産婦と関わりの面で看護師や助産師や医師へ不満が心に内在している場合もある．また，望まない妊娠や育児環境の不安や，経済的や家族員など未解決問題があるかもしれない．産婦が問題を抱えていたなら，出産体験を肯定的に想い達成感を得ることが難しい．想起（レビュー）とは「最もストレス体験の強い出産過程における喪失体験にともなう悲嘆わだかまり感情の表出を助け，副次的問題解決を見出す行為」と考えられている[21]．分娩直後の医療者は母親に十分なねぎらいの言葉をかけ，母親自身が分娩をどのようにとらえたか，出産の意味づけを語ってもらう「出産体験の振り返り・出産想起（レビュー）」が重要である．図2－1－6に示す母親は体験を話せる状態かどうか身体的疲労回復のフィジカルアセスメントが必要で可能なら，出産体験の自己評価を構成する3側面（産痛への対処，医療スタッフのかかわり，生理的な分娩経過）をアセスメントする．母親の語気の強さ，言葉使い，顔や眼の表情など，生き生きと話そうとしている，語るのをいやがるのか観察し，母親の想いに寄り添う気持ちや態度で援助することが良い．最近はディブリーフィングdebriefingという心理学的な介入，「トラウマを残すようなイベントに人が遭遇した場合，その人が状況に同化し情緒的に適応していくため多くの情報提供をすること」が提唱された．産後に母親が出産体験を振り返ることで肯定的に再評価できるとされるが，その評価報告は少ない[22]．

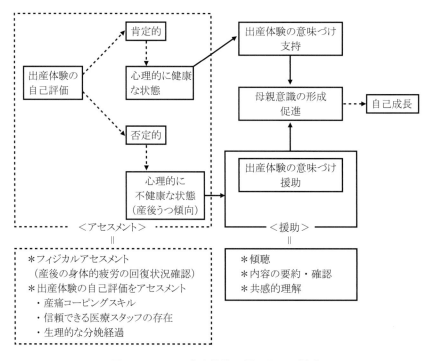

図2－6－6　出産体験の振り返りの援助

［出典：常盤洋子（2011）正常な分娩，村本淳子・高橋真理編，周産期ナーシング 第2版，ヌーヴェルヒロカワ，p166］

４．母親役割行動の適応過程

　出産後すぐに母親としての適応が起こるのでなく，徐々になされる．出産後のマターナルアイデンティティを獲得するための母性行動の適応過程としてルービンRubin,R.は，３段階（受容期taking-in phase・保持期taking-hold phase・解放期letting-go phase）で示唆した（表２−６−２）[23]．それは母親として適応していく段階であり，分娩の回復過程でもあるとした．また，それは母親としての適応とともに，自分の子どもであることを確認する過程とともに，自分の子どもであることを確認し，子どもとの関係を確立する課題があることも示している．

表２−６−２　ルービンの母親役割行動の適応過程

受容期 taking-in phase	依存的で受け身的な態度を示す時期であり，分娩直後から１，２日ほど続く．この段階は眠ること，食べることなどの基本的欲求を満たすことに関心が向き，また，出産体験の振り返りをする．子どもに対しては，指で触れたり，向かい合う体位などがみられる．
保持期 taking-hold phase	自立する前の段階である．受容期を経た産後３〜10日ごろまでの時期で，母親は，自身の身体コントロールができるようになると，育児技術の習得や子どもに対する世話を積極的に行うことを試みる．積極的であればあるほど，うまくいかない場合，失敗感をもち，傷つきやすい状況にある．
解放期 letting-go phase	褥婦が母親役割を受け入れて行く時期，退院してから始まり，おおむね１カ月間続く．新生児が体内から分離したことを受け入れ，子どものいないときの役割から脱却する．つまり，母親以外の役割を放棄したり，あるいは優先度を下げたりして，子どもの生活に自分の生活を合わせていく．

５．産褥期の定義と経過

　産褥期は，セルフケア能力の獲得など大切な時期である．産褥期の看護を理解し，特に生理的復古現象と進行現象の正常な経過を把握することが，看護アセスメントで重要であり，看護過程を展開する上で個別性のある看護計画や介入計画を立案することができる．産褥期とは，分娩終了直後から始まり，妊娠・分娩により生じた全身や性器の解剖学的変化と機能学的変化が非妊時（妊娠前）状態に回復する期間で，この過程をpuerperium産褥といい約６〜８週間である．この時の女性をpuerpera，puerperantと呼ぶ．妊娠中に解剖学的に増大した臓器が妊娠前の状態に縮小したり，機能的に亢進した臓器が妊娠前の状態に機能低下することを，退行性変化とよび子宮や循環器や腎機能などである．一方，妊娠前にくらべ臓器が増大したり，機能亢進することを，進行性変化とよび乳汁分泌がある．

１）産褥期の看護

　出産後の女性のからだは，すみやかに非妊時（妊娠の前）の状態にもどろうとする．この復古過程は３区分され，分娩から24時間までを産褥初期，分娩から回復する１週間を産褥早期，そして性器などの復古に要する産後６週間程度までを産褥晩期とする．産褥期の長さはその目的や必要性から，WHOでは42日，労働基準法で８週間と定めている母子保健法第６条には「妊産婦とは妊娠中または

出産後1年以内の女子と定義されており，褥婦は「産婦」に含まれることから，法的には産褥期を産後1年以内としている．

　産褥期の女性の身体的変化は，全身状態の回復に加えて子宮の退縮などの退行性変化（生理的復古現象），乳汁の分泌に関連した進行性変化などがある．この時期は心理社会的変化も顕著であり，さまざまな不安の中で，親としての役割や行動の変化などが生じ，児への愛着や親性の発達など最も重

		産褥0日	1日	2日	3日	4日	5日	6日
一般状態の変化	体温	軽度上昇	平熱					
	心拍	不安定、一過性の徐脈がみられることがある	安定					
	呼吸	安定						
	血圧	分娩後軽度下降するが徐々に正常値に安定する	安定			軽度上昇	安定	
	尿量	一過性の尿閉、尿量が著しく増加	尿量が著しく増加　1,500〜2,000mL／日			平常量		
	たんぱく尿	（−）あるいは（＋）	（−）あるいは（＋）	（−）				
	循環	循環量の減少	1〜4日：赤血球数・ヘモグロビン値が最も低値				徐々に回復	
	体重	4〜6kg減少	徐々に減少					
	ホルモン	エストロゲン。プロゲステロンの急激な減少　　　　プロラクチンの分泌増加						
進行性変化	乳房	柔らかい	柔らかい	軽度緊満	軽度緊満	授乳前緊満	授乳前緊満	授乳前緊満
	乳汁	初乳	初乳／移行乳	初乳／移行乳	初乳／移行乳	初乳／移行乳	移行乳	移行乳／成乳
	色	透明水様／黄色	黄色	黄色	黄色／クリーム色	黄色／クリーム色	クリーム色	薄クリーム色／乳白色
	1日量	0〜20mL	0〜20mL	50〜70mL	140〜250mL	230〜310mL	270〜400mL	290〜450mL
退行性変化	子宮底高	分娩直後：臍下3横指 分娩12時間後：臍高	臍下1横指	臍下2横指	臍下3横指	臍下4横指	中央	恥骨上4-3横指
	悪露色	赤色	赤色	赤色	赤色	赤色／褐色	褐色	褐色
	悪露量	100〜200g／日	50〜100g／日	30〜40g／日	20〜30g／日	20〜30g／日	10g／日	10g／日
	後陣痛	安静時にも後陣痛がみられる	特に授乳時			徐々に軽減		
心理社会的変化	親役割行動	受容期：依存、受け身			保持期：育児技術の習得			
	情動	興奮	身体不安	児への関心	マタニティーブルーズ症状：涙もろい、抑うつ、不安、不眠など			

図2−6−7　産褥早期の正常な経過

［出典：古田祐子・鳥越郁代（2011）正常な産褥，村本淳子・高橋真理編，周産期ナーシング 第2版，ヌーヴェルヒロカワ，p171］

		産褥１週	2週	3週	4週	5週	6週
動静	睡眠	睡眠不足感	睡眠不足感徐々に軽減				
	活動	臥床生活	疲れたら臥床	床上 家の中での生活	1カ月健診にて異常がなければ普通の活動：外出		
	家事	しない	できるだけしない	できるが，無理はしない	1カ月健診にて異常がなければ通常の家事ができる		
	生活	自分の体調管理と 赤ちゃんの世話	赤ちゃん中心の生活				
	産褥体操	開始	継続				
	体重	4～6kg 減少	徐々に減少		6カ月で妊娠前の体重にもどす		
	性生活	性交はさける			1カ月検診にて健康上問題がなければ性交可能		
	清潔	シャワー浴			1カ月検診にて異常が無ければ入浴		
進行性変化	乳房	授乳前緊満／あるいは柔らかい、授乳後柔らかい					
	乳汁	成乳					
	色	乳白色～青白色					
	1日量	270～400mL	～900mL				
退行性変化	子宮底高	恥骨結合上縁	腹壁上から触知できない				
	悪露色	褐色	黄色		クリーム色／白色	消失	
	悪露量	10g／日	微量				
	後陣痛	徐々に軽減	たまに		消失		
心理社会的変化	親役割行動	保持期：基本的育児技術の習得（おむつ交換、衣服の着せ替え、抱っこ、授乳、排気、あやし方、沐浴）	解放期：子どもの生活に自分の生活を合わせていく、親の性質的特性の発達、育児技術・行動の向上、母子相互作用の活発化、父親の性質的特性の発達、育児技術・行動の向上、父子相互作用の活発化				
	情動	マタニティブルーズ症状：涙もろい、抑うつ、不安、不眠など	育児不安と育児の喜び				

図２－６－８　産褥晩期の正常な経過

［出典：古田祐子・鳥越郁代(2011) 正常な産褥，村本淳子・高橋真理編，周産期ナーシング第２版，ヌーヴェルヒロカワ，p172］

要な時期である．産褥早期と産褥晩期の正常な経過を次の図２－６－７，図２－６－８に示した．

　産褥期の女性はホリスティクにとらえた看護アセスメントが必要である．褥婦の健康診査では，問診，視診，触診，計測診などから医学的検査データを活用し，生理的，機能的，形態的変化の情報を収集して，心理社会的情報，家族構成，職業，既往歴，自己概念，母乳や育児の考え方などの情報を大切にして看護ケアや看護過程を進める．

　図にある産褥早期や産褥晩期の一般状態の動静，進行性変化，退行性変化，心理社会的変化の各項目を参考に，ホリスティクケアが望まれる．

２）子宮の復古

　妊娠30cm以上に増大した子宮は分娩当時（産褥０日）から，経日的に図のごとく縮小し産褥２週間位で腹壁から触知されなくなる．これを産褥期の子宮復古とよぶ．看護アセスメントでは子宮底の高さだけでなく硬度や身体回復状況の観察が大切である（図２－６－９）．

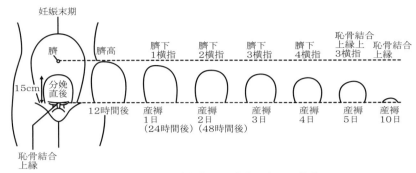

図2－6－9　産褥期の子宮底の高さの推移

［出典：亀井良政（2008）産褥期における看護，森恵美著者代表，系統看護学講座 専門分野Ⅱ　母性看護学各論　母性看護学2，医学書院，p273］

表2－6－3　悪露の性状

時　　期	色　　調	名　　称	子宮の創傷状態
1～6日	純血液性	赤色悪露	まだ止血は不完全
1週間	赤褐色，褐色	褐色悪露	子宮壁の血管紋拡が亢進し，血栓により子宮胎盤血管開口部が閉鎖する．悪露の量は減少し，血清，リンパ液や白血球が混合する
2週間	濁った黄色	黄色悪露	すべての種類の細胞成分が壊死，ほとんど液化により処理される．
3週間	灰白色	白色悪露	創傷の上皮化が亢進し悪露の量が著しく減少する．
4～6週間	悪露の分泌は停止する		創傷の治癒が終了する．

［出典：篠原康一他（2005）看護のための最新医学講座　第15巻　産科疾患（第2版），中山書店，p295］

3）悪露の変化

　産褥期に性器から排泄される分泌物を悪露（lochia）という．悪露の成分は，胎盤や卵膜が付着した子宮内膜や子宮頸管，膣粘膜などの創面からの分泌物であり，血液成分やリンパ液，粘液や脱落壊死組織などが含まれる．後陣痛とともに悪露は，産褥の子宮内膜の治癒機転を知る重要な情報であり，赤色悪露など性状や色調などを観察する（表2－6－3）．

4）産褥期の清潔ケアの工夫と実証

　女性の身体の清潔保持でことに外陰部ケアは清潔のみでなくQOL向上にも重要である．松下ら（2008）は，緑茶に含まれるカテキンの抗菌・消臭効果を活用し，抹茶入り煎茶の微温湯の陰部洗浄を行い，切迫早産で入院中の女性に煎茶での看護ケアの有用性を明らかにした．煎茶群（10人）の陰部洗浄前後の表在細菌数のt検定は，有意な差（p＝0.006）を認めた．煎茶群と対照群の陰部洗浄後の表在細菌数の解析で有意な差（p＝0.002）を示した．煎茶群のおりもの自覚では，洗浄開始2日目からおりものの量の減少の自覚をし「すっきりした」，「さっぱりしてさわやか」など煎茶の陰部洗浄に好感であると報告した[24]．この洗浄法は褥婦にも応用でき，日常生活の清潔ケアとQOL向上に有用と思われる．

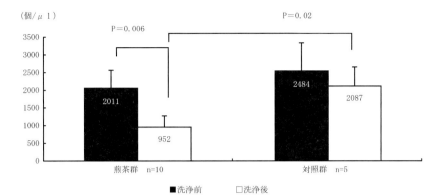

図２－６－10　洗浄前後の外陰部の表在細菌数

［出典：松下有希子／内藤直子（2008）煎茶で陰部洗浄前後の切迫早産女性の表在細菌数および使用感から助産ケアの実証的評価，日本助産学会学術集会録21(3)，p166］

表２－６－４　Caring Behaviors Assessment Tool日本語版（CBA－J）の因子分析結果と質問項目との比較

因子項目番号	因子負荷量	質　問　項　目
第１因子	a = .923	
63	.711	助産師は私が自分が調子が良いと思えるように援助してくれる
57	.682	私の家族がいつでも来れるようにしてくれる
59	.654	私が自分で何かできるという自信が持てるように援助してくれる
51	.641	明るく朗らかである
56	.616	私の回復状態を家族に知らせてくれる
50	.606	私に優しくしてくれる
62	.601	助産師は今までの経験が大切だと思えるように援助してくれる
61	.583	助産師は私がどのように感じるかわかっているようである
49	.581	精神面を配慮してくれる
52	.539	助産師は私が自分でできるようになるまで助けてくれる
24	.504	私といるときは私をよく思いやってくれる
18	.465	批判しないで私の気持ちを受け入れてくれる
58	.442	私の体調をよくみてくれる
19	.334	私の体調を確かめに部屋へ訪れる
第２因子	a = .920	
39	.819	私の退院に向けての計画を立てるのを助けてくれる
38	.808	私の目標に応じた方法を計画できるよう助けてくれる
37	.697	私の状態にあった目標を見つけられるよう支えてくれる
36	.655	私の体調や病気について何か知りたいことはないかと聞いてくれる
32	.595	病気や治療について私が疑問に思っていることは質問するよう促してくれる
16	.572	私を尊重して接してくれる
46	.555	自分でできることは自分で行うように促す
42	.555	私がより心地よくなるよういろいろすすめてくれる
44	.513	私と家族の安全のために注意事項を説明する
23	.499	助産師を呼んだときすぐ返事をする
40	.476	日中の私の予定を説明してくれる
45	.445	私が必要なとき痛み止めをくれる
第３因子	a = .880	
6	.880	自信を持つよう励ます
7	.703	私が心身ともに順調であると話してくれる
4	.672	私を安心させてくれる
8	.664	私が努力していることをほめてくれる
9	.629	私のことを理解している
5	.625	必要なときは誰かがそばにいるように感じる
13	.468	やさしく思いやりがあった
1	.384	助産師は私を個人として尊重してくれる
11	.369	私をありのまま受け入れる

因子項目番号	因子負荷量	質　問　項　目
第4因子	a = .881	
31	.624	私が入院中他の人とうまくやっていけないときもあきらめないでいてくれる
30	.619	助産師は私が自分の気持ちをわかるように支えてくれる
43	.604	助産師は私の用事を済ませたら後片付けをしていってくれる
28	.558	私がどのように感じているか話すよう促してくれる
29	.537	私がいらいらしているときもおちついている
25	.492	私が他の病棟に移っても訪ねてくれる
27	.449	助産師は約束したことは守ってくれる
10	.370	どんなふうに援助してほしいか尋ねてくれる
第5因子	a = .842	
54	.851	医療器具の扱いに習熟している
53	.768	注射や点滴の方法を熟知している
55	.660	時間通りに処置をし薬を持ってきてくれる
60	.620	いつ医師を呼ぶべきか知っている
3	.513	助産師は自分の行っていることが良くわかっている
15	.408	落ち着きのある態度を保っている
第6因子	a = .740	
14	.667	私がうんざりしていることを理解し適切に行動する
2	.604	助産師は私の身になって考えようとしてくれる
12	.598	私の気持ちや気分に敏感である
41	.462	助産師は私が一人にしてほしいときをわかっている
26	.308	助産師は必要なときに私の体に触れて安心させてくれる
第7因子	a = .751	
48	.663	部屋から出るとき私の手の届くところに必要なものがあるか私に確かめてくれる
47	.614	私が恥ずかしくないよう配慮してくれる
17	.509	私が話をするとき私の話をよくきいてくれる
第8因子	a = .850	
33	.776	私の質問にはっきりと答えてくれる
35	.761	私がきちんと理解するまで話してくれる
34	.687	私の病気についてよく教えてくれる
第9因子	a = .700	
22	.574	私に自己紹介してくれる
21	.554	私をなんと呼んでほしいか聞いてくれる
20	.390	入院生活より他の私の私生活についても話題にしてくれる

[出典：佐原玉恵・内藤直子（2010）Caring Behaviors Assessment Tool日本語版（CBA－J）の信頼性・妥当性と活用に関する研究－分娩期の女性のケアに焦点をあてて－，家族看護学研究15(3)，pp47-54]

5）CBA－J尺度による褥婦と助産師のケアリング行為の認識

　今日，分娩に対する医療介入が促進し，分娩に対する女性のニードが増加してきている．そこで分娩期から産褥期にある女性のニードと助産師のケア行為の認知の研究に着目した．佐原ら（2010）は，Watson（1900）のケアリング概念の①ヒューマニスティックな利他主義的な価値システムの構造④助けることと信じることヒューマン・ケアリング関係の開発⑨人間的欲求の満足への援助の概念など10ケア因子[25]に基づき，Cronin（1900）ら開発の63看護行為のCaring Behaviors Assessment Tool（CBA尺度原板）[26]の許可を得て，CBA尺度日本語版（CBA－J，63看護行為を重要と認知するかの5 Likert評定尺度）を試作した．因子分析結果は，尺度全体のCronbach's a 係数0.96で信頼性の内的整合性は高く，9因子を抽出しC－サブスケールとした（表2－6－4）．再テストの安定性で，相関はr＝0.7で相関を示し信頼性は確保されていた．表面妥当性と構成概念妥当性は，Watsonの10ケア因子とで検討された．その後，ケア提供者と受け手間に起こるケアリング行為である，女性が助産師に求めるケアリング行為と，女性の求めるケア確認のために経腟分娩の褥婦65名と助産師に調査した．CBA－J質問項目の63看護行為の褥婦の回答は，「私を安心させてくれる」項目の平均4.83点が最高であった．褥婦の平均得点が有意に高かった項目は，「質問にはっきりと答えてくれる」，「病気についてよ

く教えてくれる」である．助産師が重要であると認知したケアリング行為は，「患者を個人として尊重して接する」であった．褥婦は助産師に対して教育指導的な内容のケア行為に期待をしていた．助産師は褥婦に対して個人として尊重することを重要であると考えていた．CBA－Jは対象がどのケアリング行為を最も重要であると考えているのか把握できていた[27]．今後ヒューマン・ケアリングや人間的欲求の満足への援助を確認する場合にCBA－J尺度の今後の検証と汎用が期待される．

６．産褥期のメンタルケアについて

１）精神・心理変化（リスク，ホルモンの影響）

　妊娠や分娩後の母体は，約６～８週間で機能が復帰する．しかし，分娩後の女性は，急激なホルモン環境の変動や育児による過度の疲労やストレスから回復することや，長い妊娠や分娩期間の生態的ストレスの回復が求められるし，新生児のケアや母乳栄養の負担が開始する．また，女性は妻から母親への役割が新たに求められ，新生児と母親間で母子関係が築かれる．この時，夫からの育児行動や情緒面でのサポートを受ける質と量により，女性のメンタルケアが異なる．

　産褥期女性の危機状況で特徴的なマタニティブルーズは，出産によりエストロゲンやプロゲステロンが激減しプロラクチン分泌増加による内分泌ホルモンの急激なアンバランスから，わけもなく涙が出る軽い症状は出産直後の多くの女性にみられる．うつ出現はホルモン変動要因や身体的要因の出血・発熱・乳房痛・下腹部痛・排尿痛・悪露の異常・うつ気分等や帝王切開術によるボディーイメージの喪失や，流産死産など予期せぬ出来事の遭遇が考えられている．近年の産褥期うつ状態の44文献の動向は，その86％が1990年代になされ，ホルモンに加えて妊娠期のうつ・育児ストレス・生活ストレス・社会サポート・妊娠期の不安・マタニティブルー・結婚満足感・うつ既往歴の要因から，メンタルケアやソーシャルサポートの効果的評価が検討されている．

　父親については新生児の誕生を喜ぶあまり，のめり込み（エングロスメント）がみられたり，母親はマターナルアタッチメントが促進し喜びであふれるが，家族は切迫流産や切迫早産などの突然の喪失体験で産褥を迎えるという状況的危機に陥ったり，乳房のケアのストレスによる発達的危機が発生することもある．日常的なケアのあり方をエビデンスから見直して，女性のメンタルケアを充実することが望まれる．

２）ケアのあり方

　産褥期のケアは，単に子宮や乳房の生理的機能の復古に関わるのみではない．もちろん，母乳確立へのケアや子宮復古による家族計画指導などは重要である．それにもまして，産褥期の女性をどのようにリプロダクティブヘルスを主体的に考え，産褥期の日常行動が起こせるかへのアプローチが重要と言える．それは，ケアする人の信念と熱意によって，具体的ケアの工夫が異なると思われる．その女性が，出産後の育児についても自分自身の健康管理についても健康情報が十分得られ，意志決定と選択ができるメンタルケアを実現せねばならない．自然で気持ちのよい産褥期の環境を女性と共に考え，リラクゼーション効果を高め，ネットワークを作りながら豊かなメンタルケアの土壌を耕すことが大切なケアと考える．

3）今後の課題

　新しい生命が誕生したすべての家族が，幸せに満ち足りたライフステージに向かうことを祈りたい．一方で，悲しみとともに新しい家族の関係を築かねばならない場合には，喪失体験による悲観やグリーフワークの過程で，周囲のサポートが重要となる．

　メンタルケアは，共感的な態度で受容しカウンセリング的な関わりが必要で，母親の今の気持ちや過去のその時の気持ちを十分思い起こせるように，相手の心や話に聞く人の心を近づける．私たちは，母親の気持ちに温かい心で傾聴して，うなずくよう心がける．母親の言葉が途切れた時は，言葉をかけずに黙ってその時を共有し，母親の考えや気持ちがまとまり，話し出す勇気や話したい気持ちがわき起こる，その時を待つことがメンタルケアでは重要である[28]．

　近年増加している出生前診断や生殖医療に伴う産後の場合は，母親や家族の意志決定状況や，認識あるいは気持ちの持ち方やパーソナリティを知ることも必要である．

Ⅱ　ケースの紹介

妊娠期

- ・　31歳　経産婦
- ・　妊娠歴：妊娠２回　分娩２回（正常分娩）
- ・　身長：158cm，体重：69kg（増加量13kg）
- ・　血液データ：妊娠35週　HGB　11.5g/dℓ
- ・　「妊娠中は下肢の浮腫がひどかった．」妊娠中の浮腫27W～40W（±）．
- ・　健康診査は受診できている．

分娩期

- ・　経腟分娩であり，正常分娩，妊娠40週４日の正期産であった．分娩所要時間：４時間57分
- ・　出血量：143mℓ，弛緩出血なし．会陰切開や縫合は行っていない．
- ・　出生時体重：3,316 g　男児，アプガースコア：１分後８点　５分後９点

産褥期（産褥１日目）

- ・　顔色はよい．冷感・チアノーゼは見られていない．
- ・　ＢＴ：36.9℃，ＰＲ：74回/分，ＢＰ：122/76mmHg
- ・　朝食は主食・副食とともに約半分摂取．
- ・　分娩の影響による排尿の困難はない．排便は分娩後１度もなく，褥婦も排便がないことを気にかけている様子である．下肢の浮腫はみられない．
- ・　子宮底の高さは臍下２横指．子宮の硬度は硬式テニスボールと同じくらい．悪露は少量，暗赤色であり，悪臭はしない．後陣痛による下腹部痛がひどいときは，ベッドの上での臥床している．子宮収縮剤（メテルギン錠）を内服している．内服時には後陣痛の痛みが強まる．１日１回外陰部洗浄を実施．歩行時に外陰部の痛みはない．
- ・　母乳分泌あり．児への授乳行動は分娩後すぐに実施している．夜間の授乳はなかった．
- ・　授乳方法は，自律授乳である．
- ・　乳房の張りや緊満感はなし．乳管開通は左５～６本，右１本．
- ・　「１回目の出産はすごく時間がかかったし，とても大変だったけど，産まれた赤ちゃんの姿を見ると，嬉しく思う．」「産んでよかったと思っている．」「やっぱりかわいい．」
- ・　専業主婦であり，母親，妻，娘の役割がある．午前中は，病棟で実施の保健指導に参加．「子どもは好きで，成長したときに，少し口ごたえするようになってきて，怒ることもたくさんあるけど，自分が産んだ子だから怒っていてもやっぱりかわいいし，それが楽しみ．」退院時の新生児の衣類は準備できている．授乳時やその他，常に新生児を見つめ，話しかけもたくさん行っている．授乳時，新生児に対して「はい，どうぞ．しっかり飲んでくださいね．」「もういらんの？もう，しまうよ．おーい．」と話しかける．
- ・　夫の立ち会い分娩であった．過去２回の分娩も夫の立ち会い分娩であった．夫や家族の面会あり．「母も夫も育児に関して協力してくれている．」

Ⅲ　ロイモデル4様式と看護アセスメント

［母　性］受け持ち時の情報／妊産褥婦

ケース6：夫立ち会い分娩後に正常な産褥経過をたどった経産婦の看護アセスメント（1）

対象者		A	学年番号		氏　　名		a

カテゴリー		受け持ち1日目の情報（産褥1日目）	アセスメント
生理的機能様式	酸素化	・BT：36.9℃，PR：74回／分，BP：122／76mmHg ・喫煙歴なし ・顔色はよい．冷感・チアノーゼは見られていない ・分娩時の出血量：143mℓ ・血液データ：妊娠35週 WBC　89.2(10^2／㎟)　RBC　387(10万^2／㎟) HGB　11.5(g/dℓ)　　HCT　32.9(%) PLT　28.0(10^4／㎟) 　　　　ここに青字で書きましょう 〈有効な助言！〉 　血液データ値の単位を追加!!	・BTは，発熱はみられていない． ・PRは90回／分以下で正常である． ・BPは140／90mmHg以下で正常である． ・喫煙歴はなく，呼吸状態に問題はない． ・顔色も良く，冷感チアノーゼも見られない．酸素化における問題はないと考える． ・分娩時出血は，生理的範囲内の500mℓ以内である． 〈有効な助言！〉　good! 　今後の食事量の観察の必要性が観察できています
	栄養	・身長：158cm，非妊時体重：56kg，体重増加量：13kg ・朝食は主食・副食とともに約半分摂取． ・朝食・昼食は常食．夕食から貧血食（産褥食A）エネルギー2,200kcal，タンパク質90g，脂質55g，カルシウム1,200mg，鉄20g ・内服薬：セフゾンカプセル　100μg 1カプセル（抗生物質），ソランタール100μg 2錠（解熱鎮痛消炎剤），メテルギン　125μg 1錠（子宮収縮止血薬）	褥婦のBMIは，22である．妊婦の推奨体重増加量はBMI22の場合，標準（18＜BMI＜24）より7～10kgとなっている．妊娠期の体重増加量は＋13kgであり，推奨体重増加量よりもやや多い体重増加となっていた．産褥1日目では，食事量は半分ほどである．食事摂取量が今後も増加しなければ食事量を十分に摂取できるように食事指導を援助していく必要があると考える． 　今後の妊婦の食事量の観察と体重減少または増加の有無を確認し，栄養状態について問題がないことを確認していく．
	排泄	分娩の影響による排尿の困難は見られておらず，排泄行動も自立している．外陰部の痛みはない．排便は分娩後1度もなく，褥婦も排便がないことを気にかけている様子である． 　外陰部洗浄1回／1日を実施している．	排泄に関しては，排尿もあり，自らトイレにいくこともでき，排泄行動が自立しているので問題はないと考えられる．外陰部に痛みはなく，排尿困難となる要因は，現在は無いと考える．

ケース６：夫立ち会い分娩後に正常な産褥経過をたどった経産婦の看護アセスメント（２）

対 象 者	A	学年番号		氏　　名	a
カテゴリー		受け持ち１日目の情報（産褥１日目）		アセスメント	

		受け持ち１日目の情報（産褥１日目）	アセスメント
生理的機能様式	排　　泄	〈有効な助言！〉 good! 睡眠に影響を及ぼす要因についてアセスメントできています	しかし，分娩後から排便がなく，褥婦も排便がないことを気にかけている様子があるので，排便の有無や腹部の張り，便意の有無などを確認していく．以後も，排便が確認されなければ，腹部のマッサージや温罨法，下剤の投与など必要に応じ，また，褥婦の希望を聞きながら排便が行えるような援助を行っていく必要がある．
	活動と休息	夜間，後陣痛による痛みがあるも睡眠は十分にとれている．夜間の授乳はなかった．また，ゆっくりだが歩行はできている．歩行時に痛みはないようである． 　下腹部痛がひどいときは，ベッドの上での臥床が続いている．（後陣痛による下腹部痛） 　シャワー浴が開始となる． 　午前中は，病棟で実施されている保健指導（産後の生活，育児指導について等）に参加している． 　分娩所要時間：計４時間57分	今回，３人目の出産であり，後陣痛の程度が前回よりも強いようである．子宮収縮剤（メテルギン）の内服時には，服薬後に痛みがあり，そのときはベッドの上での臥床となっている． 　後陣痛があるが，夜間の睡眠に影響はなく， 十分に睡眠がとれているようである．後陣痛が増強していく場合には，医師へ報告する． 　歩行に問題はなく，シャワー浴の実施や保健指導にも参加しているので，活動において問題はない．
	保　　護	分娩による会陰切開や縫合などは行っていないが，分娩により外陰部に擦過傷と浮腫がみられる．擦過傷による出血はない． 　１日１回外陰部洗浄を実施． 　乳頭に傷，出血などはみられない．痛みもなく，授乳行動も問題なく実施できている． 〈有効な助言！〉 good! ケア実施時の観察項目がアセスメントできています	分娩による外陰部の擦過傷と浮腫は特に問題ない． 　外陰部洗浄時に外陰部の擦過傷と浮腫の状態を観察し，悪化の有無を確認する． 　乳房の皮膚状態にも問題はない．授乳時に傷ができたりしないように注意を促し，必要時には授乳を正しく行い，皮膚の保護を保つ．清潔状態も保たせることによって，傷などから感染しないように注意していく．乳房の状態を確認していき，トラブルが起こった時には改善に努めていく．

ケース６：夫立ち会い分娩後に正常な産褥経過をたどった経産婦の看護アセスメント（３）

対　象　者	A	学年番号		氏　　名	a

カテゴリー	受け持ち１日目の情報（産褥１日目）	アセスメント

生理的機能様式	感　　覚	子宮収縮剤内服により，子宮収縮による後陣痛がみられる． 　ここに青字で書きましょう 　歩行時に外陰部の痛みはない． 〈有効な助言！〉 経産婦の場合，前回の産褥期の後陣痛情報を追加!! 〈有効な助言！〉good! 後陣痛の増強時期のアセスメントは大切です	後陣痛の感覚があり，特に子宮収縮剤の服用後に痛みが増強していくようなので， 　痛みの程度について確認し，痛みの軽減ができるように声かけ・援助を行い，必要であれば医師に相談する．痛みが気になるようであれば，すぐ看護師に伝えるよう褥婦に伝える．歩行時に痛みはみられていないようなので，無理のない程度に活動量を確保してもらうよう伝える．
	体液と電解質	下肢の浮腫はみられない． 「妊娠中は下肢の浮腫がひどかった．」 妊娠中の浮腫27W〜40W（±）． 　食事と飲水からの水分摂取があり，排尿による水分の排泄がある．	妊娠中の浮腫がひどく，足がむくむ感じを自覚しており，気にしている様子であった．今後は，浮腫の有無について確認し，状態を褥婦に伝える．浮腫がみられるときには，浮腫を軽減することができるように援助していく．
	神経学的機能	意識レベルは正常であり，問題はない． 〈有効な助言！〉good! 具体的な表現で記載できています	褥婦の意識レベルに問題はなく，マタニティブルーなどの産後の精神的症状もみられていないので，良好な状態の産後を過ごすことができていると考える．
	内　分　泌	悪露は少量で，色は暗赤色である．悪臭はしない． 　子宮底の高さは臍下２横指で，子宮の硬度は 　硬式テニスボールと同じくらいである． 　子宮収縮剤（メテルギン錠）を内服している．内服時には後陣痛の痛みが強まる． 　母乳分泌あり．児への授乳行動は分娩後すぐに１回行って以来，産褥１日目には実施していない． 　乳房の張りや緊満感はなし．乳管開通左５〜６本，右１本．	悪露の量，色，性状は産褥日数に応じており，悪露の停滞もなく，特に問題は認められない．量の増加や性状・色の変化など異常の有無に注意する．子宮底の高さも産褥日数に応じた高さであり，硬度も硬式テニスボール様と良好な状態である．子宮復古状態は順調に進行している． 　悪露の性状や量は，褥婦からの情報収集と外陰部洗浄時に悪露と外陰部の状態を観察し，異常がないことを確かめる．悪露交換の時に，悪露や子宮の状態に異常があればすぐに対処できるようにし，異常があればすぐに看護師に伝えるように褥婦に伝えておく．また，必要であれば医師への報告も行う．

ケース６：夫立ち会い分娩後に正常な産褥経過をたどった経産婦の看護アセスメント（４）

対象者	A	学年番号		氏　名	a

カテゴリー	受け持ち１日目の情報（産褥１日目）	アセスメント
自己概念様式	「１回目の出産はすごく時間がかかったし，とても大変だったけど，産まれた赤ちゃんの姿を見ると，嬉しく思う．」 「産んでよかったと思っている．」 「やっぱりかわいい」 「私も幼い頃は，母親がずっと家にいてくれてよかったという思いがある．私も自分の子どもが小さい間は家にいてあげようと思っている」 「たくさんの家族がいて，にぎやかに暮らすのは大変だけどとても楽しい．１人増えて，もっとにぎやかになるのが楽しみ．」 〈有効な助言！〉 good! 出産に対する思いは，大切な情報です	今回の出産や生命の誕生を心から喜んでおり，家族計画通りの出産であったと考えられる．また出産や出産した自分を誇りに思い，子どものことをとても大切に思う気持ちをもっていると考える． 　また，自らの幼い頃の母親と照らし合わせながら，今後の育児に対する意欲が高まっている．入院中も，家族についてどのようにとらえているか表出できており，今後の生活に期待をよせている．
役割機能様式	専業主婦であり，母親，妻，娘の役割がある． 「子どもは好きで，成長したときに，少し口ごたえするようになってきて，怒ることもたくさんあるけど，自分が産んだ子だから怒っていてもやっぱりかわいいし，それが楽しみ」 　退院時の新生児の衣類は準備できている． 　授乳時やその他，常に新生児を見つめ，話しかけもたくさん行っている． 　授乳時，新生児に対して 「はい，どうぞ．しっかり飲んでくださいね．」 「もういらんの？もう，しまうよ．おーい．」 と話しかけている． 〈有効な助言！〉 good! 　母親役割について具体的にアセスメントできています	褥婦は専業主婦であり，自らが考える母親役割を果たそうとしている．子どもが悪いことをすると怒らなければならないと思っているが，そのことについて苦痛を感じているわけではない．いろんなことを通じて成長していく自分の子どもの姿を見ることを楽しみに感じている． 　これらのことから，育児を前向きにとらえており，母親役割を果たしていく上で問題はないと考えられる．授乳や退院時の衣類の準備も順調に行われているため，新生児に対する母親役割も果たせているといえる． 　妻としては，家事や育児もこなし，夫を支える立場である．今までは，妻役割が主であった．今後は，妻と母親の２つの役割が期待されていると考える． 　褥婦自身は，自らが担うべき役割について理解しており，しっかりと担っていくという意思がみられている．

ケース６：夫立ち会い分娩後に正常な産褥経過をたどった経産婦の看護アセスメント（５）

対　象　者	A	学年番号		氏　　名	a
カテゴリー	受け持ち１日目の情報（産褥１日目）		アセスメント		
役割機能様式	病棟の育児指導に参加している．「３人目の出産で，前回とあまり間があいていないから，大体は分るだろうけど，念のため，１からのつもりで参加すると思っている．」 「母も夫も育児に関して協力してくれている．」 　夫の立ち会い分娩であった，過去２回の分娩も夫の立ち会い分娩であった． 　夫や家族の面会あり．夫や家族の面会は産褥０日目と産褥１日目にある．		授乳時，新生児に対して十分な声かけなど，愛着行動がみられており，母親役割は形成されていると考えられる． 　育児に対しても，育児指導に意欲的であり，前回の出産からあまり，時間が空いていないが，１から学ぼうとしており，母親役割を果たそうとしていると考える． 　褥婦，夫ともに立ち会い分娩を希望し，実際に立ち会い分娩を行い，褥婦も夫も満足していることで，夫との関係は良好である．		
相互依存様式	実家で同居している 「夫は子ども好きだから，育児に協力はしてくれるし，上の子どもたちの保育園の送り迎えはやってくれることになっている．」 「母は祖父母の世話があるから，退院後，長い間ゆっくり病院で過ごしているようにゆっくりと過ごすことはできないだろう．上の子どもたちの世話もしなければならない．」 「自分の実家だから，困ったら遠慮なく甘えるところは甘えることができるからとても楽しみにしている．」		育児の面では，母も夫も協力してくれているといっており，褥婦は容易に援助を受けることができる環境がある．しかし，母と夫も，それぞれに果たす役割がある．その中でも夫とは，役割分担が明確にできている． 　日常生活から様々な面において，褥婦の助けが必要である．褥婦も，子どもたちから頼られることが，母親役割を果たすことへ働きかけられていることにもなると考えられる． 　家族全員がそれぞれ，相互に依存している状態である．褥婦自身も依存できる相手がいることによって，褥婦のみに負担がかかることもなく，子育てを行っていくことができると考える．		

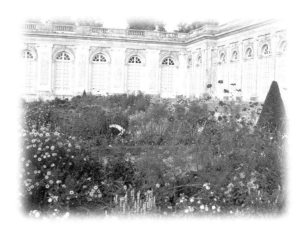

Ⅳ　関連図

情報関連図　　　　令和　　年　　月　　日

実習病棟		受持氏名	

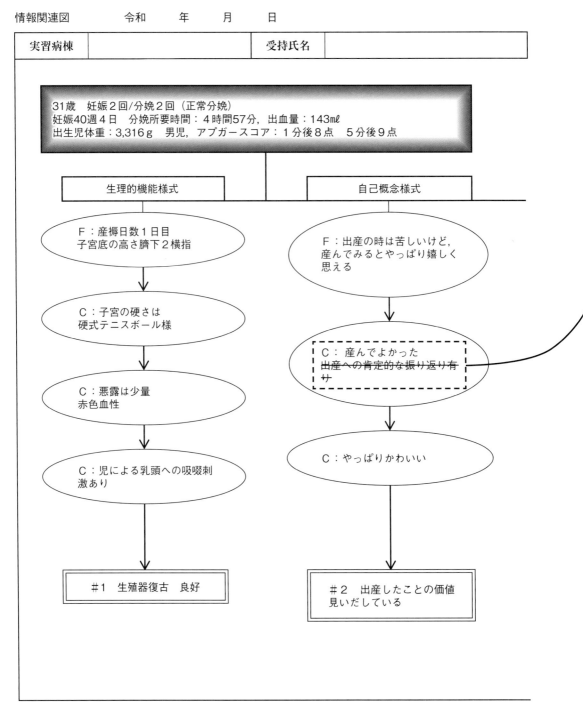

31歳　妊娠2回/分娩2回（正常分娩）
妊娠40週4日　分娩所要時間：4時間57分，出血量：143mℓ
出生児体重：3,316g　男児，アプガースコア：1分後8点　5分後9点

生理的機能様式

F：産褥日数1日目
子宮底の高さ臍下2横指

C：子宮の硬さは
硬式テニスボール様

C：悪露は少量
赤色血性

C：児による乳頭への吸啜刺激あり

#1　生殖器復古　良好

自己概念様式

F：出産の時は苦しいけど，産んでみるとやっぱり嬉しく思える

C：産んでよかった
出産への肯定的な振り返り有り

C：やっぱりかわいい

#2　出産したことの価値見いだしている

備考　　1）適応は□で囲み（□：肯定的反応，□：非効果的反応，□：予測反応），日付と#順位を明記（追加適応と#順位の変更時には日付を明記）
　　　　2）適応につながる行動は○で囲む．現在（受持ち当日）の第一行動アセスメントが中心．適応に関連する過去の行動や他者（新生児，家族）行動は区別して明記．

ケース6：夫立ち会い分娩後に正常な産褥経過をたどった経産婦の看護アセスメント

| 受持時間 | | 学年番号 | | 学生名 | H・Y |

〈有効な助言！〉
　アセスメントは不要です．対象の刺激を行動で示す!!

| 役割機能様式 | 相互依存様式 |

F：実母も夫も育児に協力してくれる

F：退院後は家族からの協力あり

↓

C：夫の立ち会い分娩であった

C：キーパーソンは夫と実母

↓

C：今まで2回の分娩でも，夫の立ち会い分娩であった

C：実家での暮らし

↓

C：夫や家族の面会あり

↓

#3　新しい家族役割の調整ができている

#4　支援体制　整えられている

備考　3）刺激には記号（F：焦点刺激，C：関連刺激，R：残存刺激）を明記
　　　4）関連は矢印で明記．実線矢印（→）から適応へ．介入しなかった場合に予測される反応を適応から点線矢印（┅→）で明記．

Ⅴ　アセスメント＆プランニングシート

ケース6　アセスメント＆プランニングシート：自己概念様式の展開（1）

行　動	理論根拠	看護診断	目　標	介　入
【刺激は関連図に記入すること】 ○月　○日 （産褥2日目） F：出産の時は苦しいけど，産んでみるとやっぱり嬉しく思える C：産んでよかった C：やっぱりかわいい	褥婦が出産に対する肯定的な気持ちを持つことにより，児への愛着が形成される． 反対に出産に対して否定的な気持ちを持つと児への愛着形成の障害になると考えられる． 出産への肯定的な気持ちが継続されることにより，児への愛着形成を促進させ，その愛着が持てることによってさらに出産への価値を見いだせると考えられる．	＃2 出産したことの価値みいだしている	**短期（short）** ・出産，育児に関して肯定的な態度が維持できる発言が聞かれる ・笑顔である **長期（long）** ・良好な母子関係を築くことができる 〈有効な助言！〉 児を大切に思う気持ちや，育児への関心の表出を追加!!	＜ＯＰ＞ ①出産，育児に関して肯定的，否定的な発言がないかどうかの観察 ②新生児に対して積極的に育児行動をしているか観察 ③退院後の育児生活に対して否定的な感情がみられないか観察 ＜ＴＰ＞ ①褥婦の育児行動に対する不安の表出を促し，その不安を軽減するように努める（励ます） ②褥婦が育児行動に対して自信がもてるような声かけをする ＜ＥＰ＞ ①子どもの発達段階を理解することができるようになる

対 象 者	A	学年番号		氏　　名	a

介入結果	評　価
・今度の出産は，本人，家族の望んだものであり，妊娠，出産に対して否定的な発言は聞かれなかった． ・夫も子供好きで結婚した時から子供をほしいと思っていた． 「子供は3人ほしかった．夫も子供好きで．」「今回の育児も何とかやっていける」 ・授乳時には，褥婦は新生児に笑顔で接し，「しっかり飲んでくださいね．」「いらんの？ちゃんと飲んで下さいね．おーい．」など，たくさん声かけを行っている． ・退院後の育児生活は，家族からの協力を得ることができる． ・現在の褥婦に不安なことがないかを尋ねた．不安の表出はなかった． ・褥婦の育児行動について，良く出来ている点は良いということを伝え，褥婦の育児行動に対して声かけをしっかり行った．「しっかりとお乳飲めていますね．上手ですね．」	褥婦から出産・育児に対して否定的な発言もなく，望んだ妊娠・出産であり，今回の出産をしっかりと受容し，出産したことの価値をみいだすことができている． 　育児に対しては落ち着いた姿勢で取り組むことができており，新生児に対しても，授乳持には声かけや接触などが十分に見られ，児への愛着がみられる． 　否定的な発言や感情は見られず，褥婦は出産・育児に関して自らを誇りに思っていると考えられる． 　退院後の育児は，家族から協力が得られるため，褥婦の不安や負担も軽減し，よりよい環境で育児を実施することができる．よって現在出産したことを肯定的に受け入れ価値を見出すことができている． 　褥婦の育児行動に不安がないかを尋ね，不安がないということを確認できた．しかし，今後，育児行動への不安を抱え込むことのないよう，介入継続が必要である．
〈有効な助言！〉 *good!* 　肯定的な気持ち継続の必要性がアセスメントできています	┌─────────────────┐ │　適切に行われている褥婦の育児行動を誉めることで育児に自信が持て，出産したことへの価値を見いだせるという肯定的な気持ちを持ち続けることができる．│ └─────────────────┘

131

ケース6　アセスメント＆プランニングシートシート（8－A）：自己概念様式の展開（2）

行　　動	介　　入
○月　○日 （産褥5日目） C：子どもは3人ほしかった	＜OP＞ 前述と同じ （追加項目） ④児への育児行動を行っているときに，笑顔や声かけがあるかどうか ⑤今後の育児に不安や困難感，嫌悪感があるかどうか ＜TP＞ （修正項目） ①褥婦に対して育児への不安について尋ね，不安が表出でき，その不安が軽減できるようにコミュニケーションを取っていく ②褥婦の育児行動や新生児の様子について，褥婦が自信を持て，安心するような声かけを行っていく ＜EP＞ 前述と同じ （追加項目） ②退院後の育児行動（授乳）について，説明を行う

| 対象者 | A | 学年番号 | | 氏　名 | a |

介入結果	評価

介入結果：

- 今回の妊娠・出産が本人・家族の望んだものであり，「出産をして良かった．」という発言があった．

- 病室にて，授乳を２〜３時間毎に実施している．授乳時には，児に対する声かけが多くみられ，褥婦は笑顔であった．
- 退院後の育児は，「３人目なので，前回のことを思い出しながらやっていこうかなぁと思って．」「実家なので，おばあちゃんもいるから安心．」と言っていた．
- 育児への不安なことなどがないか尋ねてみても，「特にない」と答えが返ってきた．
- 授乳時に，良い点があれば，良いということが分かるように声かけを行った．声かけに対して褥婦も安心したような表情を浮かべていた．授乳姿勢や乳児の抱き方，乳頭の含ませ方などについて，褥婦を励ますことができる声かけを行った．
- 退院時の育児行動（授乳）のセルフケアに対して，授乳前の乳房マッサージの効果を説明した．

〈有効な助言！〉 **good!**
出産を捉えている状況が記載できています

〈有効な助言！〉
退院後のセルフケアを高める介入を追加！！

評価：

- 褥婦は３人目の子どもの出産・育児を肯定的に捉える事ができている．新生児に対する笑顔や声かけも多くあり，褥婦と新生児の関係性に問題はないと考えられる．
- 長女，長男の出産・育児の経験が褥婦に自信をもたせ，不安を軽減させている．また，退院後の育児も夫や実母の家族協力が得られるようなので，褥婦は退院後の育児についても，良い環境で育児を続けていけると判断できる．
- 今回の妊娠・分娩・入院の経過が良好であることも褥婦が不安なく，明るい気持ちで過ごすことができる要因であると考える．
- 現在，出産を肯定的に捉える事が出来ており，それが出産したことの価値を見出すことにつながっていけると考えた．
- 褥婦からのに育児に対する不安がないという答えにより，不安がないと判断をしてしまい，それ以上の介入を行うことが出来なかった．今後は不安が表出できるような雰囲気づくりも必要と考える．褥婦に対して不安の有無を尋ねるという方法だけでなく，褥婦の表情・声の調子・行動などにも注目して不安がみられるかどうかを観察する介入も行うことができるとよかったと思う．

ここに青字で書きましょう

- 褥婦は出産に対して肯定的な発言があり，笑顔もみられたため．短期目標達成はできたと評価する．

ケース6　アセスメント＆プランニングシート：役割機能様式の展開（1）

行　動	理論根拠	看護診断	目　標	介　入
【刺激は関連図に記入すること】 ○月　○日 （産褥2日目） F：実母も夫も育児に協力してくれる C：夫の立ち会い分娩であった C：今まで2回の分娩でも，夫の立ち会い分娩であった C：夫や家族の面会あり	3人目の母親役割を順調に遂行するには，父親，実母等，家族間の役割の認識や調整が必要である．褥婦の家族は，立ち会い分娩や育児協力，面会と現段階で可能な範囲の役割遂行が実施できている． 　今後も自分自身の役割を認識した関係性が継続することで，産褥期を良好に経過することができる．	#3 新しい家族役割の調整ができている	短期（short） 　褥婦は3人の子どもの母親役割を担ったことを理解し育児を行う 　家族が新しい役割を認識し，育児に理解を示し，褥婦とともに育児に参加する 長期（long） 　新しい家族の役割を調整しながら，育児が円滑に行える	＜OP＞ ①育児への関心の有無 ②児を受容している ③長女，長男への関心 ④家族の母児の受容状況 ⑤家族の新生児への育児の関心の有無および，長女，長男への関心 ⑥家族の面会状況（回数等） ⑦褥婦の家族に対す発言 ⑧面会時の褥婦・家族の表情 ⑨産褥期の新しい家族役割の分担ができているか ⑩育児について夫や家族と話し合いができているか ⑪長女，長男の児の受け入れ状態 ＜TP＞ ①家族と新生児の接触の機会を作る ＜EP＞ ①家族の育児参加への必要性を理解する

対象者	A	学年番号		氏 名	a

介入結果	評 価
・夫は，分娩に立ち会ったということに対して満足している． ・家族の面会は産褥０日目，１日目にあった． ・褥婦は退院後の育児は，夫・実母が協力してくれると言っていた． ・入院中，夫・実母が上の子２人の面倒を見てくれている． ・退院後，夫は主に，上の子の育児（保育園への送り迎え）に協力してくれる．夫も子ども好きなので，上の子２人の育児の時から協力してくれていた． ・実母には，育児に困った時は協力してくれ，何事でも頼みやすい．今回も協力してくれると笑顔で話していた． ・実母は祖父母の面倒もみなければならない．そのため，育児のことで頼ってばかりもいられない． ┌─────────────────────────┐ ・長女は児が生まれた時から，児のおむつを替え，一緒に遊ぶと言っているという． ・長男は児が生まれたことについて，理解しているかどうかはわからないが，かわいいと言っていたという． └─────────────────────────┘ ・褥婦は「９人暮らしになることをとてもにぎやかで楽しくなりそうで，楽しみだ．」 〈有効な助言！〉 　児と両親や祖父母だけでなく，兄弟との新しい関係性がどのように築かれているかについて追加!!	・夫は子どもが好きであり，分娩にも立ち会い，面会に長女，長男を連れてきており，３人の父親役割の準備ができている． ・過去の育児参加も協力的であった．今回の退院後の育児について話ができていることより，褥婦と夫はいい関係が築けている． ・褥婦の実母は，育児にとても協力的である． ・家族のこと，退院後の育児について話すとき，褥婦は笑顔で明るかった．家族関係は良好であると考える． ┌─────────────────────────┐ ・長女は新生児の面倒を見ることをとても楽しみにしており，長男も新生児に対してとてもかわいいと言っており，愛着をしめしている．子どもたちの関係も良好といえる． └─────────────────────────┘ ・実母が祖父母の面倒を見なければならないので，褥婦，夫，実母の３人で育児と祖父母の面倒を見ることについて役割分担を行うように促す必要がある． ・褥婦は９人で暮らすことをとても楽しみにしており育児に関しても家族全員で助け合っていけると不安もないので家族関係はとても良好であると言える． 〈有効な助言！〉 **good!** 　兄弟間の状況についてアセスメントできています

ケース6　アセスメント＆プランニングシート（8－A）：役割機能様式の展開（2）

行　　動	介　　入
○月　○日 （産褥5日目） C：夫や家族が毎日面会に来ている. 〈有効な助言！〉 　前回の関わりより，新しく見出した関連刺激を追加!!	＜OP＞ 前述と同じ （追加項目） 12　家族の育児に対する発言 ＜TP＞ 前述と同じ ＜EP＞ 前述と同じ

| 対象者 | A | 学年番号 | | 氏　名 | a |

介入結果	評　価

・退院のため，迎えにきた夫と話し，育児について話をきくことができた.

・夫が迎えにきたときに，出迎える褥婦は笑顔でとても嬉しそうだった. また夫も笑顔で訪れていた.

・迎えについても連絡が取れていて，夫が来ることに決まっていた.

・褥婦は退院が決定後は，早く家に帰りたいと何度も口にしていた. 長女が熱を出して家で寝込んでいるため，面倒を見なければならない. 実母からも長女，長男を見るのは手一杯で大変だと言われたという.

・褥婦は，「ゆっくりできるのは病院でだけで，家に帰れば今日からすぐに忙しい日々が待っている」と言っていたが，話している表情は笑顔でどこか楽しみにしているように見えた.

- -
・夫は，児について「もう３人目だからそんなに嬉しいわけでもないが，やっぱり見ると小さくてかわいいなって思う」と話した.

・夫は，「（褥婦の入院中は，）義母と２人で長女，長男の面倒を見るのは大変で早く帰ってきてもらいたいと思っていた」という. さらに，「（長女が）熱を出したことでどうしていいのかわからず困った」と言っていた.

・退院時に病室を出るとき，褥婦は新生児を抱き，夫は荷物をすべて持ち退院した.

・褥婦が，退院の準備である児の着替え（病院の衣類から準備していた衣類に着替えさせる）をさせている時，夫は笑顔で見守っていた.

・夫は，３人の子どもはかわいいが，育てていくのは大変そうだといっていた.
- -

〈有効な助言！〉 *good!*
　夫と児との関係性について，具体的に観察できています

・夫が迎えにきたときの褥婦と夫の表情は笑顔で会話も弾んでいる様子であったことから夫婦関係は良好と考える.

　褥婦は入院中，家を留守にし，実母と夫に家のことを任せっきりになっていたことが，退院を目前にすると心配になってきているようだった.

・実母・夫からも褥婦に対して手がいっぱいで早く助けてほしいとの合図があることから，家に帰ることに対して焦っているようだった.

- -
　夫・実母・褥婦はそれぞれに自らの役割を果たしていると同時に，十分には果たせない部分を相互に助け合う形になっているといえる.
- -

・子どもたちについては，主に褥婦が世話をすることになっている. 褥婦の留守が長くなると，家の中が混乱してしまうことから，子どもたちは褥婦をとてもたよりにしており，依存していると言える. しかし，子どもたちが褥婦に依存していることを理解していることから，褥婦の役割形成に働きかけていることになっていると考えられる.

・夫は新生児に対して，かわいいけどもっと大変になりそうだと言っており，着替えさせている様子を横で見守るなど自らの役割を認識している. また，新生児に対する愛着行動もみられ，夫婦関係も良好なことから育児に協力的であると考えられる.

・家族成員が相互に協力をしながら家族関係を良好に保っていくことができると考えられるため，短期目標は達成することができたと考える.

〈有効な助言！〉 *good!*
　役割が果たせない場合の対応方法がアセスメントできています

Ⅵ　学習課題　＊ケース理解のために，次の学習課題に着目してみましょう！

①経産婦の産褥経過の身体的経過の特徴を説明してみましょう．

②夫立ち会い分娩について考えてみましょう．

③家族間の役割について考えてみましょう．

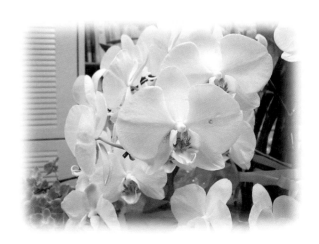

陥没乳頭を持つ初産婦の看護アセスメント

学びのポイント

・ 役割機能様式の看護診断「乳房の自己管理が要支援」
　相互依存様式の看護診断「支援体制が整えられている」

Ⅰ　事例理解の知識とナビ

　事例7のアセスメントには，乳房・乳頭の解剖と観察ポイントの知識が必要である．

　さらに，陥没乳頭の見分け方についても理解しておくのがのぞましい（図2-7-1，2-7-2，2-7-3，2-7-4）．

1．乳房・乳頭・乳輪の解剖

　図2-7-1に乳房・乳頭・乳輪の解剖図を示す．

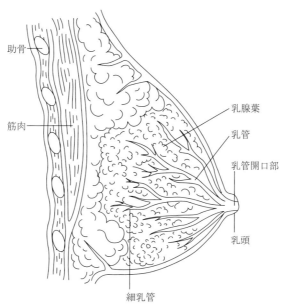

助骨

筋肉

乳腺葉

乳管

乳管開口部

乳頭

細乳管

図2-7-1　乳房・乳頭・乳輪の解剖図

２．乳房・乳頭の観察

1）乳房のタイプ

　乳房は形状により，図２－７－２に示すⅠ型，Ⅱa型，Ⅱb型，Ⅲ型の４タイプに分類される．

2）乳頭のタイプ

　乳頭の形状は人によって異なり，大まかに分けて図２－７－３に示すような３つのタイプに分かれる．さらに，陥没乳頭には仮性のものと真性のものがある．仮性と真性は，図２－７－４に示すような方法で見分けることができる．

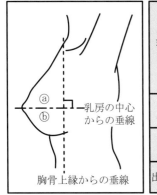

	Ⅰ型	Ⅱa型	Ⅱb型	Ⅲ型
乳房のタイプ				
a：bの割合	a＜b	a≒b	a＞b	a≫b
特徴	扁平	おわん型 下垂を伴わない	おわん型 下垂している	下垂が著しい 大きい
出現頻度	3～4％	52～55％	27～32％	10～15％

図２－７－２　乳房のタイプ

［出典：我部山キヨ子他編，石村由利子著（2007）助産診断・技術学Ⅱ（助産学講座６），医学書院，p164[2]］

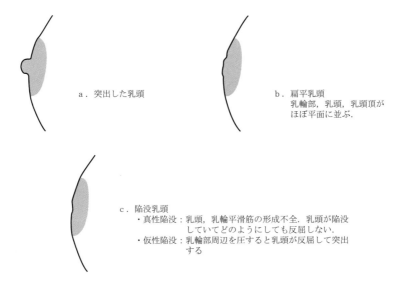

　　a．突出した乳頭

　　b．扁平乳頭
　　　　乳輪部，乳頭，乳頭頂が
　　　　ほぼ平面に並ぶ．

　　c．陥没乳頭
　　　　・真性陥没：乳頭，乳輪平滑筋の形成不全．乳頭が陥没
　　　　　　していてどのようにしても反屈しない．
　　　　・仮性陥没：乳輪部周辺を圧すると乳頭が反屈して突出
　　　　　　する

図２－７－３　乳頭の形

［出典：工藤美子（2008）褥婦のアセスメント，森恵美著者代表，系統看護学講座　専門分野Ⅱ　母性看護学各論　母性看護学２，医学書院，p290[3]］

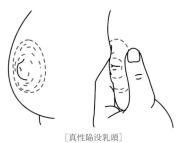 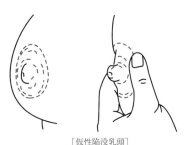

［真性陥没乳頭］

授乳の要領で乳輪部周辺を親指と人差指
で圧すると，乳頭が乳輪にひきこまれて
しまうもの．

［仮性陥没乳頭］

同様に圧すると，乳頭が反屈して前方に
突出させられるもの．

図２－７－４　真性陥没乳頭と仮性陥没乳頭

［出典：河野洋子（2011）妊娠経過の把握，前原澄子編集，新 看護観察のキーポイントシリーズ 母性Ⅰ，中央
法規出版，p55］

３．妊娠中の乳房・乳頭・乳輪のセルフケア

　妊娠中からの乳頭・乳輪マッサージやＳＭＣ（self mamma control）方式乳房マッサージは，乳頭・
乳輪を保護し，産褥期の母乳分泌促進に向けた大切なセルフケアである．ただし，切迫早産等の徴候
がある場合は，医師や助産師に相談してから始める（図２－７－５，図２－７－６）．

　陥没乳頭や扁平乳頭は，産褥期の乳房トラブルの原因となることがある．そのため妊娠中から乳頭
の矯正をして形を整えるために，乳頭吸引器やブレストシールド等を用いた適切な指導を始めること
が大切である（図２－７－５）．

１）乳頭・乳輪マッサージ

　①　毎日入浴時に片方の乳頭を１～２分程度それぞれマッサージする．
　②　最初はゆっくり圧迫し，乳頭・乳輪部の位置を変えていく．
　③　縦方向，横方向に，乳頭・乳輪部をつまみながらもみずらす．

⑴圧迫法　　　　　　　　　　　　⑵横方向マッサージ　　　　　　　　⑶縦方向マッサージ

指腹が平均に乳頭を
圧迫していること

乳頭が脱色する迄
圧迫する

場所をかえて
3秒から10秒位で

乳頭乳輪部をつまみ
横方向にもみずらす

乳房を
支える

方向を変えて
縦方向にもみずらす

図２－７－５　乳頭・乳輪マッサージ

［出典：工藤美子（2008）育児技術にかかわる看護，森恵美著者代表，系統看護学講座　専門分野Ⅱ　母性看護
学各論　母性看護学２，医学書院，p307］

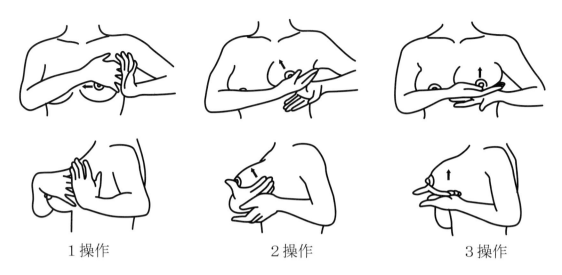

[手順]

①　マッサージしようとする乳房の反対側の手で乳房を持ち上げ気味に保持する.

②　乳房と同側の手を1の手の外側にあてる.

③　乳房基底面を内側の方向へ（1操作），内側上方へ（2操作），上方へ（3操作）と移動するように力を入れ，基底部基底面（浅胸筋膜）と乳腺体基底面（皮膚筋膜深葉）が十分ずれて可動するようにする.

図2-7-6　SMC方式　乳房マッサージ

[出典：武谷雄二他編，石村由利子著（2002）助産診断・技術学Ⅰ（助産学講座5），医学書院，p193]

2）SMC方式乳房マッサージ

　乳房マッサージには，妊婦自身が行う方法と他動的に行う桶谷式や藤森式などがある．SMC方式乳房マッサージは，妊婦自身が行うマッサージである．産褥初期のうつ乳や乳頭の亀裂等を防止するために，切迫早産の徴候がなく安定している妊婦では妊娠中期から指導しておくことが大切である（図2-7-6）.

3）陥没乳頭の援助

　特に，陥没乳頭を持つ妊婦には独自の方法によるセルフケアをすすめるとよい．代表的なものとして，表2-7-1にあげる3通りの方法がある.

表2−7−1　乳頭の矯正方法

	ホフマン法	乳頭吸引器	ブレストシールド
摘要	真性陥没	真性陥没	仮性陥没
開始時期	妊娠16週から	妊娠24週から	妊娠24週から
目的	乳頭を突出させ，乳頭の根元を柔軟にする．	乳頭の突出をはかる．	乳頭の突出をはかる．
方法	①1日5〜6回行う． ②両手の母指を乳頭の根元にあてる． ③奥の方に母指を強く押すと同時に，母指同士を引き離す．	①1日1回，1回につき5〜6回吸引する． ②スポイト部分に乳首を押し当て吸引する． ③痛くない程度にやさしく行う．（痛みを感じたら強すぎる）	①1日数時間装着することから始め　少しずつ装着時間を延ばす． ②ブレストシールドの下の部分の穴に，乳首を入れる．上の部分はブラジャーにより，乳首が圧迫されるのを防ぐ． ③装着により，発汗・かぶれのある場合は，乳房とブレストシールドの間に，乳首を出すための穴を開けたガーゼなどを入れて使用する．

[出典：武谷雄二他編，石村由利子著（2002）助産診断・技術学Ⅰ（助産学講座5），医学書院，p192]

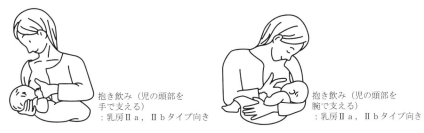

a．ふつうの抱き方

抱き飲み（児の頭部を手で支える）：乳房Ⅱa，Ⅱbタイプ向き

抱き飲み（児の頭部を腕で支える）：乳房Ⅱa，Ⅱbタイプ向き

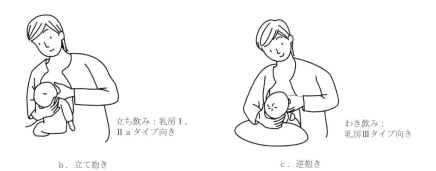

立ち飲み：乳房Ⅰ，Ⅱaタイプ向き

わき飲み：乳房Ⅲタイプ向き

b．立て抱き　　　　　　　　c．逆抱き

図2−7−7　乳房のタイプと児の抱き方

[出典：工藤美子（2008）育児技術にかかわる看護，森恵美著者代表，系統看護学講座　専門分野Ⅱ　母性看護学各論　母性看護学2，医学書院，p306]

4．授乳時の留意点

　授乳時は，母親が児を乳房に対して正しい位置に抱くことで，吸啜力を強めて圧を十分かけることができ，また乳頭の亀裂予防につながる．

　乳房のタイプによる効果的な授乳姿勢を指導できるようにしておくとよい（図2－7－7）．

5．育児期の専業母親と就労母親のパートナーへのぞむ内容

　育児期は夫やパートナー，家族等の周囲からのサポートをうまく活用することによって，母親は安心して子どもに接することができる．佐々木ら[9]は0～3歳児をもつ育児期の専業母親と就労母親がパートナーに望む内容について次のように述べている．

　　0～3歳時をもつ専業・就労母親がパートナーに望む内容の分析では，専業母親と就労母親は共にパートナーへ，【言われなくても手伝う気持ち】をもった【育児する私への思いやり】と【パートナーのワーク・ライフ・バランス】に支えられた【パートナーの積極的な育児参加】を望んでいた．専業母親はパートナーへ，【二人で一緒に育児】する実感を持つために，率先して【家事育児の手伝い】をすることを望んでいた．就労母親はパートナーへ，共働きにおける現在の協力を評価し，これからも【一緒に子育て】と仕事を遂行するために，【夫婦が対等に育児】する認識と，さらなる主体的な【家事育児の協力と分担】を望んでいた．

　また，内藤[10]は，長年の育児支援で親に接した経験から，現代の母親・父親が抱える不安・ニーズについて解説し，勤務助産師や開業助産師が実践できそうなノウハウを紹介している．

Ⅱ　ケースの紹介

妊娠期

- 20歳　初産婦
- 月経：初経11歳，最終月経○年／○月／○日から5日間，月経周期28-30日
- 身長：158cm，非妊時45kg（体重増加12.8kg）
- 血液データ：妊娠35週1日　HCG10.5ｇ／dℓ
- 主婦，仕事は出産と同時に退職した．重要他者は夫である．アパートの隣に姉夫婦，近所には実父母が住んでいる．Ｓ「結婚のときに家族との関係に苦労した.」
- 健康診査は受診できている．

分娩期

- 経腟分娩であり，正常分娩．在胎週数：40週0日の正期産であった．分娩所要時間：28時間7分
- 出血量：453mℓ．弛緩出血なし．会陰裂傷Ⅱ度
- 出生時体重：3170ｇ　身長50cm　Apg：8−8−9　処置：皮膚刺激，酸素吸入8ℓ／2分間
- 臍帯動脈血PH：臍7.317　　臍帯静脈PH：7.360
- 内服薬：セフゾンカプセル100mg，メチルギン125mg2錠，ソランタール100mg2錠
- 「立ち会い分娩が心強かった．陣痛はすごく痛かった．切ってでも出してほしかった.」

産褥期

（産褥2日目）WBC：131.9(10^2/m㎥)　RBC：408(10万^2/m㎥)　HGB：12.1(g/dℓ)　HCT：38.4(%)
（産褥3日目）

- 子宮底：臍下三横指　　子宮底の高さ硬度ともに良好
- 悪露：月経3〜4日目くらいの量，赤褐色で凝血塊なし　後陣痛は軽度
- 乳房タイプ：Ⅲ型　乳頭の形態：左→短乳頭，右→陥没乳頭，右乳頭：発赤有り
- 乳管開通：左→5〜6本，右→3〜4本,（良好）　夜間の授乳回数は4回で，授乳方法は，自律授乳である．
- Ｓ「右はあんまり吸ってくれないなぁ．左はよく吸ってくれるけど．乳頭がちょっと痛い.」「右が陥没乳頭だから，授乳が上手くできない.」
  授乳前の乳頭乳房ケアや，搾乳，授乳時間の自己管理ができている．
  授乳時には児をじっと見つめている．Ｓ「子どもはかわいい．一日見ていても飽きない.」
- バイタルサイン：ＢＴ：37.0℃，ＰＲ：74回／min，ＢＰ：126／81㎜Hg
- 食事：朝食は全量摂取（経口），産褥貧血食
- 排泄：排便1回／日　排尿10回／日　排便後に肛門部の消毒・処置（自己管理），痔核にネリプロクト軟膏2ｇ処方　会陰部縫合部の発赤・発疹・腫脹なし
- 睡眠時間：3〜4時間　「そんなに疲れてないです」　日中あくびが多い
- Ｓ：「若いうちにもうちょっと遊んどけば良かったかな．でも早く子供がほしかった．出

　産は計画的．姉にも三人女の子がいて，4人目の女の子だからあまりかわいがわれないかな．女の子が良かったけど，男の子も見せてあげたかったな．でも，一緒に遊べるのが楽しみ．子育てに不安はあるけど・・・．」「旦那の育児技術の日々の成長が見れるのもすごくうれしい．」

「普通に勉強ができて，普通に友達がいて，そんな子にそだってほしいなあ．」

「子どもが寝れないのがかわいそう．自分が寝れないのはいいけど・・・なんで泣いてるのかなって考えている．」「退院後の食事は実母が作ってくれる．」

・　沐浴の練習に積極的である．夫は毎日面会に来ている．

（産褥4日目）

・　児の吸啜は良好，乳頭亀裂が右にあり．産褥退院指導の受講，退院できることが嬉しそうである．　S「乳頭は擦れたら痛い，乳頭キャップを使ってみた．」

・　顔色はよい．冷感・チアノーゼは見られていない．

Ⅲ　ロイモデル４様式と看護アセスメント

[母　性] 受け持ち時の情報／妊産褥婦

ケース７：陥没乳頭を持つ初産婦の看護アセスメント（１）

対　象　者	B	学年番号		氏　　　名	b

カテゴリー		受け持ち１日目の情報（産褥３日目）	アセスメント
生理的機能様式	酸素化	・バイタルサイン | ＢＴ	37.0℃
ＰＲ	74／min
ＢＰ	126/81　mmHg | ・検査値（11月25日　産褥２日目） | WBC 131.9(10²/㎣)	MCV 93.6	RBC 408(10万²/㎣)	MCH 29.7
HGB 12.1(g/dℓ)	MCHC 31.7	HCT 38.4(%)	PLT 27.1 | ・（HGB10月20日　妊娠35週１日　10.5g／dℓ）　分娩時出血量453mℓ（10⁴/㎣）	産後１〜２日は分娩時の筋肉疲労や興奮などのため，一過性に0.5度程度熱が高くなる傾向があるが，３日目になっても37.0度と熱が高い．その理由は，乳房筋満により，腋窩周辺が熱感を持ち，やや腋窩温が上昇していたと考えられる．風邪の症状を聞いたところ，喉が少し痛いと言っていたが，部屋が乾燥していたためとも思われる．口腔内で体温を測ってみる必要もある．ＰＲも正常値60〜80回／分であるため正常であると思われる．ＢＰは正常範囲であるが，産褥４日目には軽度上昇する恐れがあるため，観察する．ＨＧＢは10月20日の時点で10.5g／dℓで，正常値は11g／dℓ以上のためやや低値を示したが，分娩時の出血量は453mℓであり異常出血は認められず，11月25日では12.1g／dℓまで回復．今後も貧血に注意は必要だが，今のところ問題はない．
	栄養	・身長：158cm，体重：非妊時45kg ・体重増加：12.8kg，BMI：18.0 ・食事：朝食は全量摂取（経口），産褥貧血食（エネルギー2,200kcal，タンパク質90g，脂質55g，カルシウム1,200mg，鉄20mg） ・内服薬（５日分）： セフゾンカプセル　100mg （セフェム系抗生剤：感染症治療薬） メテルギン　125mg１錠 （子宮収縮止血剤：子宮収縮促進） ソランタール　100mg２錠 （解熱鎮痛消炎剤：外傷の消炎・鎮痛）	貧血を防ぐため，授乳婦のため，栄養調整された食事を摂取している．全量摂取できているので栄養状態は良好．内服自己管理もできており，副作用もない．病院の常食　カロリー2,100kcal，タンパク質75g，脂質50g． 　妊娠中の推奨体重増加量はＢＭＩやせのため10〜12kgなので0.8kg超過している．医師からの食事指導もあり，本人も気をつけていた様子である． 〈有効な助言！〉 　商品名だけでなく，薬剤名と効用や副作用を追加!!

ケース7：陥没乳頭を持つ初産婦の看護アセスメント（2）

	対象者	B	学年番号		氏　名	b

カテゴリー		受け持ち1日目の情報（産褥3日目）	アセスメント
生理的機能様式	栄　養	〈有効な助言！〉 good! 　産褥期の栄養負荷量の必要性について把握できています	産後の身体的回復並びに乳汁分泌の促進のため，成人女性平常時摂取基準の2050kcalにエネルギーの付加量＋450kcalをつけて，バランスの良い食事を摂取する必要がある．
	排　泄	・回数：排便1回／日，排尿10回／日 ・排便後の消毒：ネリプロクト軟膏塗付（自己管理）（痔疾用剤）	産後の排尿障害も見られず，排便コントロールも受けておらず，排泄の経過は良好である．質や量は不明．排便は痔核があり少し怖いという発言があるが，可能である．産後は尿意を感じなくなるが，3～4時間後に一度は排尿を行えており，子宮復古を妨げるとは考えにくい．痔核があり，排便にやや恐怖感があるため便秘のリスクが考えられる． 　会陰裂傷が肛門近くまで達しているため，傷が汚染されないように清潔を保つために排便後消毒をする必要がある．
	活動と休息	・分娩所要時間：28時間7分 ・睡眠時間：3～4時間 ・疲労・倦怠感：Sそんなに疲れてないです（O：日中あくびが多い） ・産後の離床はスムーズである ・夜間の覚醒回数：22:00，0:00，2:20，6:15の計4回	初産婦の分娩所要時間は12～15.5時間であるため，今回の出産はかなり疲労が蓄積されたと考えられる．睡眠時間の確保は，今現在，新生児室にお子さんを預けたりもしながらとれており，無理せず自己管理ができているが，退院後のことを考えるとどのように睡眠時間を確保していくか，授乳と授乳の間に少しずつ休息を取っていく．疲労を表出できる環境づくりが必要である．疲労は産褥3日目を越してからでてきて，退院後も出てくるので，家族内での役割分担に向けての話し合いなども必要となってくる．
	保　護	・皮膚の状態：会陰裂傷Ⅱ度（発赤・発疹・腫脹なし），会陰部縫合あり ・皮膚温：やや高い（37.0℃） ・妊娠線有り	会陰部の日々の観察では発赤，腫脹，発疹がみられないため，今のところは正常な治癒過程をたどっていると考えられる．また，肛門部も消毒，処置によって清潔が保たれ感染徴候は見られない．

ケース7：陥没乳頭を持つ初産婦の看護アセスメント（3）

	対　象　者	B	学年番号		氏　　　名	b

カテゴリー		受け持ち1日目の情報（産褥3日目）	アセスメント
生理的機能様式	保　　護	・痔核有り：ネリプロクト軟膏2g／10日分（痔疾用剤，痔痛や腫脹の軽減） 排便後に肛門部の消毒・処置 〈有効な助言！〉 good! 薬剤名と効用について記載されています	排尿，排便後の悪露交換や会陰裂傷のセルフケアはできているので継続して行う必要がある．痔核の痛みは今後，排便が困難になる可能性があるため，便秘のリスクに留意し，痔核の経過観察も行うことが必要である．乳房緊満が産褥日数に応じた程度である．皮膚温が高いのは乳房緊満により，腋窩周辺が熱感を持ち，やや腋窩温が上昇したと考えられる．
	感　　覚	・会陰の疼痛：S：だんだん痛みは減ってきた ・乳房：O：右乳頭にやや発赤があり，痛みがある 　S：シャワーがあたると痛い ・後陣痛：軽度	会陰部の疼痛はだんだん軽減してきたため，良好な経過をたどっていると考えられる．乳頭の発赤の状態を把握し，乳房のトラブルの予防を行っていく．今後の経過観察が必要である．産褥の経過にともなって，後陣痛もおさまっているため，経過は良好であると考えられる．初産婦には後陣痛はあまり見られないが，経産婦の方が起こりやすいため，後陣痛が知覚されたものと考えられる．
	体液と電解質	・浮腫：無 ・検査値 WBC 131.9(10²/mm³)　MCV 93.6　RBC 408(10万²/mm³)　MCH 29.7 HGB 12.1(g/dℓ)　MCHC 31.7　HCT 38.4(％)　PLT 27.1	白血球数は，産褥0-1日で15000／mm³以下で徐々に減少するため，正常な経過をたどっているといえる．感染徴候はない．また，浮腫も見られない．
	神経学的機能	・意識障害：無 ・疼痛：無	意識清明であり，疼痛も無く正常である．
	内　分　泌	・子宮底：臍下三横指 ・子宮復古の程度：高さ硬度ともに良好 ・悪露：月経3〜4日目くらいの量，赤褐色，凝血塊なし ・後陣痛：軽度 ・乳房タイプ：Ⅲ型 ・乳頭の形態：左→短乳頭，右→陥没乳頭，右乳頭：発赤有り	子宮底の高さは産褥3日後には臍下3横指となるため，正常な経過をたどっている．子宮復古の程度や硬度は産褥日数に応じている．後陣痛は軽度で，悪露の量，色ともに正常．外陰部も傷の痛みも減ってきているので，正常に治癒しているものと考えられる．

ケース7：陥没乳頭を持つ初産婦の看護アセスメント（4）

対 象 者	B	学年番号		氏　名	b

カテゴリー	受け持ち1日目の情報（産褥3日目）	アセスメント
生理的機能様式 内分泌	・乳管開通：左→5〜6本，右→3〜4本，（良好） ・妊娠歴：初産 ・月経：初経11歳，最終月経2009年/○月/○日から5日間，月経周期：28〜30日 ＜新生児＞ ・アプガースコア：8（皮膚色−2：1分後），8（皮膚色−2：3分後），9（皮膚色−1：5分後） ・体重(出生時)：3,176g，身長：50cm ・処置(出生時)：皮膚刺激，酸素吸入8ℓ／2分間 ・臍帯血PH：臍動脈7.317　臍静脈7.360 〈有効な助言！〉 アプガースコアの内容と推移を追加!!	右側乳頭がやや陥没している，また，児の吸啜が悪く褥婦の授乳方法はまだ未熟である． 　授乳・搾乳への意欲は強い．残乳の処理はできている． 　授乳量は1回につき両乳房で12〜15mℓ，その後電動搾乳機（シンフォニー）で10mℓ搾乳．1回の母乳分泌量は約25mℓくらいである．授乳回数は8回であるので，25mℓ×8＝200mℓになる．産褥3日目の乳汁量の平均は，1日で140〜250mℓであるため，乳汁量は産褥3日目に応じている． 　右乳頭にやや発赤がみられ，今後亀裂や出血につながる可能性があるため，観察と適宜介入が必要である． 〈有効な助言！〉 *good!* 　1回の授乳量と搾乳量から，1日の母乳分泌量を把握しアセスメントできています
自己概念様式	S：「若いうちにもうちょっと遊んどけば良かったかな．でも早く子供がほしかった．出産は計画的．」「姉にも三人女の子がいて，4人目の女の子だからあまりかわいがわれないかな．女の子が良かったけど，男の子も見せてあげたかったな．でも，一緒に遊べるのが楽しみ．子育てに不安はあるけど…．」 「陣痛をなめてて，すごく痛かった．切ってでも出してほしかった．」「旦那の育児技術の日々の成長が見れるのもすごくうれしい．」 「普通に勉強ができて，普通に友達がいて，そんな子にそだってほしいなあ．」 「立ち会い分娩が心強かった．」	・出産したことや生命の誕生をとても喜んでいて，児を大切に思う気持ちを持っている． ・「若いうちに遊んどけば良かったかな．でも早く子供がほしかった．」とアンビバレントな感情が表出されている． ・うれしそうに児の世話を積極的に行っている． ・出産は計画的であり，家族計画にもとずいている． ・産褥期の生理的変化においては受入れがとても良い． ・否定的な言動，態度は見られないため，産褥期にある自分を理解しているといえる． ・本人自身は女の子が産まれることを希望しており，これからの生活が楽しみであることがうかがえる． 〈有効な助言！〉 *good!* 　産褥期にある女性の自己概念についてアセスメントできています

ケース7：陥没乳頭を持つ初産婦の看護アセスメント（5）

対象者	B	学年番号		氏　名	b

カテゴリー	受け持ち1日目の情報（産褥3日目）	アセスメント
役割機能様式	S：「子どもが寝れないのがかわいそう．自分が寝れないのはいいけど…」 「なんで泣いてるのかなって考えている．」 「早く家に帰りたい．」 「子どもはかわいい．一日見ていても飽きない．」 「右はあんまり吸ってくれないなぁ．左はよく吸ってくれるけど．」 「乳頭がちょっと痛い．」 「右が陥没乳頭だから，授乳が上手くできない．児の吸啜ができていない．」 O：沐浴に積極的である． ・授乳前にケアが行えている．搾乳，授乳時間の自己管理ができている． ・児を見つめている． ・主婦であり，仕事は出産と同時に退職	・両親学級，母親学級にも積極的に参加をしており，学習活動を行っていると考えられる． ・育児技術にも積極的で沐浴，搾乳，おむつ交換などの技術が習得できている． ・自分で授乳前にマッサージを行うなど，授乳行動がとれているが，乳頭の発赤はこれ以上悪化させないように介入する． ・児を見つめたり，語りかけたり，触れたり，あやしたりなどの行動から，児への愛着行動がみられる．
相互依存様式	S：ママ友達は大切．実際に育児を経験してみないと分らない． 　夫が毎日面会に来ている． 　アパートの隣に姉夫婦，近所に実父母がいるから心強い． 　結婚のときに家族との関係に苦労した． 　退院後の食事は実母が作ってくれる． O：重要他者：夫 〈有効な助言！〉 　得られた情報の根拠に基づくアセスメントを追加!!	・夫は毎日面会に来ていて，夫婦の関係性は良好で，一番の協力を得られる人であると言える． ・退院後の家事は，家の目の前に住んでいる実母が手伝ってくれることになっている． ・アパートの隣に姉が住んでおり，姉は3人の子どもを育てていることから，何でも相談しやすい状況であるため安心している． ・退院後の育児について，ママ友達を大切にしていることから，育児に必要なネットワーク作りがなされている． ・身近な所に家事育児の協力者がいることから，褥婦の負担軽減が期待でき，支援体制が整っている． ・今後は地域社会における子育て支援体制や社会資源の活用（新生児訪問，育児相談，子育てサークルなど）について情報を把握していく必要がある．

Ⅳ 関連図

情報関連図　　　令和　　　年　　　月　　　日

実習病棟		受持氏名	

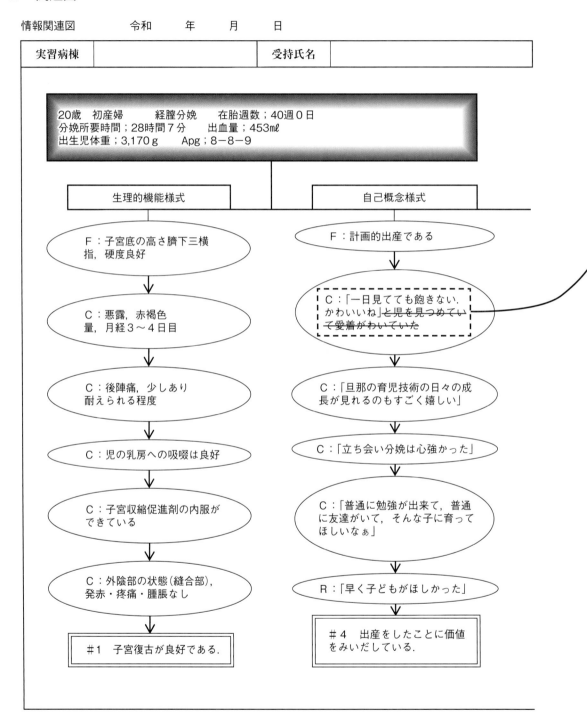

20歳　初産婦　　経腟分娩　　在胎週数；40週0日
分娩所要時間；28時間7分　　出血量；453㎖
出生児体重；3,170g　　Apg；8−8−9

生理的機能様式

F：子宮底の高さ臍下三横指，硬度良好

↓

C：悪露，赤褐色
量，月経3〜4日目

↓

C：後陣痛，少しあり
耐えられる程度

↓

C：児の乳房への吸啜は良好

↓

C：子宮収縮促進剤の内服ができている

↓

C：外陰部の状態（縫合部），
発赤・疼痛・腫脹なし

↓

#1　子宮復古が良好である．

自己概念様式

F：計画的出産である

↓

C：「一日見てても飽きない．
かわいいね」と児を見つめていて愛着がわいていた

↓

C：「旦那の育児技術の日々の成
長が見れるのもすごく嬉しい」

↓

C：「立ち会い分娩は心強かった」

↓

C：「普通に勉強が出来て，普通
に友達がいて，そんな子に育って
ほしいなぁ」

↓

R：「早く子どもがほしかった」

↓

#4　出産をしたことに価値
をみいだしている．

備考　1）適応は□で囲み（□：肯定的反応，□：非効果的反応，□：予測反応），日付と#順位を明記（追
　　　　加適応と#順位の変更時には日付を明記）
　　　2）適応につながる行動は○で囲む．現在（受持ち当日）の第一行動アセスメントが中心．適応に関連す
　　　　る過去の行動や他者（新生児，家族）行動は区別して明記．

ケース7：陥没乳頭を持つ初産婦の看護アセスメント

受持時間		学年番号		学生名	I・U

〈有効な助言！〉
　関連図では対象の全体像を刺激となる行動で表すため，アセスメントは除く!!

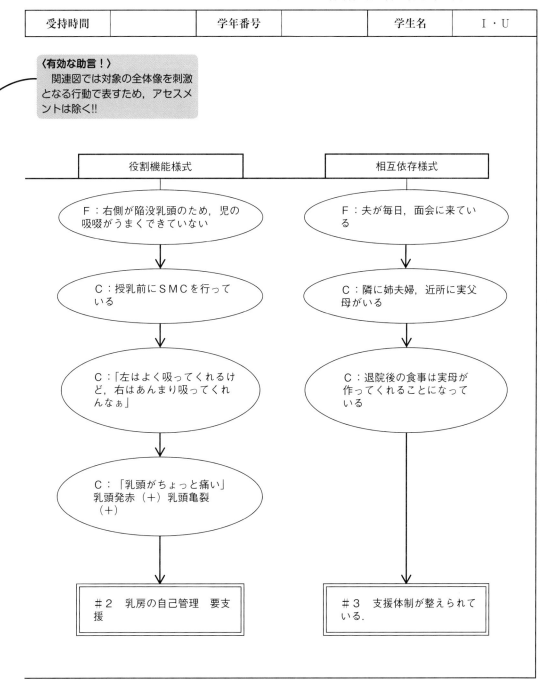

役割機能様式

F：右側が陥没乳頭のため，児の吸啜がうまくできていない

C：授乳前にSMCを行っている

C：「左はよく吸ってくれるけど，右はあんまり吸ってくれんなぁ」

C：「乳頭がちょっと痛い」乳頭発赤（＋）乳頭亀裂（＋）

＃2　乳房の自己管理　要支援

相互依存様式

F：夫が毎日，面会に来ている

C：隣に姉夫婦，近所に実父母がいる

C：退院後の食事は実母が作ってくれることになっている

＃3　支援体制が整えられている.

備考　3）刺激には記号（F：焦点刺激，C：関連刺激，R：残存刺激）を明記
　　　4）関連は矢印で明記．実線矢印（→）から適応へ．介入しなかった場合に予測される反応を適応から点線矢印（┄→）で明記.

V　アセスメント＆プランニングシート

ケース7　アセスメント＆プランニングシート：役割機能様式の展開（1）

行動（BEHAVIOS）	理論根拠	看護診断	目標（GOALS）	介入（INTERVENTIONS）
【刺激（STIMULI）は関連図に記入すること】 11月26日 （産褥3日目） F：右側が陥没乳頭のため，児の吸啜がうまくできていない C：授乳前にSMCを実施している C：左はよく吸ってくれるけど，右はあんまり吸ってくれんなぁ C：乳頭がちょっと痛い C：乳頭発赤（＋）右乳頭亀裂（＋）	授乳の一連の動作や，授乳に要する時間調整はできているが，右側陥没乳頭のため，児の吸啜がうまくできていない． 　また，乳頭の発赤と亀裂がみられる． 　さらに，初産婦であり，授乳に不慣れな様子が見られるため，今後の乳房乳頭の自己管理について支援が必要と考えられた．	＃2 乳房の自己管理要支援	短期（short） 　陥没乳頭でも一人で効果的な授乳ができる 長期（long） 　母乳栄養を維持できる 〈有効な助言！〉 児の抱き方の工夫による効果について追加!! 〈有効な助言！〉 効果的な授乳姿勢の指導に向けた，具体的な内容を追加!!	＜OP＞ ①乳房乳頭の状態 ②乳管開通の状態 ③児の吸啜状況 ④乳頭亀裂による痛みへの反応 ＜TP＞ ①乳頭のマッサージを実施する． ②状態に応じて乳頭キャップを活用する． ③クッション・円座を用いて，安楽な授乳姿勢が取れるよう工夫し，授乳介助を行う． ④いろいろな抱き方で授乳することにより，乳管開通の促進や，乳頭亀裂の予防につながり，児も吸啜しやすくなるので，習得できるよう促す． ・フットボール抱き：乳房タイプⅢ型などの大きい乳房に適している． ・縦抱き：小さい乳房や年長児の授乳に適している． ⑤うまく授乳ができた時に認める声かけを行う． ＜EP＞ ①授乳時間は左右5分ずつくらいにし，負担がかかりすぎないよう指導する． ②乳頭の含ませ方：乳輪が全部隠れる程度で，児と乳房がまっすぐになるよう指導する． ③外し方：授乳後，児頭と乳頭を水平にずらし，口角を刺激する． ④乳頭に吸いつきやすくするための，乳頭を縦方向，横方向にもみずらすマッサージの指導．

対象者	B	学年番号		氏　名	b

介入結果	評　価(EVALUATION)
・乳房は産褥日数に応じた緊満がみられる．乳管開通は左5〜6本，右3〜4本． ・右に乳頭亀裂あり．吸われたら痛いが，普段は痛くない． ・1回の授乳で12-15 g，その後搾乳器で10mℓ搾乳．合計約25mℓ． ・児の吸啜は良いが疲れたら傾眠傾向． ・助産師の指導で乳頭キャップを使い，上手に授乳をすることができた． ・クッションの上に児を置き，効果的な授乳姿勢がとれている，円座も使っている． ・助産師が褥婦の背後から，児の首を支えしっかり乳頭を口に含ませると適確な授乳ができた．	・乳頭の発赤と亀裂の増強は見られないが，引き続き観察が必要である． ・児の吸啜は良好であるが，授乳量が不十分なときにどのような援助ができるか検討する． ・産褥3日目の乳汁量の平均は，140-250mℓである．現在授乳回数は8回であるため，25mℓ×8＝200mℓになり，乳汁分泌量は産褥3日目に応じている． ・乳頭キャップの活用で児の吸啜もよく，褥婦もとても良かったと反応している．今後も乳頭の状態に合わせて継続して活用できるよう指導する． ・縫合部に無理のないようにクッション等が使用できている．また痔の部分にも負担がかからないように円座の使用ができている． ┌─────────────────────────┐ ┆・乳汁の分泌を促進するためSMCで自己管理┆ ┆ をする姿は見られたが，やや手技が未熟であ┆ ┆ ったため，明日具体的なSMCの指導を行う．┆ └─────────────────────────┘ 〈有効な助言！〉 *good!* 　実施内容の評価より，明日の看護介入計画へ反映されています

155

ケース7　アセスメント＆プランニングシート（8－A）：役割機能様式の展開（2）

行動（BEHAVIOS）	介入（INTERVENTIONS）
11月27日 （産褥4日目） F：児の吸啜は良好 C：乳頭亀裂が右にあり，乳頭は擦れたら痛い C：乳頭キャップを使ってみた	前日のOP，TP，EPに追加 ＜OP＞ 前述と同じ （追加項目） ⑤乳房・乳頭の観察 ⑥乳頭キャップを使ってみてどうか 　→児の吸いつきなど ⑦児が吸啜する時の痛みへの反応 ⑧乳房・乳頭の痛みに対する発言 ⑨残乳管理の様子の観察 ＜TP＞ ⑥乳頭キャップを使っての授乳がスムーズにできるように援助する ＜EP＞ ⑤授乳前のSMCの指導 ⑥母乳不足を判断するための要素を伝える 　＊頻回授乳になる 　＊児が泣き止まない 　＊体重が増加しない 　＊一回の授乳時間が長くなる 　＊排泄量の減少

対象者	B	学年番号		氏　名	b

介入結果	評　価（EVALUATION）
・搾乳した母乳で瓶授乳していたため，乳房の状態は観察できず． ・「吸いつきがいいです，今日買いにいきます」の発言が聞かれた． ・助産師の指導を受けて上手に使用することができているようである． ・「乳腺炎に気をつけたい」の発言がみられた． ・乳房緊満による痛みで，夜間眠れないときもあり，腕を上げて寝ていた様子． ・授乳時に使用しているところを見ることができなかった．	・乳房の緊満を訴えていたため，搾乳だけではなく，直接母乳や残乳処理を促すべきであったのではないか． ・乳腺炎に気をつけたいと言っていたが，直接母乳を行うという行動へは移せておらず，母乳が溜まっている状態であり，これを注意するように助言する必要があった．

（破線枠内）ここに青字で書きましょう

	・乳頭キャップを買いにいくといっていたため，今後は安心して右側乳頭での授乳が行えていくのではないか． ・夜間時，腕を上げて寝ていたことは肩こりを引き起こす原因となるため，援助・助言が必要だったのではないか．

〈有効な助言！〉
　乳房緊満と乳汁分泌状態から助産師は搾乳優先と判断していたと考えられるが，看護学生は直接授乳が必要と判断している．助産師の判断根拠を確認して追加!!

・授乳前後の乳頭乳輪部の清拭，授乳時間，排気の促し，残乳処理，乳頭キャップの使用など自己管理が行えているため，これからも継続していくことが必要である．

〈有効な助言！〉　good!
　産褥期の乳房の自己管理に向けた具体的内容がアセスメントできています

・乳汁分泌が良好（直接授乳量30 mℓ，搾乳量40 mℓ，計70 mℓ/回）である為，SMCの実施は控えたほうが良いと指導者から助言を受けた．

・直接授乳30 mℓ，搾乳40 mℓ計70 mℓで産褥日数にも応じており，乳管開通左右5本であり，乳緊があって，SMCを積極的にする必要はないと判断された．
・母乳栄養確立の準備ができているため，今後も継続していく必要がある．

ケース7　アセスメント＆プランニングシート：相互依存様式の展開（1）

行動（BEHAVIOS）	理論根拠	看護診断	目標（GOALS）	介入（INTERVENTIONS）
【刺激（STIMULI）は関連図に記入すること】 11月26日 （産褥3日目） F：夫が毎日面会に来てくれる C：隣に姉夫婦，近所に実父母がいるから心強い C：退院後の食事は実母が作ってくれることになっている	退院後は夫と児と暮らし，実父母が目の前に住んでおり，またアパートの隣に姉家族が住んでいることもあり，本人にとっては心強いと感じている． 　姉は三人子どもがおり，子育てにも熟知した人が近くにいるので何でも相談できることから，心強いと考えられる． 　褥婦にとって，初めての子育てとなるため，子育ての不安を軽減し，協力してくれる周囲の環境を整えていくことは重要であると考えられた． 　今後は夫婦間での役割分担を考え，より一層の支援体制を強化して，地域の子育て支援体制や社会資源の活用も勧めていく必要性がある．	＃3 支援体制が整えられている	**短期（short）** 　退院後の具体的な協力の分担について家族内で話し合うことができる **長期（long）** 　周囲の協力が得られ，よい環境の中で育児を行っていくことができる 〈有効な助言！〉 **good!** 看護診断を導くための理論根拠が明確に記載されています	＜ＯＰ＞ ①妊娠前，妊娠中の夫の家事の協力状況 ②家族の面会の状況 ③面会時の夫や家族の発言 ④本人の発言 ＜ＴＰ＞ ①退院後の具体的な家事や育児の分担について夫との話し合いを促す． ②実父母や姉にどのような協力をしてもらえるのかを，褥婦と一緒に確認する． ③退院後の生活について一緒に考え，イメージしていく． 　＊食事をどうやって作るか 　＊誰がお皿を洗うか 　＊買い物には誰が行くのか ＜ＥＰ＞ ①産褥期の心身の安静と支援の必要性について，産褥期パンフレットを用いて説明する． ②地域の子育て支援体制や社会資源の活用について説明する． ③母子健康手帳の活用について説明する．

対 象 者	B	学年番号		氏　　名	b

介入結果	評　価（EVALUATION）
・妊娠中は食事の後片付けなど手伝ってくれていた. ・明日夫が，仕事を休んで迎えに来てくれる. ・早く家に帰りたい. ・夫は毎日面会に来ている. ・「夫は育児も手伝ってくれるやろう」の発言がみられた. ・退院後の食事は実母が作ってくれることになっている.	・退院できることをとても嬉しそうに話している様子から，夫との関係や家族との関係は良好であり，新しい家族の退院を待ち望んでいる様子がうかがえる. ・夫が仕事を休んで迎えに来てくれるという事で，家族の支援体制良好である. ・毎日夫が面会に来て，娘（新生児）を交えて三人での時間が作られていることから，新しい家族関係の形成がみられる. ┌─────────────────────┐ ・退院後の具体的な家事や育児の役割について，一緒に確認していく必要があった. └─────────────────────┘

〈有効な助言！〉
　具体的な役割について，褥婦と一緒に考える姿勢が必要!!

	・母乳外来の紹介や困ったらいつでも電話をかけてください，という説明で退院後の生活についての不安は少し軽減されたのではないか．明日指導内容の確認をしていく必要がある.
・産褥期の退院指導を一緒に受けた.	

ケース7　アセスメント＆プランニングシート（8－A）：相互依存様式の展開（2）

行　　動	介入(INTERVENTIONS)
11月27日 （産褥4日目） C：退院できることが嬉しそうで ある C：産褥指導の受講	前日のOP，TP，EPに追加 ＜OP＞ ⑤夫との関係を観察する ⑥退院時の様子 ⑦夫の発言 ⑧面会についての発言 ⑨姉に対する発言 ＜TP＞ ④夫の育児への意識を高められるように，沐浴の様子など母のが 　んばりを伝える ⑤分担の話し合いを促す（家など生活において） ＜EP＞ ④一緒にパンフレットを読み返す ⑤退院後の生活について一緒に考えていく ・母乳外来の活用と受診日を確認する ・プライマリー助産師からの電話訪問日程を確認する ・地域の社会資源の活用について説明する ・母子健康手帳の活用を勧める 〈有効な助言！〉 　継続看護の視点から，より具体的な内容と社会資源の活用につい て追加!!

| 対 象 者 | B | 学年番号 | | 氏　　名 | b |

介入結果	評　価（EVALUATION）
・夫はまだ抱き方に慣れていない様子であったが，抱きかかえていた．	・父親としての児に対する気持ちが表れていた． ・退院を喜んでいた様子． ・夫はおとなしい性格のようで褥婦さんの方がしっかり者の様子． ・面会に夫も毎日来てくれていること．お母さんが来てくれたことを嬉しそうに話していた． ・姉からの協力を今後すぐに頼れるかは不明である．姉への感情表出や不安表出は難しい可能性がある．

ここに青字で書きましょう

〈有効な助言！〉
　夫の面会時に，児への愛着を促すような具体的な言葉かけについて追加!!

・夫は静かで，ほとんど発語は見られなかった ・昨日はたくさんの人が面会に来てくれていた． ・姉とは年が離れていて，今まであんまり話さなかった．でも，子どもを産んでから姉の性格が丸くなったから少しは頼れるかな．	・母親の協力を得られていることが分かり，退院後の生活を安心して送ることができると思われる→母は目の前に住んでいて支援を受けやすい． ・具体的に介入することは難しかったが，褥婦からの発言から家族内役割と支援体制は整っていることが見受けられたので，短期目標はほぼ達成できたといえる．
・夫も色々助けてくれるだろう，と発言していた． ・退院したらお母さんがご飯を作りに来てくれる．	

ケース8

不妊治療後カンガルーケアを行った経産婦の看護アセスメント

学びのポイント

・　生理的様式の看護診断「乳房の状態良好」
　役割機能様式の看護診断「愛着行動がとれている」

Ⅰ　事例理解の知識とナビ

1．カンガルーケアについて

　早期接触としてカンガルーケアは，母子相互作用や，愛着の促進を目的として行われている（図2-8-1）．

1）カンガルーケアの姿勢

　カンガルーケアは，海外で始まり日本では，1996年横浜の病院に取り入れられ，その後全国に広がっている（図2-8-1）．カンガルーケアを行う時は，児はおむつのみで，母親は前あきの衣類で，母と児の胸が直にあわさるように抱き，児の頭を60°後方傾斜や，椅子の時は背もたれを約15°挙上し，母とアイコンタクトを可能にさせたり児の気道確保を見守ることが大切である．また，児の背中が冷えないように掛け物を用いたり，時間は15分から1時間前後が適当であるが，児の状態で調節する．

　内藤ら[1]は，周産期医療の発達は低出生体重児，とりわけ出生後長期間クベース内での管理を要する事例の増加を余儀なくされている．このような児が生後一定期間両親と隔離されることは，親の衝撃や罪責感，不安といった

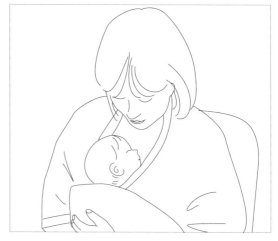

図2-8-1　カンガルーポジション

［堀内勁（2006）カンガルーケア— ぬくもりの子育て小さな赤ちゃんと家族のスタート，メディカ出版，p32を参考にして作成］

感情と相まって，親子の良き関係の発達，児自身の心理面でのwell-being促進にさまざまな影響を与えることがすでに知られており，その対策として「タッチング」，「ガラス越しでの見つめ合い」，「児の動作の意味づけ」といった工夫により家族に対する援助が実践されている．ところで，さらに積極的に母児の接触を図る方法とカンガルーケアが，近年着目されている．これは，児を母や父が直接抱くことで親の体温から児の保温をしようとするもので，もとはクベース不足の後進国コロンビヤのボコダ大学病院のエドガー・レイとヘクター・マーチン（1976）が試みビデオ作成した．その後ユニセフ（1983）が1000g未満の保育法として世界に広め，2000年「WHO健康施策」として公表した[2][3]．レイ達が在宅ケアとして考案したが，「skin-to-skin」接触は児の保温以外に児の生理的機能や母児・父児の心理を安定させる効果をもたらすことが先進国オランダのアムステルダム大学病院デリュ De Leeuw（1986）[4]が明らかにしビデオ作成[5]したカンガルーケア経過を報告した．

また，カンガルーケアの心理的効果では，城下ら[6]は，母親がカンガルーケア体験で，早期産した辛さから児を産んだ嬉しさへと気持ちが変容している事を報告している．

2）カンガルーケア・ガイドライン

カンガルーケアは，児にとって安全であることが求められる．カンガルーケア・ガイドラインワーキンググループは，カンガルーケア・ガイドラインを作成している[7]．

正常な新生児で出生直後に行うには，羊水を拭き母の胸に乗せて肌と肌を触れさせる．

この場合は，母の分娩疲労や児の全身の変化の観察が重要であり，転落予防などからも分娩台で行うときは産室の母子のそばを離れないように留意することが大切である．

表2-8-1　カンガルーケア・ガイドライン

カンガルーケア ガイドライン

トピック1　全身状態が落ち着いた低出生体重児に対する「カンガルーケア」

全身状態がある程度落ち着いた低出生体重児[※注1]には，まず母子同室を行った上で，できる限り24時間継続した[※注2]カンガルーケアを実施することが薦められる．　【推奨グレードA】

※注1　ここでは体重が2,500g未満の児で，バイタルサイン（体温，呼吸数，脈拍数など）が安定していて，原発性の無呼吸（呼吸中枢の未熟性による無呼吸）がない，または治療済みの場合を指します．
※注2　できるだけ長時間，できるだけ中断なく実施することが望まれます．

トピック2　集中治療下にある児に対する一時的な「カンガルーケア」

集中治療下[※注3]にある児へのカンガルーケアは，体温・酸素飽和度などのモニタリングで安全性を確保し，児の経過・全身状態から適応を入念に評価する[※注4]必要がある．さらにご家族の心理面に十分に配慮する環境が得られた場合[※注5]，実施を考慮する．　【推奨グレードB】

※注3　超急性期は除く．人工呼吸管理下を含むか否かは，各施設の状況に合わせ，あらかじめ医療スタッフ内で十分な意思統一が必要です．
※注4　カンガルーケア実施中のみならず，前後数時間の状態，移動中も含めて児の状態を評価することが必要です．特に実施後の状態変化には注意を要します．
※注5　ご家族の心の準備が十分にできていない状態でのカンガルーケアは不安を増大することがあるので注意を要します．

トピック3　正期産児に出生直後に行う「カンガルーケア」

健康な正期産児には，ご家族に対する十分な事前説明と，機械を用いたモニタリングおよび新生児蘇生に熟練した医療者による観察など安全性を確保[※注6]した上で，出生後できるだけ早期にできるだけ長く[※注7]，ご家族（特に母親）とカンガルーケアを実施することが薦められる．　【推奨グレードB】

※注6　今後さらなる研究，基準の策定が必要です．
※注7　出生後30分以内から，出生後少なくとも最低の2時間，または最初の授乳が終わるまで，カンガルーケアを続ける支援をすることが望まれます．

＊推奨グレードは，根拠になる情報の確かさや強さに基づいて付けられたものであり，その推奨の重要度を示すものではありません．

[出典：カンガルーケア・ガイドラインワーキンググループ編（2010）根拠と創意に基づくカンガルーケア・ガイドライン（普及版），国際母子保健研究所，p8[7]]

2．母乳分泌について

1）母乳分泌のメカニズム

　乳汁分泌は，児による乳頭の吸啜刺激が，母親の脳下垂体前葉を刺激し，プロラクチン分泌を促進し乳腺に作用しラクトース乳糖の乳汁産生を促進する．同時に児の吸啜刺激により下垂体後葉からオキシトシンが分泌され，乳腺細胞や細乳管を収縮させて射乳がおこる（図2－8－2）．乳汁は初乳・移行乳・成乳の段階がある．母乳育児のメリットは，①母乳は新生児にとり最適の栄養物である，②母乳には多くの免疫物質ラクトフェリンや免疫グロブリンIgが含まれ，特に酸やタンパク質分解酵素の抵抗性の分泌型IgAが多くこれは未熟な児の腸管粘膜表面の防御機構になり，感染防御作用をする，③アレルギー性疾患が少ない，④授乳によるスキンシップは，母子関係や乳児の精神発達を促す作用がある[8]．

2）乳汁分泌調整のメカニズム

　乳汁分泌の調整には，エンドクリンコントロールと（endocrine control）とオートクリンコントロール（autocrine control）の主に次の二つのメカニズムがある．

・エンドクリンコントロール（内分泌調整）

　エンドクリンコントロールとは，赤ちゃんが乳首を吸啜する刺激が脊髄経由で視床に行き，脳下垂体前葉からプロラクチンが分泌されて腺房細胞で乳汁を産生し，脳下垂体後葉からオキシトシンが分泌されて，網の目状に腺房を取り囲んでいる筋上皮細胞を収縮させ，射乳を起こさせて母乳を出す内分泌調整のことをいう．

・オートクリンコントロール（自己分泌調整）

　オートクリンコントロールとは，細胞が自分自身の作りだしたシグナルに応答する腺房細胞内の局所的な調整のことである．新生児が母乳を飲み取って腺房の乳汁がなくなるほど，より多くの母乳がその度に作られる．乳房に母乳がたまると，腺房を圧迫し毛細血管の血液循環量が低下し，腺房細胞から分泌されている乳汁産生抑制因子（ＦＩＬ）というホエイ（乳清）タンパクの濃度が上昇し，乳糖とカゼインの産生を抑制するという，赤ちゃんの食欲主導型の乳汁分泌調整のことである．

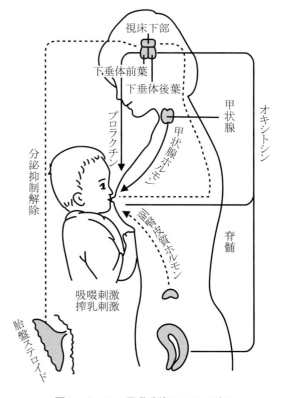

図2－8－2　母乳分泌のメカニズム

［出典：村本淳子他編，古田祐子／鳥越郁代著（2011）周産期ナーシング，正常な産褥，ヌーヴェルヒロカワ，p185］

産褥日数	乳汁量 (旧総量)	呼称	色	性　状	味	におい	乳房 緊満
0〜1日	5〜20ml	初乳	透明水様	蜜のように やや粘稠			（−）
2	50〜70						（±）
3	140〜250		帯黄色 〜	粘稠性強	甘味薄 砂糖の少ない ミルクセーキ様	独特の強い かおり	（＋）
4	230〜310						（＋）
5	270〜400	移行乳	クリーム色 〜	粘稠性 やや弱	甘味やや薄		（±）
6	290〜450						（±）
7	320〜		うすクリーム色 〜				（−）
8〜14	500〜	成乳	乳白色 〜 帯青白色	不透明 さらさら している	甘味少し あり	母乳様 のかすかに 甘いかおり	
15〜28	700〜						
29〜	900〜						

図2−8−3　乳汁の変化

［出典：江守陽子（2011）褥婦の観察，前原澄子編集，新 看護観察のキーポイントシリーズ 母性Ⅱ，中央法規出版，p.37］

3）乳汁の変化

　授乳のアセスメントには，乳汁分泌機序の理解と，産褥日数に応じた乳汁の分泌量の変化や児の体重増減と栄養状態の観察が必要である（図2−8−3）．また，新生児は母乳が最適の栄養であるが，母親の乳頭や健康状態および新生児の吸てつ力や健康状態も母乳育児に影響するので母乳栄養が進まない母親を，育児ノイローゼまで追い詰めるような指導は留意が必要である．

3．母子相互作用について

1）母子相互作用

　母と子どもの絆を強める影響要因の観察は，産褥期の大切なポイントである．絆bonding（ボンディング）概念はクラウスKlausとケネルKennel（1970）が，生出直後接触の大切さを提唱した[9]が，親と子どもの情緒的繋がりその後長期に形成される．親から子どもへ一方向の絆は特異的に永続するが愛着と異なる．出生直後の子どもは生命維持のため多数のシグナルを親へ出し，親が受け取り返す母子や親子の相互作用reciprocal interactionが示される．子どもが泣くと抱き上げ乳頭を含ませ，母子は匂いを確かめ見つめ合い安心し，母も微笑み相互に作用し心地よい間が同時に発生する相互作用を示し人の信頼が芽生える（図2−8−4）．

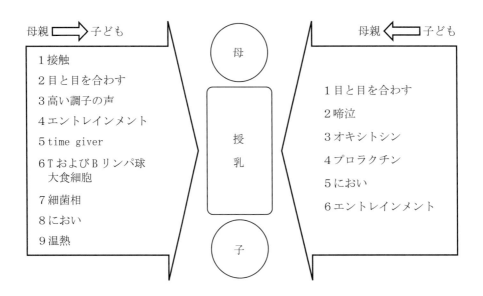

図2－8－4　生後数日間に同時的に起こる母から子へ，子から母へ働く相互作用
［出典：クラウス/ケネル著，竹内徹他訳（1985）クラウス/ケネル 親と子のきずな，医学書院，p97（改変）］
（Copyright(C)1982 by The C.V. Mosby Company）

　ルービン Rubin(1963)は，親は子どもの誕生後に楽しい発見があり，そのたびに親の子どもへの愛着が増すと報告した．愛着attachment概念は，ボウルビーBowlby[10]が定義し，児と重要他者である母親や父親や兄弟や祖父母や世話をする人との相互作用である．新生児は連続した単純システム（探す吸うも飲む）の行動から大脳新皮質が少しづつ発達し神経発達も伴い，複雑な行動システムになる．そこで新生児の環境整備とサポートシステムが重要となる．

2）母親意識の発達について

　母親意識の発達について植村ら[11]は，女性が出産から育児期への過渡期の意識過程は，キーパーソンである夫の育児協力の程度と意識が，妻であるその女性へ影響しているのかについて，Pridham & Changの「What Being the Parent of a New Baby Is Kike : Revision of an Instrument(WPL-R)」で中嶋の日本版「親であるとはどのようなものであるか(WPL-R)尺度」で測定している．その研究から，過渡期にある母親は，夫の育児協力に対して満足感が得られることにより，母親意識を高められることが明らかになったと表2－8－2「母親が認識する夫の育児協力に対する満足によるWPL-R-J 項目得点の比較」表を示して報告している．

4．長期不妊治療を受けた女性のナラティブ

　今日，人工授精をはじめ，体外受精・胚移植等，生殖補助医療技術は進歩し，不妊治療を希望する夫婦も増加してきた．一方，その看護研究報告も多数あるが不妊治療期間が平均3〜5年が多く，長

期不妊治療者対象の報告は少ない．檜原らは，不妊治療期間が5〜14年で，不妊治療継続の意思があり体外受精－胚移植（IVF-ET）か配偶者間人工授精（AIH）の治療中か，次回治療の待機期間中，かつ既婚者で生児を得た経験がない5名の語り（ナラティブ）を分析した．

　その結果，「不妊治療継続に対する肯定的想い」，「不妊治療継続に対する否定的想い」，「不妊治療に取り組む夫婦の響き合う想い」の3概念（カテゴリ）の，肯定的と否定的のアンビバレントな概念が抽出された．「不妊治療への肯定的な想い」の概念では，治療継続への強い意志につながっており，全員が「まだ治療を続けたい」と語った．「不妊治療への否定的な想い」の概念では，今後妊娠出産はできないかも知れないとの想いを常に持っていた．子どもに対する不安も年齢的な要素が含まれており，治療の繰り返しを長期に継続する中で出現し増大した想いと考えられた．また，「不妊治療に取り組む夫婦の響き合う想い」概念では，夫婦の想いに影響を与えるのは，夫婦を取り囲む環境であり，夫婦にとり支えでもあり，ストレスと感じる存在でもあった．また，夫と妻の想いは全く別のものではなく，お互いが響き合っている想いが存在していることが概念として抽出された．

　今後は，不妊治療夫婦に対し，医療者は治療女性の想いの変化に目を向け，治療が長期になれば，より夫婦関係にも着目し，女性自身また夫婦間で納得し，肯定的な意思決定のもと，次の段階に進めるように援助することが提言された[12]．

　不妊治療によって貴重児を得た夫婦の看護では，妊娠するまでのプロセスで，多大な努力を伴っていることが容易に推測される．

　不妊治療後に出産に至った褥婦の看護アセスメントでは，「自己概念様式」への着目が重要である．

表２－８－２　母親が認識する夫の育児協力に対する満足によるWPL-R-J項目得点の比較

n=280

下位概念	WPL-R-J 尺度項目	F値	多重比較 満足(92)	やや満足(125)	不満足(63)
育児の評価	親であることに満足している	*	8.7±0.8	8.5±1.0	8.2±1.7
				*	
	赤ちゃんが育つことによい影響を与えている	**	7.0±1.5	6.5±1.4	6.2±1.4
			*	**	
	赤ちゃんの育児をすることに満足している		7.9±1.2	7.6±1.4	7.5±1.5
	ふれあいを楽しんでいる		7.8±1.5	7.8±1.3	7.6±1.5
	赤ちゃんが何を要求しているか分かる	**	6.7±1.3	6.3±1.4	5.8±1.8
				**	
	赤ちゃんは人格を持つ一人の人間である		8.7±0.7	8.5±1.2	8.5±1.0
	赤ちゃんのことがよく分かる	*	6.4±1.5	6.0±1.5	5.6±1.6
				**	
	赤ちゃんの親としての期待に沿っている	**	6.4±1.7	5.7±1.7	5.4±1.7
			**	**	
	赤ちゃんの発育は、満足のよりどころ		7.6±1.6	7.4±1.6	7.4±1.6
	赤ちゃんと調子が合っている	*	7.7±1.2	7.3±1.4	7.0±1.6
				*	
	赤ちゃんにかかわり、対処することに満足している	*	7.6±1.6	7.3±1.5	6.8±1.5
				*	
子どもの中心性	家庭で赤ちゃんのことが気になる		8.3±1.0	8.5±0.9	8.4±0.9
	赤ちゃんから気をそらすことができる（逆点）		5.6±2.8	5.8±2.5	6.3±2.2
	赤ちゃんや育児のことが気にかかる		7.7±1.6	7.9±1.5	7.9±1.4
	誰かに預けて外出した時、赤ちゃんのことが気になる		7.8±1.7	7.8±1.6	7.3±2.2
	赤ちゃんの身体的な健康のことが気になる		8.2±1.7	8.4±1.2	8.5±1.1
	外出する時、夫に赤ちゃんを預けやすい(逆点)	***	3.0±2.4	3.9±2.2	6.1±2.3
			**	***	***
	外出する時、夫以外の人に赤ちゃんを預けやすい（逆点）	*	4.0±2.6	4.9±2.5	4.9±2.7
				*	
	他のことに比べて赤ちゃんや育児はあなたのなかで優先される		8.1±1.2	8.3±1.0	8.0±1.1
生活変化	赤ちゃんが生まれてから生活が変わった		7.8±1.6	8.1±1.5	8.2±1.2
	家族とのかかわり方が変わった		6.9±2.4	7.1±2.1	6.9±1.9
	赤ちゃんの育児以外にもすることがありストレスがある	**	5.7±2.3	5.8±2.2	6.9±2.1
				**	
				**	
	自分自身に対する見方は変わった		5.8±2.5	5.9±2.2	5.4±2.3
	家族と一緒に過ごす生活は変わった		7.2±2.0	7.6±1.5	7.2±2.0
	行動やその時間に影響を受けている		8.0±1.3	7.9±1.5	7.9±1.3

（逆点）＝逆点入力，＊＊＊p＜0.001，＊＊p＜0.01，＊p＜0.05

［出典：植村裕子/ 内藤直子（2005）出産から育児期へ過渡期における母親意識の研究－夫の育児協力による影響の比較－，香川県立保健医療大学紀要2(1)，pp69-77[11]］

Ⅱ　ケースの紹介

妊娠期

- ・　37歳　経産婦
- ・　妊娠歴：妊娠２回，分娩２回
- ・　月経：月経周期29日　順調，月経持続日数７日間
- ・　３年前より不妊治療を開始．今回妊娠に至る．主婦
- ・　血液データ：妊娠36週　HGB9.9ｇ／dℓ
- ・　身長：148cm，体重：53.8kg（6.8kg増加）

分娩期

- ・　経腟分娩　　妊娠37週２日　　分娩所要時間13時間３分
- ・　分娩出血量420ｇ，会陰切開（左側）
- ・　出生時体重2,700ｇ，アプガースコア　１分後９点　５分後９点

産褥期（産褥１日目）

- ・　子宮収縮：子宮底が臍下１横指．硬度良好，後陣痛：有り．分娩後，後陣痛のため２時間睡眠
- ・　悪露：量は，生理２日目くらい．色は，赤色
- ・　乳房タイプ：Ⅱb，乳頭頂の大きさ：良，乳頭の亀裂　無，腫脹　無
- ・　乳管開通：２～３本（左右），乳頭の硬さ：軟（耳たぶ）
- ・　初乳：有，乳汁分泌量：圧乳
- ・　会陰切開部位置：腫脹　無，発赤　無
- ・　痔核　無
- ・　男の子が生まれたのは初めてなので，育児についてかなり楽しみにしている．仕事を気にすることなく子育てができる．」「前回の出産からだいぶ経っているので，子育てに新鮮味がある．」「見飽きることがない．」
授乳の際，うまく児が乳頭を吸うことができなかった時に「やっぱり無理かなぁ」とつぶやいていた．
- ・　職業：主婦　役割：妻，母
- ・　夫自ら立ち会い出産を希望した．夫は男の子の出産を喜んでいた．
「陣痛の時に体をさすってくれて，夫が立ち会ってくれて良かった．」
夫は仕事よりも立ち会い出産を優先していたようである．
「前回の子育てでは母乳がうまく出なかったので，今回は妊娠中に乳房マッサージなどを行い，不安もあるが頑張りたい．」と意気込んでいた．
「退院後は，１ヵ月間，里帰りします」
義母との関係は良好である．入院中，義父母や夫が第１子の世話をしてくれている．
- ・　顔色はよい．冷感
- ・　チアノーゼは見られていない．

Ⅲ　ロイモデル4様式と看護アセスメント

[母　性] 受け持ち時の情報／妊産褥婦

ケース8：不妊治療後カンガルーケアを行った経産婦の看護アセスメント（1）

対　象　者		C	学年番号		氏　　　名		c
カテゴリー		受け持ち1日目の情報（産褥1日目）			アセスメント		
生理的機能様式	酸素化	・BT：36.4℃　　　PR：85回／分 　BP：118／72mmHg ・顔色良好 ・喫煙歴無し　・分娩中に酸素投与有り ・分娩時出血420mℓ ・血液データ　妊娠36週1日 　HGB：9.9(g/dℓ)　HCT：31.0(%) 　PLT：11.1(10^4/㎣) WBC：89.6(10^2/㎣) 　RBC：353(万/㎣) 〈有効な助言！〉　**good!** 　妊娠期の大切な情報の検査結果が記載できています			バイタルは安定し，全身状態は順調な経過をたどっていると考えられる． ┌─────────────────┐ 　分娩時出血量は，500mℓ以内であり 生理的範囲内である． └─────────────────┘ 〈有効な助言！〉　**good!** 　根拠に基づき分娩時出血量がアセスメントできています 　妊娠36週で，HGB11.0g／dℓ未満，HCT30〜33%未満であり妊娠性貧血であったため，産褥期の貧血症状については，経過観察を行う．		
	栄　養	・身長：148cm ・体重：非妊時47kg（BMI21.5） 　妊娠中53.8kg（BMI24.6）非妊時からは6.8kg増加 ・食習慣：妊娠前は間食が多かったが，妊娠中は控えた．飲酒無し ・産褥1日目：貧血食を経口摂取．夕食を8割食べる ・産褥食：2,200kcal，蛋白質90g，脂質55g，カルシウム1,200mg，鉄20mg ・内服：妊娠期；フェルムカプセル 　産褥期：セフゾンカプセル100mg1カプセル（抗生物質） 　ソランタール錠100mg2錠（消炎剤） 　メテルギン錠125μg1錠（子宮収縮剤）			┌─────────────────┐ 非妊時は標準体重（BMI18〜24）であり └─────────────────┘ 妊娠期に体重の自己管理を行っていたこともあり，体重増加は ┌─────────────────┐ 　　ここに青字で書きましょう └─────────────────┘ であり適切である． 　授乳期は，エネルギーの付加量+450kcalが必要と考えられている．褥婦は今回も母乳栄養を行いたいという希望もあるので，乳汁生産のためにも，産褥食の食事摂取量に気をつけていく必要があると考えられる． 〈有効な助言！〉 非妊時のBMIのアセスメントを追加!! 〈有効な助言！〉 推奨体重増加量の用語を追加!!		

ケース８：不妊治療後カンガルーケアを行った経産婦の看護アセスメント（２）

対象者	C	学年番号		氏　名	c

カテゴリー	受け持ち１日目の情報（産褥１日目）	アセスメント
生理的機能様式	**排　泄** ・産褥０日目 　尿：15回／日（夜間10回） 　尿意あり　　残尿感なし 　便：０回／日，腹部膨満感なし ・残尿確認：自尿210mℓ，残尿10mℓ 〈有効な助言！〉 残尿確認必要性のアセスメントを追加‼	分娩後は，膀胱内圧に対する感受性鈍麻のため，尿意を感じなくなることがある．また，膀胱括約筋の緊張亢進や膀胱の緊張力減退，外陰部の浮腫，疼痛などにより残尿感や尿閉などの症状を起こすことがある． 　褥婦の排尿状態は，尿意あり，残尿感もなく，残尿は10mℓであり，排尿障害生じておらず経過良好である． 　産褥早期は分娩時の食物や水分摂取の減少および腹壁緊張の低下のほか，外陰部や肛門部の痛みにより，排便しにくい状況がつくられるため，今後も排便についても継続観察が必要である．
	活動と休息 　産褥０日目　　後陣痛のため２時間ほどの睡眠である ・食事，洗面，排泄，移動，シャワー浴は自立している ・全身筋肉痛 ・全身疲労感 ・分娩所要時間：13時間３分 〈有効な助言！〉 看護ケアの方向性もアセスメントも追加‼	後陣痛のため，まとまった休息がとることが出来ていない． 　全身疲労感のためや母乳栄養の確立のために十分な休息がとれ活動との調度いいバランスがとれるように関わっていく必要がある．産褥早期に母体疲労の改善を図る． 　後陣痛が強い時には，側臥位になり片手マッサージの援助も必要となる
	保　護 ・皮膚の発赤・腫脹　無 ・妊娠線　無 ・会陰切開（左側）　腫脹　無，発赤　無 ・創部の縫合　経過良好 ・痔核　無 ・乳頭の亀裂　無，腫脹　無 〈有効な助言！〉　**good!** 　乳頭と授乳との関係性も含めてアセスメントできています	乳頭の亀裂もみられず授乳可能な状態である． 　会陰切開創は，癒合状態経過良好であり，腫脹や発赤もなく，現段階では順調な治癒に向かっていると考える．１回／日の外陰部洗浄時に会陰切開創の状態を経過観察していく． 　乳頭の皮膚も問題は認められない．今後授乳時に児の吸啜刺激により乳頭に傷ができないよう観察が必要である．

ケース8：不妊治療後カンガルーケアを行った経産婦の看護アセスメント（3）

対象者	C	学年番号		氏　名	c

カテゴリー		受け持ち1日目の情報（産褥1日目）	アセスメント
生理的機能様式	感　覚	産褥0日目　夜，後陣痛あり．そのため睡眠とれず，子宮収縮の感覚あり． 　全身筋肉痛あり．特に上腕部にあり． 〈有効な助言！〉 　退行性変化が戻ろうとしている時期についてアセスメントを追加!!	後陣痛が強く，睡眠時間が少なくなっているため，疲労感もあると思われる．日中，目立った痛みはなかったが，分娩時に無理に体を使っていたため，ほぼ全身に筋肉痛があり，歩行などに影響を与えると思われる．
	体液と電解質	・下肢浮腫なし	下肢浮腫は認められず，体液や電解質に異常はないと考える．
	神経学的機能	・意識障害なし ・発語明確	意識レベルは清明である．
	内分泌	・産褥1日目　子宮収縮：子宮底が臍下1横指．硬度良好 　後陣痛：有り．分娩後，後陣痛のため2時間睡眠 　悪露：生理2日目くらい　赤色 ・乳房タイプ：Ⅱb ・乳頭頂の大きさ：良 ・乳管開通：2～3本（左右） ・乳頭の硬さ：軟（耳たぶ） ・初乳：有 ・乳汁分泌量：圧乳 ・月経：月経周期29日　順調，月経持続日数7日間 ・妊娠歴：分娩2回 ＜新生児＞出生時体重2,700g，Ap1分後9点，5分後9点 〈有効な助言！〉 　後陣痛の理解を深める根拠を追加!!	子宮底の収縮は産褥日数に応じた経日的変化をしており，順調に復古し， 　非妊娠時の状態にもどろうとしている．悪露も経日的経過をたどっていると考えられる． 　後陣痛が強いため睡眠がとれておらず，後陣痛の身体に及ぼす影響が大きいとされる． 　　後陣痛は，分娩終了後から生じる子宮筋細胞の収縮にともなう子宮収縮で，産褥0～3日の間に起こりやすい．初産婦に比べ経産婦の方が強く，出現率が高い．経産婦の中でも出産回数の多い者，非授乳婦より授乳婦に強く表れる傾向にある．児の吸啜刺激は母体のオキシトシンを分泌するため，授乳時には後陣痛が増強することがある．受け持ち褥婦は経産婦であり，授乳をしており， 後陣痛の強度が強いと考える． 　乳房の形態は，授乳に適している．乳汁分泌は初乳がわずかにみられ乳管開口数も経日的変化をたどっているといえる．

ケース8：不妊治療後カンガルーケアを行った経産婦の看護アセスメント（4）

対　象　者	C	学年番号		氏　　名	c
カテゴリー	受け持ち1日目の情報（産褥1日目）		アセスメント		

生理的機能様式　内分泌	〈有効な助言！〉 　乳頭刺激による乳汁産生作用のアセスメントを追加!!	乳頭に吸啜刺激が加えられると，下垂体から乳汁産生作用のプロラクチンが放出されるので，今後も授乳が継続することで，乳汁分泌も増えると考えられる．
自己概念様式	「妊娠中は間食を止めたり，適度に運動をしたりして，体重コントロールなどを行っていた.」 「分娩があった日の夜は後陣痛があり，眠れなかった．翌日は特に痛み無く，過去にあった産後の時よりも楽に感じている.」 「カンガルーケアを体験してみて良かった.」 出産の振り返りの話をしている時は，笑顔が見られた． 「男の子だから，元気に育ってほしい．やんちゃぐらいが調度いい.」 「五体満足で産まれてきてくれて，それだけでも十分なのにまた欲が出てくる.」 自分の子どもに対する理想を話してくれた． 「前回の子育てでは母乳がうまく出なかったので，今回は妊娠中に乳房マッサージなどを行い，不安もあるが頑張りたい.」 と意気込んでいた．	本人は年齢や過去の出産経験から，妊娠や分娩について理解ができていたため，出産に備えて適切な行動をとろうとしていたことが考えられる． 　自分の子どもに対する理想をいろいろと話してくれたことから，これからの育児を楽しみにしていると思われる．また，元気に育ってくれることを一番に望んでいるようである． 　前回の育児で母乳がうまく出なかったため，本人が自ら乳房のケアを行い，臨んでいた． 〈有効な助言！〉 good! 育児の状況が具体的に把握できています
役割機能様式	「男の子が生まれたのは初めてなので，育児についてかなり楽しみにしている．仕事を気にすることなく子育てができる.」「前回の出産からだいぶ経っているので，子育てに新鮮味がある.」	育児経験があるが，前回の出産から数年が過ぎていることや男の子が初めて産まれたことなどについて，本人は不安以上に楽しみを感じるようである．男の子の育児に関する指導を行うと，今後の育児内容や出産，育児の価値に対する意識の向上に効果があると思われる．

ケース8：不妊治療後カンガルーケアを行った経産婦の看護アセスメント（5）

対象者	C	学年番号		氏名	c

カテゴリー	受け持ち1日目の情報（産褥1日目）	アセスメント
役割機能様式	「見飽きることがない.」 　子宮を触れて, 「ああ, これが子宮ですか？おへそぐらいですね.」 　授乳の際, うまく児が乳頭を吸うことができなかった時に 「やっぱり無理かなぁ.」 とつぶやいていた. ・職業：主婦　　役割：妻, 母 　夫自ら立ち会い出産を希望した. 夫は男の子の出産を喜んでいた. 「陣痛の時に体をさすってくれて, 夫が立ち会ってくれて良かった.」 　夫は仕事よりも立ち会い出産を優先していたようである.	一緒に身体の変化を確認することで今後も自分の体の変化を判断していけると考えられる. 授乳の際, 上手に児が乳頭を吸うことができなかったため, 少し不安な気持ちを覗かせている. 初日の授乳で状態を正確に判断することがまだ難しいため, 今後の授乳の観察と本人の思いを聞きながら, プレッシャーを与えないよう, 場面に応じた授乳方法を考察し, 介入していく必要がある. 　夫は, 立ち会い出産にも積極的でわが子の誕生に喜びを感じている. 褥婦は出産という一つの大きな役割を果たした.
相互依存様式	「退院後は, 1ヵ月間, 里帰りします.」 　義母との関係は良好である. 入院中, 義父母や夫が第1子の世話をしてくれている. 　乳幼児を子育て中の友達と交流がある. 　妊娠中は母親学級を受講している. 〈有効な助言！〉 　妊娠中や過去の産褥期の情報収集及びアセスメントの追加!!	夫, 実父母, 義父母からのサポート体制は良好である. 妊娠・出産・子育てへの夫の理解や受け入れもできている. 子育てをしている友人との交流もあり, 家族以外にも子育ての相談を行える人がいる. 相談者が多くいることは, 今後の子育てへの心の支えにもなる. しかし, 今後もキーパーソンは夫と考えられ, 育児への継続的な協力, 家族内の役割分担ができるかどうかが重要になる. そのため, 夫を含めた育児指導も効果的である考えられる. 　前回, 産褥期に利用した社会資源や地域のネットワークについての情報を得る必要がある.

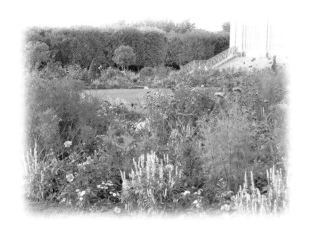

Ⅳ　関連図

情報関連図　　　　　令和　　　年　　　月　　　日

実習病棟		受持氏名	

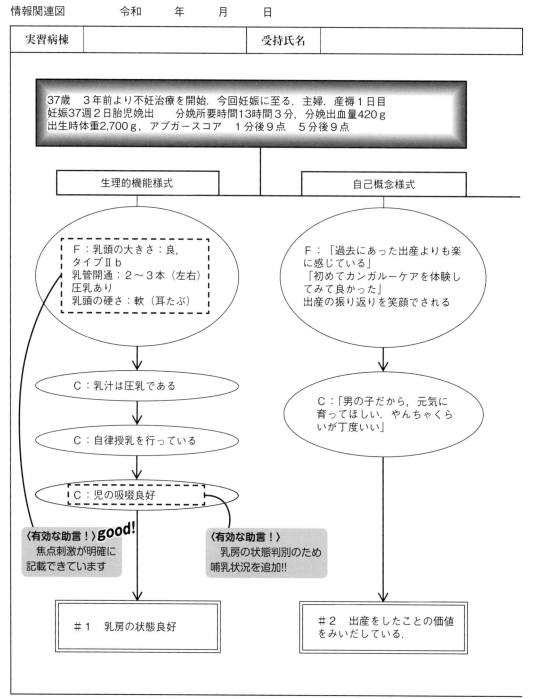

37歳　3年前より不妊治療を開始．今回妊娠に至る．主婦．産褥1日目
妊娠37週2日胎児娩出　　分娩所要時間13時間3分，分娩出血量420g
出生時体重2,700g，アプガースコア　1分後9点　5分後9点

生理的機能様式

自己概念様式

F：乳頭の大きさ：良，
タイプⅡb
乳管開通：2～3本（左右）
圧乳あり
乳頭の硬さ：軟（耳たぶ）

F：「過去にあった出産よりも楽
に感じている」
「初めてカンガルーケアを体験し
てみて良かった」
出産の振り返りを笑顔でされる

C：乳汁は圧乳である

C：自律授乳を行っている

C：児の吸啜良好

C：「男の子だから，元気に
育ってほしい．やんちゃくら
いが丁度いい」

〈有効な助言！〉**good!**
焦点刺激が明確に
記載できています

〈有効な助言！〉
乳房の状態判別のため
哺乳状況を追加!!

＃1　乳房の状態良好

＃2　出産をしたことの価値
をみいだしている．

備考　1）適応は□で囲み（□：肯定的反応，□：非効果的反応，□┐：予測反応），日付と＃順位を明記（追
　　　加適応と＃順位の変更時には日付を明記）
　　　2）適応につながる行動は○で囲む．現在（受持ち当日）の第一行動アセスメントが中心．適応に関連す
　　　る過去の行動や他者（新生児，家族）行動は区別して明記．

176

ケース8：不妊治療後カンガルーケアを行った経産婦の看護アセスメント

受持時間		学年番号		学生名	

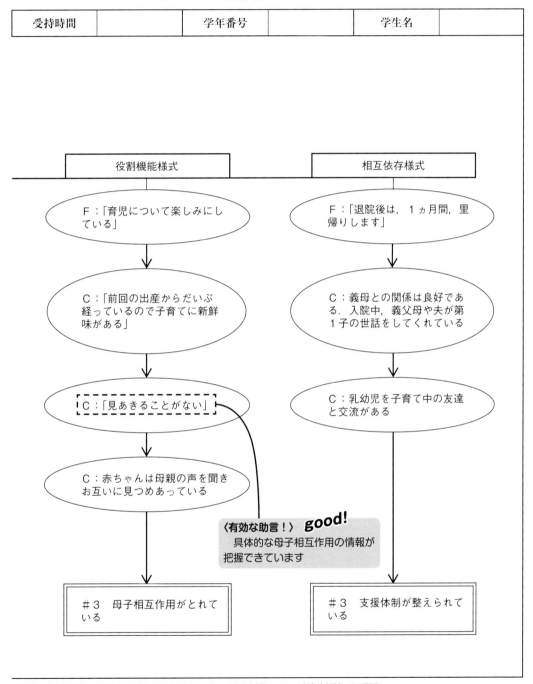

役割機能様式

F：「育児について楽しみにしている」

C：「前回の出産からだいぶ経っているので子育てに新鮮味がある」

C：「見あきることがない」

C：赤ちゃんは母親の声を聞きお互いに見つめあっている

#3　母子相互作用がとれている

相互依存様式

F：「退院後は，1ヵ月間，里帰りします」

C：義母との関係は良好である．入院中，義父母や夫が第1子の世話をしてくれている

C：乳幼児を子育て中の友達と交流がある

#3　支援体制が整えられている

〈有効な助言！〉 *good!*
具体的な母子相互作用の情報が把握できています

備考　3）刺激には記号（F：焦点刺激，C：関連刺激，R：残存刺激）を明記
　　　4）関連は矢印で明記．実線矢印（→）から適応へ．介入しなかった場合に予測される反応を適応から点線矢印（┈▸）で明記.

ケース9

不妊治療後に出産の満足が得られた高年初産婦の看護アセスメント

学びのポイント

・　生理的機能様式の看護診断「生殖器の復古良好」
　　自己概念様式の看護診断「出産したことの価値をみいだしている」

Ⅰ　事例理解の知識とナビ

　事例9のアセスメントには，まず不妊治療の概要と不妊治療を受けている女性の心理的特徴について理解することが大切である．

1．不妊症に関する基礎知識

1）不妊症の定義

　妊娠をのぞみ2年以上夫婦生活があっても妊娠しない場合（WHO）

　原発不妊：妊娠を1回も経験していない場合

　続発不妊：以前に妊娠歴があるがその後妊娠しない場合

2）不妊治療

　不妊治療には，一般不妊治療と生殖補助医療による治療がある（図2−9−1）．また，不妊治療は保険適応のものと特定不妊治療の対象となるものがある（図2−9−2）．

2．特定不妊治療費助成事業

　特定不妊治療費助成事業は，平成16年より「生殖補助医療受診中の夫婦を対象に，各都道府県ごとに一定の限度額を設定．不妊治療のうち，体外受精及び顕微授精（以下「特定不妊治療」という．）については，1回の治療費が高額であり，その経済的負担が重いことから十分な治療を受けることができず，子どもを持つことを諦めざるを得ない方も少なくないことから，特定不妊治療に要する費用の一部を助成することにより，その経済的負担の軽減を図る[3]」ことを目的として実施されている．

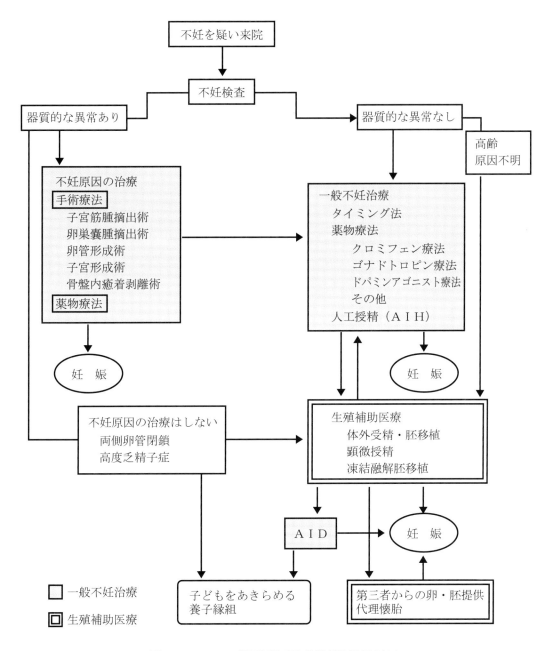

図２−９−１　一般不妊治療と生殖補助医療の流れ

［出典：高橋真理他編，上澤悦子著（2011）女性のライフサイクルとナーシング，不妊とヘルスケア，ヌーヴェルヒロカワ，p253］

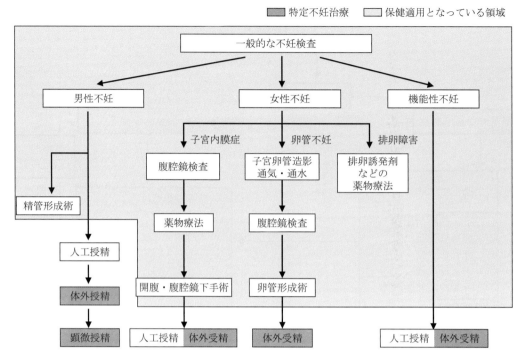

図2-9-2　不妊治療の流れと保険適応

［出典：厚生労働省Webサイト（2006）第1回「特定不妊治療費助成事業の効果的・効率的な運用に関する検討会」[3]］

3. 不妊女性の心理

　不妊女性は不妊ということだけでなく，不妊治療を受けることにも心理的ストレスを感じている．不妊女性の心理的ストレスについて坂上[4]は以下のように述べている．

1）自己の意識から生じるストレス

　わが子をもてないことへの焦燥感・不安・怒りをもつ．また，不妊アイデンティティの膨張による自尊心の低下や身体面の劣等感につながる．

2）家族・社会とのかかわり合いにおけるストレス

　不妊や不妊治療による，夫婦関係や家族・親戚・友人関係等からのストレスをもつ．

3）検査・治療に関するストレス

　検査・治療結果に対する恐怖感・不安や長期間の治療に伴う負担と焦燥感をもつ．

　不妊女性のナラティブ（語り）による不妊体験の感情変化とビリーフの研究で，粟井[5]らは，不妊女性の妊娠への感情の時間的変化について，治療開始からポジティブな感情とネガティブな感情が繰り返し大きく大波のように現れる大波パターンがあることを事例Eで示している（図2-9-3）．

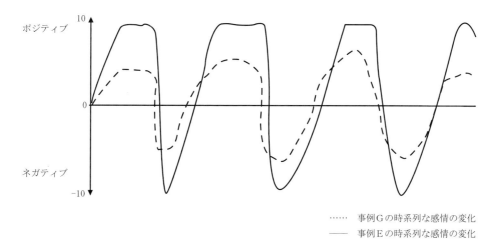

図2−9−3　事例Eの時系列な感情の変化

［出典：粟井京子 / 内藤直子（2009）不妊女性のナラティブ（語り）による不妊体験の感情変化とビリーフの研究，香川大学看護学雑誌 13(1)，pp55-65］

　事例Eの語り：治療をするたび妊娠できるという思いや感情が最高になり，月経で強い感情の低下をきたす．新たな治療法を行うことで，妊娠出来ると確信し，月経になり落ち込む．友人や姉の妊娠出産で感情がネガティブに傾く．一方で治療を中断して，旅行に行くとポジティブになる．腹腔鏡で原因が判明．医師から普通でも妊娠できるといわれてポジティブになる．治療回数を重ねても気持ちの落ち込みや，妊娠の可能性への期待が変化することなくいつも最高と最低を繰り返す．

4．高年妊婦とは

　高年妊婦とは，35歳をこえて出産する妊婦をいう．高年妊婦の妊娠・出産には様々な影響が現れることがある．豊田[6]は，妊娠・出産に与える影響について以下のように述べている．

1）高年妊婦の妊娠・出産への影響
- ・　高血圧，糖尿病などの慢性疾患
- ・　妊娠高血圧症候群
- ・　常位胎盤早期剥離や前置胎盤などの産科合併症
- ・　子宮内胎児発育遅延，染色体異常，先天形態異常などの異常の頻度が上昇
- ・　周産期死亡，妊産婦死亡の発生率が高い

2）高年妊婦の看護
　高年妊婦の看護のポイントについて，大月[7]は以下のように述べている．
- ・　妊娠初期の出生前診断について情報提供し，夫婦の意思決定を援助する．
- ・　妊娠高血圧症候群等の妊娠期合併症を予防し，生活習慣を調整する．
- ・　母親学級への参加等の分娩準備教育をすすめる．
- ・　勤労妊婦に対しては，労働における妊婦保護の情報を提供する．

5．ロイ適応看護モデル―自己概念様式

　ロイ適応看護モデルにおける自己概念について，江本[8]は次のように述べている．

・　自己概念とは，個人がある時点で自分に対して抱く信念と感情の合成体と定義されている．

・　自己概念は内的知覚や他者の反応についての知覚によって形成され，人間の行動を導くものである．

　また，自己概念様式には身体的自己と個人的自己の2つの下位領域があるとされている．2つの下位領域とそれぞれの構成要素を，図2－9－4に示す．

　身体的自己は，身体感覚とボディイメージという2つの構成要素から成り立ち，身体的属性，機能，性（セクシャリティ），健康-疾病状態，そして外見を含む身体的存在についてのその人の評価が含まれる．身体感覚とは，身体的存在としての自己を感じ，経験する能力をいう．ボディイメージとは，自分自身の体や外見についての見方である．

　個人的自己は，自己一貫性，自己理想，道徳的・倫理的・霊的自己という3つの構成要素からなるとされている．自己一貫性とは，自己に関する観念の組織化されたシステムである．自己理想は，自分がどのようでありたいか，または何をすることができるかということに関係している．道徳的・倫理的・霊的自己には，信念体系，宇宙との関係の中で自分が何者であるかについての評価が含まれる．

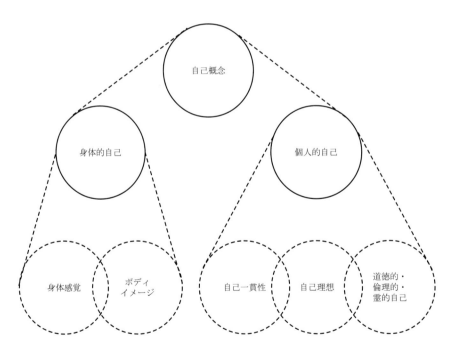

図2－9－4　自己概念様式とその下位領域と構成要素

［出典：シスター・カリスタ・ロイ他著，松木光子監訳，江本愛子訳（2002）ザ・ロイ適応看護モデル－自己概念，集団アイデンティティ様式，医学書院，p372］（Copyright(C)1999 by The Appleton & Lange）

6．出産体験が褥婦の自己概念や育児に及ぼす影響

　出産体験をどのように受け止めているかは，褥婦の自己概念再構築や育児への適応に大きく影響する．新道[9]は，「出産のプロセスを振り返る」ことの意義について次のように述べている．

- ・　出産のプロセスを振り返ることは，いずれの母親に対しても積極的な自己概念の保持ないし回復を助け，母親としての役割を遂行する能力を助けることになる．
- ・　助産師による支持と励ましを受け，出産のプロセスで達成感と満足感を味わっている母親は，肯定的な自己概念をより強くもつことができる．また，母親が強い自己同一性を持っていると，新しい役割に伴うストレスに対処しやすくなる．
- ・　助産師や看護師が，褥婦とともに出産の「プロセスを振り返る」ことは，出産体験を総合するのに役立つ．なぜなら，出産体験を肯定的に受入受け入れることをとおして，肯定的な自己概念を促すことができるからである．

　育児生活のコーチングが褥婦の情緒的側面に及ぼす影響について，藤本ら[10]は，初めて行う母親に産褥1カ月までの育児生活コーチングを行うことは，母親の不安や育児に対する心配の軽減，また母親の自尊感情を高める効果を生むと述べている．

　また，育児適応に影響を与える要因について，田中[11]は，育児適応を高めるためには，母親の苦痛を最小限にし，自尊感情を高める支援が重要であると述べている．

Ⅱ　ケースの紹介

妊娠期

- 39歳　初産婦　月経：初経10歳　最終月経○年／○月／○日〜　　　月経周期28日
- 妊娠歴：妊娠1回　分娩0回　（人工妊娠中絶1回）
- 不妊治療（3年間タイミング療法）後の妊娠　望んだ妊娠である
- 身長168.0cm，体重60.9kg　体重増加＋12.9kg　　　HCG13.0g／dℓ（分娩前）
- 会社員，1年間育児休暇をとる予定，分娩5日前まで働いていた
- 重要他者は夫（36歳），退院後は実家に戻り，育児をする予定，姉が自宅近くに住んでいる

分娩期

- 経腟分娩（第2前方後頭位）　在胎週数38週4日　分娩所要時間：5時間42分
- 出血量：474mℓ　　会陰切開
- 出生児体重2,680g　身長　　　cm　AP：8点／9点
- 内服薬：セフゾンカプセル（抗生物質）100mg，メトルギン錠（子宮収縮剤）125mg 2錠，ソランタール（解熱鎮痛消炎剤）100mg 2錠，ムコスタ錠（消化性潰瘍用剤）1錠

産褥期

（産褥1日目）
- 子宮底の高さ：N／3　硬度良好　後陣痛：なし
- 悪露の排出：赤色，量は生理3日目程度　　　臭いなし
- 会陰切開縫合部に擦過傷と1cm×1cm程度の血腫がある
- 分娩後にボルタレン座薬（解熱鎮痛消炎剤）25g使用，
- 外陰部洗浄後にリンデロンVG軟膏を1日1回塗布している．
- 乳房の状態：タイプ：Ⅱb　乳頭の型：正常乳頭　乳管開通→6〜7本（左右）　緊満なし
- 乳汁：黄色　左乳管より1本血乳あり
- 会陰部の疼痛（血腫，縫合部）があるためなかなか眠ることができていない．
- 新生児によく話しかけている．
- 授乳姿勢は肩に力が入り，新生児の方に体を曲げている．新生児のあごが乳房についていない．
- 夫は毎日見舞いに来て，二人で話をしている．
- S：「妊娠中はお腹の中で赤ちゃんが動いたのが分かると，母親になるんだと思った.」
  「思っていたより出産は痛かった.思っていたよりも出産は早く終わった.」「夫は血がだめだから立ち会いはしなかった.」
  「周りの音が気になる，寝付きにくい．2〜3時間おきに授乳しているため，まとまった睡眠時間をとれない.」
  「育児は不安です.」授乳時に「他のお母さんもこんな感じなんですか？大丈夫ですか？」

（産褥２日目）

- 子宮底の高さＮ／２　硬度良好　悪露は昨日より減少，赤色，悪臭なし　後陣痛は時々軽度あり
- 外陰部：擦過傷（＋）軽度，縫合部痛（－）腫脹（－）発赤（－）血腫（－）
- 新生児の吸啜状態は良好
- Ｓ：「本当にずっと赤ちゃんを見ていても飽きないわ．」
   「名前はまだ決めてないけど，そうちゃんって呼びたい．」

Ⅲ　ロイモデル４様式と看護アセスメント

［母　性］受け持ち時の情報／妊産褥婦

ケース９：不妊治療後に出産の満足が得られた高年初産婦の看護アセスメント（１）

対象者		学年番号		氏　名	A・K

カテゴリー		受け持ち１日目の情報（産褥１日目）	アセスメント
生理的機能様式	酸素化	・ＢＴ：36.6℃　ＰＲ：71回／分 　ＢＰ：125／85mmHg ＜分娩当日のV.S.＞ 10：00　　36.6℃　　63回／分　　121／85 分娩 17：00　　37.0℃　　66回／分　　130／92 20：30　　37.5℃　　87回／分　　101／67 23：30　　37.5℃　　88回／分　　118／70 Hb：13.0ｇ／dℓ（分娩前）　出血量：474mℓ 〈有効な助言！〉　**good!** 　妊婦の推奨体重増加量からのアセスメントが大切です	体温は，分娩後24時間以内に平熱に戻る．腋窩温は37.0℃以下であるが，褥婦の体温は，分娩時の筋力労作や興奮などのため，一過性に0.5℃程度上昇することがあるため分娩当日の熱の上昇は正常の範囲内であるといえる．また，脈拍は産褥期には不安定で，分娩直後にわずかに頻脈となる．そのため，この脈拍数の上昇は正常内であるといえる．血圧も分娩前程度に戻っている．血圧に関しても問題ないといえる． 　出血量は500mℓ以下で正常範囲内であり，Hbも13.0ｇ／dℓで11.5ｇ／dℓ～15.5ｇ／dℓの正常範囲内であるので貧血の状態ではないことがわかる．
	栄　養	・身長：168.0cm　　体重：60.9kg　非妊時＋12.9kg ・BMI：24.0（妊娠中），19.5（非妊時） ・食事：貧血食：エネルギー2,200kcal，タンパク質90ｇ，脂質55ｇ，Ca1,200mg，Fe20mg 食事量：主食10／10，おかず５／10，食事回数：３回／日，経口摂取 ・内服：１日３回５日分 ①セフゾンカプセル（抗生物質）100mg１カプセル，②ソランタール（解熱鎮痛消炎剤）100mg２錠，③メテルギン錠（子宮収縮剤）125mg１錠，④ムコスタ錠（消化性潰瘍用剤）１錠 ①～③を内服時に，胃症状が出現するためムコスタ錠を服用している．	非妊時のBMI：19.5のため，推奨体重増加量は７～12kgである． 　A-Kさんの体重増加量は12.9kgなので推奨体重増加量よりも0.9kg超過している．0.9kg超過しているので必要以上のカロリーを摂取しないように指導する必要がある．A-Kさんは現在貧血食を摂取しており摂取状態もよく必要な栄養をとれている． 　産褥期には身体的回復や乳汁分泌促進，育児等に対する労作も加わるため，付加量を含む栄養量をバランスよく摂取することが重要である．

ケース９：不妊治療後に出産の満足が得られた高年初産婦の看護アセスメント（２）

対　象　者		学年番号		氏　　　名	Ａ・Ｋ
カテゴリー		受け持ち１日目の情報（産褥１日目）		アセスメント	

生理的機能様式	栄　　養		授乳婦の付加量は非妊時に比べエネルギーは2,450kcal／日（+450），タンパク質70ｇ（+20ｇ），脂質54ｇ（±0），Ca600mg（±0），Fe9.0mg（+2.5mg）である．非妊時と比較するとCaとFeが多い．褥婦は生理的な水血症が生じやすく，また鉄欠乏性貧血が潜在する場合もあるので日頃から十分な鉄分摂取が必要となる．また，Caは特に授乳によりCaが新生児に移動するため多く摂取する必要があるためである．
	排　　泄	・1／18　20:30 　分娩後５時間　自尿排泄あり．残尿感なし．「300ccぐらい出た．」 ・1／19　尿意あり自尿350cc，残尿感なし 　以前から便秘であったため，マグミット錠（緩下剤）内服していた ・排便：２回／日　　排尿：10回／日	分娩後は膀胱内圧に対する感受性が鈍麻するため，尿意を感じなくなることがある．膀胱が充満すると子宮収縮が遅延することにつながるため，３～４時間に１回は排尿に行くよう促す必要がある．自尿排泄があり，残尿感もない状態なので，経過観察とする． 　妊娠前より便秘があり，緩下剤にてコントロールしていた．分娩後も，同様に内服し排便２回見られている．
	活動と休息	会陰部の疼痛（血腫，縫合部）があるためなかなか眠ることができていない． 　「ここ（病院）にいるといつも誰かが来るからゆっくり眠ることができない．」 　ゆっくりだが自立歩行を行っている．分娩後５時間で，初回歩行．スムーズに歩けていた．分娩所要時間：５時間42分（Ⅰ期５時間13分，Ⅱ期24分，Ⅲ期５分） 　睡眠状態：周りの音が気になる，寝付きにくい．２～３時間おきに授乳しているため，まとまった睡眠時間をとれない． 〈有効な助言！〉 **good!** 　さらに休息や授乳時の安楽な体位についても考慮する必要があります	会陰部の疼痛や夜間の授乳のため熟睡できておらず，日中とても眠たそうにしていた．また，面会者が多く昼間の休息も妨げられているようだ．そのため夜間の睡眠時間を確保し，熟睡できるように援助する必要がある． 　夜間の睡眠時間が確保できなかった場合には，昼間に午睡できるよう訪室を控え，面会者の制限等への配慮が必要である． 　自立歩行しているが，歩行状態はゆっくりでややすり足のため，転倒に注意する必要がある．分娩所要時間は５時間42分であり，初産婦の平均分娩所要時間の12.0～15.5時間よりも短かく，分娩による疲労は少ないと考えられるが，今後の休息を確保する必要がある．

ケース９：不妊治療後に出産の満足が得られた高年初産婦の看護アセスメント（３）

	対　象　者		学年番号		氏　　名	Ａ・Ｋ
カテゴリー	受け持ち１日目の情報（産褥１日目）			アセスメント		

生理的機能様式	保　護	・会陰部には会陰切開縫合部，擦過傷，１cm×１cm程度の血腫がある状態 ・会陰切開縫合部に腫脹・発赤・出血なし ・擦過傷に疼痛あり ・血腫：疼痛・腫脹あり ・リンデロンVG軟膏を，外陰部洗浄後に助産師が１日１回塗布している ┌─────────────┐ ここに青字で書きましょう └─────────────┘ 〈有効な助言！〉 　商品名だけでなく，薬剤名と効用・副作用を追加!!	会陰切開部は，腫脹・発赤・疼痛・出血などはなく，感染しておらず異常のない状態である． 　擦過傷，血腫は睡眠を妨げるほどの痛みがある．擦過傷に１日１回リンデロンVG軟膏を塗布してから，痛みは軽減したので経過観察とする．また血腫には，軽度の腫脹がみられたので経過観察が必要である． ┌─────────────┐ 　外陰部血腫の誘因は，高年初産であり外陰部の伸展が悪く，分娩時の膣壁や外陰部の圧迫と伸展によって皮下組織の血管が断裂し，左側会陰部に１×１cmの血腫ができたと考えられる． └─────────────┘ 〈有効な助言！〉good! 　外陰部血腫の誘因についてのアセスメントが必要です
	感　覚	・疼痛：外陰部に１cm×１cm程度の血腫あり　擦過傷（軽度）あり 痛みが強く夜眠ることができない 軟膏使用→リンデロンVG軟膏５ｇ （鎮痛鎮痒収攣消炎剤） 座薬→ボルタレン（解熱鎮痛消炎剤） 25g　円座使用 ・視覚障害：あり（遠視・乱視）	外陰部血腫や擦過傷により，痛みが生じている．痛みの対処として，擦過傷には直接リンデロンVG軟膏を塗り，鎮痛剤のボルタレン坐薬を使用している．それによって，痛みは軽減している．食事や授乳で座位をとる時には，痛みを軽減させるため円座を使用している．
	体液と電解質	・浮腫なし ・分娩時出血量： 　Ⅰ～Ⅲ期：444mℓ　Ⅳ期（２時間後）：30mℓ　合計474mℓ	浮腫は過剰な水分摂取，疲労などで出現する．また，妊娠高血圧症候群後遺症でも症状に浮腫を伴うこともある． 　分娩時の多量出血は貧血による浮腫を生じやすい．Ａ-Ｋさんは，分娩時の合計出血量は474mℓであり，通常500mℓ以下なので問題ない．
	神経学的機能	意識は明瞭である	会話もすることができ，意識ははっきりしており，問題はない．

ケース９：不妊治療後に出産の満足が得られた高年初産婦の看護アセスメント（４）

対　象　者		学年番号		氏　　名	A・K
カテゴリー		受け持ち１日目の情報（産褥１日目）		アセスメント	

		受け持ち１日目の情報（産褥１日目）	アセスメント
生理的機能様式	内分泌	・月経：初経10歳 　最終月経：2009年４月 ・月経周期：28日（順調） ・妊娠歴：妊娠１回　分娩０回　（人工妊娠中絶１回） 　子宮の状態：子宮底の高さ→N／３ 　　　　　　　　硬度→硬い ・後陣痛：なし ・悪露の排出：量→生理３日目程度，臭い→なし，色→赤色 ・乳房の状態：緊満なし 　乳汁：黄色 　タイプ：Ⅱｂ 　乳管開通→６～７本（左右） 　乳頭の型：正常乳頭 　乳管（左）→１本　血乳あり ・新生児　　体重2,680g 　在胎週数：38週４日 〈有効な助言！〉 **good!** 　血乳の原因と留意点について学ばせることが大切です	産褥１日目では子宮底の高さは臍高であるが，A-Kさんは臍下３横指で子宮収縮が順調．また硬度も硬く収縮が良好な状態であると考えられる．悪露は産褥日数に応じた量・色であり悪臭も無く問題ないと考えられる．後陣痛は産褥０～３日の間に起こりやすく，初産婦に比べ経産婦の方が強くかつ出現率が高い．A-Kさんは初産婦であるので，後陣痛が生じていないと考えられる． 　産褥２～３日頃から乳房の緊満が生じてくるので，乳房がまだ緊満状態ではないことは問題ない．乳管開通は左右６～７本で，十分に乳汁が産出されている．また，初乳は黄色あるいは半透明であり，A-Kさんの乳汁は黄色で初乳である． 　左乳管１本より血乳が出ていたが， ┌─────────────────┐ これは，乳汁はもともと血液でできているものなので，そのまま血液で出てきているためだと考える．よって特に問題はないが，児の排泄物に血液が混じってしまうこともあるので，乳汁をしばらく出して経過観察する必要がある．乳頭の型は，正常乳頭であり授乳に問題はない． └─────────────────┘ 　授乳は２回目で児を上手く乳頭に吸い付かせることに困難な様子であった．授乳について不安な発言もあったので，授乳の指導がまだ必要であると考える．新生児は出生体重が在胎週数相当の児で相当重量児である．

189

ケース9：不妊治療後に出産の満足が得られた高年初産婦の看護アセスメント（5）

対象者		学年番号		氏　名	A・K
カテゴリー	受け持ち1日目の情報（産褥1日目）			アセスメント	
自己概念様式	「思っていたより出産は痛かった.」「傷が痛い.」 「思っていたよりも出産は早く終わった.」 「お腹の中で赤ちゃんが動いたのが分かると, 母親になるんだと思った.」 ・3年間の不妊治療の実施.（タイミング療法） ・望んだ出産である. ・新生児によく話しかけている. ・赤ちゃんを見つめながら, 二人で話をしている. 〈有効な助言！〉 　不妊治療後に出産した褥婦の気持ちについてアセスメントを追加!!			分娩時の痛みに対してある程度の覚悟をしていたようだが, 実際はそれ以上に痛かったようだ. 　分娩時間が5時間42分と短く, スムーズに分娩が進んだため, 満足のできる出産ができたと感じていると考えられる. 　高齢出産であり, 3年間の不妊治療を経た上での出産であったため, 出産に対する喜びが大きいと考えられる. 授乳の時など新生児に話しかけるなど子どもを大切に思う気持ちが見られる. 　ここに青字で書きましょう	
役割機能様式	・会社員として働いている. 1年間育休をとる予定である. ・分娩5日前まで働いていた. ・家では主婦としての役割を果たしている. 夫がいる. 「育児, 不安です.」 ・上手く授乳させることができなかった時, 「他のお母さんもこんな感じなんですか？大丈夫ですか？」（授乳時） ・爪が伸びている状態. ・髪が新生児にあたっていた. ・授乳姿勢：肩に力が入り, 新生児の方に体を曲げている. ・新生児のあごが乳房についていない.			分娩5日前まで仕事をしていたことから, この褥婦さんは会社の中で重要な役割を果たしているだろう. また, 育児休暇を1年とり育児に専念できるようにするようだ. そのため, 今までは会社員・主婦として役割を果たしてきたが, これからは母親として役割を果たしていく必要がある. 育児に対して不安を持っており, 母親役割獲得の支援が必要である. 　授乳開始して間もないため, 上手に授乳することができず介助により授乳を行っていた.「他の母親はできるのに, 自分だけできていないのではないか.」ともらし, 授乳に対して自信が無く, 不安に感じているようだ. 　また授乳姿勢や抱き方, 乳頭の含ませ方が未熟である. そのため, 必要に応じて指導を行う必要がある.	

ケース９：不妊治療後に出産の満足が得られた高年初産婦の看護アセスメント（６）

	対 象 者		学年番号		氏　　名	Ａ・Ｋ
カテゴリー	受け持ち１日目の情報（産褥１日目）			アセスメント		
相互依存様式	・重要他者：夫（36歳） ・毎日見舞いに来ており，二人で話をしている 「夫は血がだめだから立ち会いはしなかった.」 ・１年間育休をとる予定 ┌‥‥‥‥‥‥‥‥‥‥‥‥‥‥‥‥‥┐ ・退院後は実家に戻り，育児をする予定 └‥‥‥‥‥‥‥‥‥‥‥‥‥‥‥‥‥┘ ・姉が自宅近くに住んでいる 〈有効な助言！〉　**good!** 　退院後の帰宅先やサポート体制について，具体的に情報収集することが大切です			夫は立ち会いをしなかったが，毎日見舞いに来るなどしている．退院後，褥婦は実家で子育てをする予定である．安心して育児が行えるような環境を整えることが大切になる．そのため，家族が育児に協力する必要がある．看護者はその援助を行っていく必要があると考える．この褥婦は，キーパーソンである夫が毎日来ていること，家族の支援が得られていること，社会資源を利用しようとしていることから，支援体制が整えられていると考えられる.		

Ⅳ　関連図

情報関連図　　　　令和　　　年　　　月　　　日

実習病棟		受持氏名	

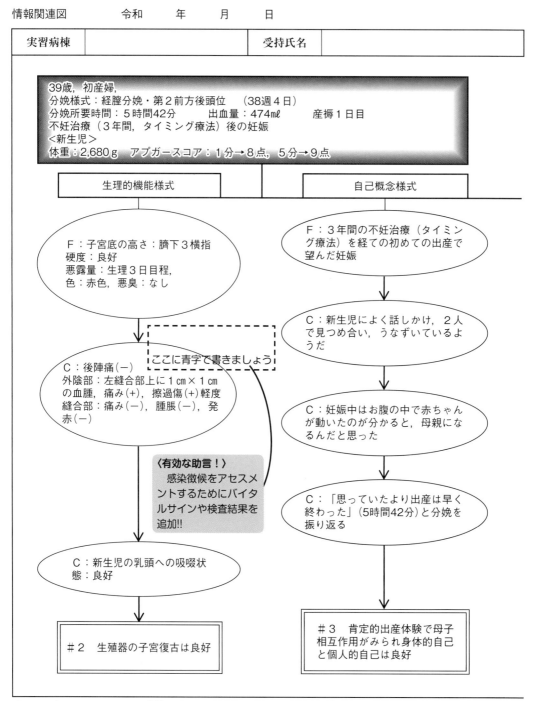

39歳，初産婦，
分娩様式：経腟分娩・第2前方後頭位　　（38週4日）
分娩所要時間：5時間42分　　　出血量：474㎖　　　産褥1日目
不妊治療（3年間，タイミング療法）後の妊娠
＜新生児＞
体重：2,680g　アプガースコア：1分→8点，5分→9点

生理的機能様式 / 自己概念様式

F：子宮底の高さ：臍下3横指
硬度：良好
悪露量：生理3日目程，
色：赤色，悪臭：なし

F：3年間の不妊治療（タイミング療法）を経ての初めての出産で望んだ妊娠

ここに青字で書きましょう

C：新生児によく話しかけ，2人で見つめ合い，うなずいているようだ

C：後陣痛（－）
外陰部：左縫合部上に1㎝×1㎝の血腫，痛み（+），擦過傷（+）軽度
縫合部：痛み（－），腫脹（－），発赤（－）

C：妊娠中はお腹の中で赤ちゃんが動いたのが分かると，母親になるんだと思った

〈有効な助言！〉
　感染徴候をアセスメントするためにバイタルサインや検査結果を追加!!

C：「思っていたより出産は早く終わった」（5時間42分）と分娩を振り返る

C：新生児の乳頭への吸啜状態：良好

#2　生殖器の子宮復古は良好

#3　肯定的出産体験で母子相互作用がみられ身体的自己と個人的自己は良好

備考　1）適応は□で囲み（□：肯定的反応，□：非効果的反応，□：予測反応），日付と#順位を明記（追加適応と#順位の変更時には日付を明記）
　　　2）適応につながる行動は○で囲む．現在（受持ち当日）の第一行動アセスメントが中心．適応に関連する過去の行動や他者（新生児，家族）行動は区別して明記．

ケース９：不妊治療後に出産の満足が得られた高年初産婦の看護アセスメント

受持時間		学年番号		学生名	Ａ・Ｋ

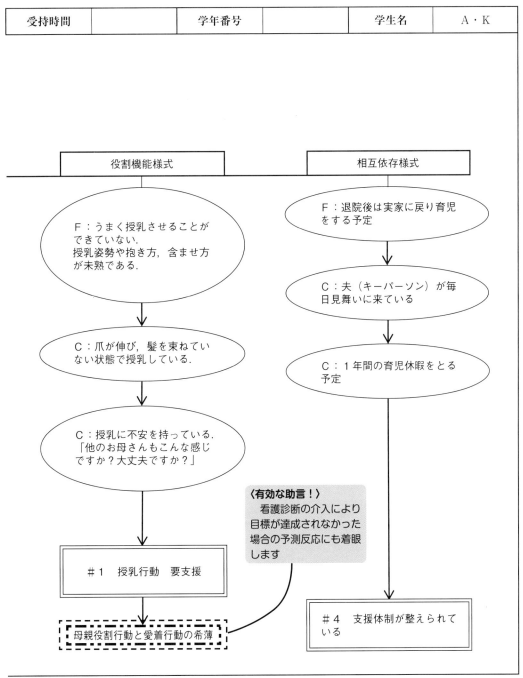

役割機能様式

Ｆ：うまく授乳させることが
できていない.
授乳姿勢や抱き方,含ませ方
が未熟である.

Ｃ：爪が伸び,髪を束ねてい
ない状態で授乳している.

Ｃ：授乳に不安を持っている.
「他のお母さんもこんな感じ
ですか？大丈夫ですか？」

＃１　授乳行動　要支援

母親役割行動と愛着行動の希薄

相互依存様式

Ｆ：退院後は実家に戻り育児
をする予定

Ｃ：夫（キーパーソン）が毎
日見舞いに来ている

Ｃ：１年間の育児休暇をとる
予定

〈有効な助言！〉
　看護診断の介入により
目標が達成されなかった
場合の予測反応にも着眼
します

＃４　支援体制が整えられて
いる

備考　３）刺激には記号（Ｆ：焦点刺激，Ｃ：関連刺激，Ｒ：残存刺激）を明記
　　　４）関連は矢印で明記．実線矢印（→）から適応へ．介入しなかった場合に予測される反応を適応から点
　　　　線矢印（┅▸）で明記．

ケース10

帝王切開術を受けた経産婦の看護アセスメント

学びのポイント

- 生理的機能様式の看護診断「子宮の復古要経過観察」
  自己概念様式の看護診断「出産した価値を見出している」
  役割機能形式の看護診断「乳房の自己管理要支援」
  相互依存様式の看護診断「支援体制が整えられている」

Ⅰ　事例理解の知識とナビ

1．帝王切開分娩のリスク

　帝王切開術を受けた褥婦の支援は，術直後では周手術期の看護に準ずるが，同時に分娩を終えたばかりの女性であることから，褥婦の心身の特徴も備えていることを忘れてはいけない．図2-10-1に産褥期の帝王切開分娩のリスクを示した[1]．

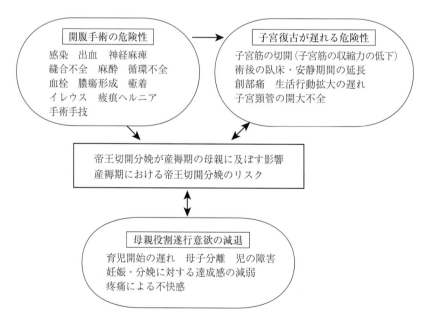

図2-10-1　帝王切開術分娩のリスク

〔出典：我部山キヨ子・武谷雄二編（2007）助産学講座7，助産診断学・技術学Ⅱ〔分娩期・産褥期〕，医学書院，p355[1]〕

2．帝王切開術後の早期離床

1）目的

　早期離床により術後の回復を早め，術後合併症を予防するとともに，育児への早期参加を促して母子愛着形成を促す．

2）実施時期

　麻酔から覚醒した後で，日中の歩行開始が可能であると判断されたとき，離床時間は，術中，術後の状態を考慮し決定する．初回歩行開始時は，バイタルサイン，子宮収縮状態，悪露の性状と量，創部の痛み，眩暈，ふらつき感などを観察し，必ずトイレまで同行して排尿を促し，その後ベッドまで誘導する．

3）早期離床の利点[2][3]

　早期離床は様々な術後合併症の予防をする．利点としては，①血液の循環が促進され，血栓症のリスクが軽減する．②膀胱や腸の機能が促進され，自然排尿・排便が容易になるなどがあげられる．そのことが，深部静脈血栓症，肺血栓塞栓症，イレウスの予防，尿路感染と尿閉の予防などに繋がる．

4）早期離床に向けた援助

・術前からの援助

　早期離床を進めるに当たって重要なことは，患者がその必要性を理解することである．

　術前に術後合併症のリスクとリスク回避のために早期離床の必要性を説明し，理解を促す必要がある．

・術後早期の援助

　術後に下肢の感覚が戻ってきたころからつま先を上げるように動かす背屈や，つま先を真っすぐ下に伸ばすように動かす底屈のような自動運動を促していく．臥位での児への直接授乳の実施，ファーラー位での直接授乳の実施の際にも，体位変換の前に自分で膝を立てることを促す．

3．深部静脈血栓症(deep vein thrombosis；DVT)および肺血栓塞栓症(pulmonary thromboembolisum；PTE)の予防

　深部静脈血栓症および肺血栓塞栓症は，帝王切開術後の重大な予防症の一つである[2]．PTEの多くが下肢のDVTに由来していることから，DVTとPTEとを一連の疾患として捉え，DVTとPTEの総称として静脈血栓塞栓症（venous thromboembolism;VTE）と呼ぶ．

　産科領域においても，一般のDVTと同様に，その発症要因として①血液凝固能の亢進，②血液の停滞，③静脈壁の損傷があり，これらに関与するリスク因子の相互作用によって血栓が助長される．さらに帝王切開術直後は，安静臥床による血液の停滞，手術操作による静脈壁の損傷が加わるため，DVTの発症頻度が高くなる．また，DVTの早期発見のためにも下肢の観察は重要になる[4]．

＜理学的予防法＞

　長期間の安静や臥床は，下肢の深部静脈の還流血液の停滞を生じさせ，血栓を形成しやすい状態にする．下肢の深部静脈の血液還流を促進する目的で理学的予防法を行う．

　早期離床，早期歩行，足関節の底屈，背屈など

　　手術直後はベッド上安静を余儀なくされるが，できる限り早期に歩行すべきである．

　弾性ストッキング

　　弾性ストッキングは，下肢を圧迫し静脈の総断面積を減少させることにより，静脈の血流速度を増加させ，下肢の静脈うっ滞を減少させる．手術前より，術中，術後にリスクが続く限り終日着用する．

　間欠的空気圧迫法

　　足底や下腿をカフで間欠的に加圧し，静脈還流を増加させる方法で絶対安静の患者にも使用できる[1]．

4．帝王切開後の授乳の介助

1）目的・適応

帝王切開後の創部の痛みを最小限にして，心地よく授乳するための援助を行う．

2）実施の方法と留意点[5]

① 創部の痛みが強い時期は，母親の腹部に直接新生児の体が当たらないように，添え乳（寝た姿勢での授乳）やセミファーラー位で脇抱き（フットボール抱き）で授乳するとよい．

② クッション，枕，バスタオルなど活用する．

③ 母親の体，肩，腕などに不必要な力が入らず心地よく授乳ができる姿勢を母親と一緒に考えながら援助する．

④ 手術直後から歩行開始までのベッド上安静期間など，母親が一人では十分に動けない場合は，授乳中に付き添ったりベッド柵を上げるなどして安全に留意する．

⑤ 創部痛や後陣痛のために授乳がうまく行えない場合は，疼痛を緩和する援助を行う．

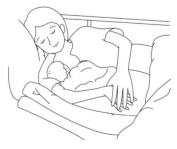 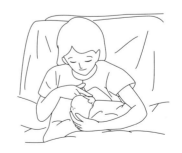

添え乳（寝た姿勢での授乳）　　　　　セミファーラー位でのフットボール抱き

図2－10－2　帝王切開術後の授乳姿勢

〔出典：横尾京子，中込さと子（2013）ナーシング・グラフィカ母性看護学② 母性看護技術，メディカ出版，pp114-115[5]〕

5．帝王切開を受けた患者のクリティカルパス（表2-10-1参照）

表2-10-1　帝王切開手術を受けた褥婦の看護ポイント＜看護アセスメント・介入＞産褥経過クリティカルパス

術後日数／アセスメント介入	当日（24時間未満）	1日目	2日目	3日目	4日目	5日目	6日目	7日目	8日目
治療/体液	輸液	点滴抜去		経口与薬		抜鈎	退院診察	退院診察	退院
活動と休息/ADL	ベッド上安静（体位変換）	室内歩行 可	自由歩行	自由歩行					
酸素化・観察/子宮復古	帰室直後1、2時間後4時間ごとの観察	1日2回バイタル、創部、腸蠕動確認 子宮復古状態		バイタルサイン測定 1日1回 → 子宮復古と悪露の看護アセスメント・介入					
栄養	絶飲食 術後2時間以降飲水可	全がゆ	産後食						
排泄	尿カテーテル留置	トイレ歩行 可							
保護	部分清拭 口腔清潔の介入	全身清拭 寝衣交換	シャワー 可 個人差があります						
役割行動/授乳	初回面接時直接授乳施行	ベッド上で授乳施行	座位で授乳介助	授乳 → 母乳栄養の確立の看護アセスメント・介入					
乳房管理/内分泌		乳汁分泌・乳管開通法	乳房マッサージ	自己管理の指導			乳腺炎の予防		
保健指導/役割行動			個人指導（育児技術の指導）		退院時の保健指導（沐浴・退院指導）＜関係法規・社会資源の活用＞新しい家族構成の看護アセスメント・介入				
心理社会的介入（自己概念/相互依存）	家族面会	自己概念に寄り添う介入	術後日数帝王切開術後のバースレビュー						

（2013年　瀧川由美子，内藤直子）

Ⅱ　ケースの紹介

妊娠期

- 37歳　経産婦
- 第一子：経腟分娩，第二子：胎児心拍低下により緊急帝王切開した.
  今回：前回帝王切開実施したための予定帝王切開となった.
- 月経：初経13歳，最終月経2月22日から7日間，月経周期順調30日周期.
- 身長：161cm，非妊時：56kg（10kgの体重増加）
- 血液データ：Hb11.0g/dℓ（妊娠35週3日のデータ）
- 現在は，専業主婦である. 上の子たちを出産する前は保育士として働いていた. キーパーソンは夫である. 近所に実父母が住んでいる.
- 妊婦健康診査は定期的に受診できていた.

分娩期

- 在胎週数：37週4日で，予定どおりに帝王切開実施した. 手術時間：1時間05分
- 出血量：650mℓ（羊水含む），弛緩出血なし，前回の創部の癒着も少なく術中の経過は順調である.
- 出生時体重：3150g　身長：49cm　Aps：9/10　啼泣大. SpO2：98%，全身状態良好と判断した.
- 「この妊娠を知る3か月前に流産をしていたので，児が戻ってきてくれたという喜びが大きかった」「産んでよかった」と話している.

産褥期（帝王切開2日目　産褥2日目）

- 悪露：Sサイズパッドに多めの量，色は赤色. 悪臭なし.
- 子宮底の高さ：臍下1横指，子宮の硬度良好.
- 後陣痛，創部痛自制内である. 硬膜外麻酔チューブは抜去された.
- 母乳分泌：透明水様,やや粘稠（初乳）.
- 上の子たちは母乳で育てたため，今回も母乳で育てたいと言われている.
- 乳管開通：右→7～8本・左→5～6本. 乳房の張りや緊満感はなし.
- 術後1日目ADLは室内トイレまで拡大できている.
- 術後1日目から面会し部屋での授乳を開始する.
- 授乳はゆっくりであるが，スムーズに出来ている.
- ＢＴ：36.8℃，ＰＲ：82回/分，ＢＰ：120/72mmHgと異常はない.
- 退院後は1か月ほど里帰りをする予定である.
- 実父母は，上の子たちの面倒を見てくれている. 面会時間内に面会に来られている.
- 「上のお姉ちゃん（6歳）は大丈夫そうだが，私が帰れば，お兄ちゃん（3歳）は，私にべったりになりそう」と話している.

Ⅲ　ロイモデル４様式と看護アセスメント

［母　性］受け持ち時の情報／妊産褥婦

ケース10：反復帝王切開術後の経産婦の看護アセスメント（1）

対象者		学年番号		氏　　名	H・T

カテゴリー		受け持ち１日目の情報（産褥１日目）	アセスメント
生理的機能様式	酸素化	・体温：36.8℃，脈拍：82回/分，血圧：120/72mmHg ・喫煙歴なし ・分娩時の出血量：650mℓ（羊水含む） ・血液データ：（帝王切開術後１日目）　WBC 1220/μℓ，RBC 374/μℓ，Hb 10.2g/dℓ，Ht 32.5%	・BTは，発熱はみられていない． ・PRは90回/分以下で正常である． ・BPは140/90mmHg以下で正常である． ・喫煙歴はなく，呼吸状態に問題はない． ・Hbが10.2g/dℓは妊婦の基準値の11.0g/dℓより低く，Htも基準値の33.0%よりやや低めである．今後貧血傾向になるため観察が必要である．HbやRBCは産褥１～４日目に最低値となり，その後回復するが，貧血症状が出現しないか気をつける．
	栄　養	・身長：161cm，非妊時体重：56kg，体重増加量：10kg ・朝食：OP後食　全粥　半分量摂取 ・点滴 　ヴィーンD 持続点滴500mℓ，パセトクール 静注１ｇバッグ，ソルデム3A 輸液500mℓ（ザンタック100mg・強力ネオミノファーゲン20mℓ） ・硬膜外麻酔 モルヒネ塩酸塩を持続注入した	褥婦のBMIは22であり，妊娠時の体重増加量は10kg増加であったので妊婦の推奨体重増加量に比例している． 　産褥１日目の食事量は全量摂取できておらず，半分量である．全量摂取できないのは，術後による疲労や，活動量が低下していることが要因であると考えられる．
	排　泄	・反復帝王切開術後のため，バルーンカテーテル挿入．術後１日目に抜去 ・帝王切開は腹式のため，外陰部の裂傷は無い	バルーンカテーテルを抜去したため，トイレによる排泄が可能となる．術後，ベッド上安静だったが，腸音が聴取できたので，腸蠕動運動が低下していないことが判断できる． ┌─────────────┐ 　外陰部に裂傷は無いが，腹部に創傷があるため腹圧をかけることが困難である．そのため便秘になる可能性がある． └─────────────┘ 〈有効な助言！〉　*good!* 腹式帝王切開術後の腹筋と排便を促す腹圧のアセスメントが出来ています

ケース10：反復帝王切開術後の経産婦の看護アセスメント（2）

対　象　者			学年番号			氏　　名	H・T

カテゴリー		受け持ち1日目の情報（産褥1日目）	アセスメント
生理的機能様式	活動と休息	・独歩，室内歩行可能 ・睡眠：22時〜6時（8時間） ・立ち上がり時，疼痛なし，立位保持可能 ・下肢痺れ無し ・硬膜外麻酔により疼痛コントロール中	3人目の出産であり，帝王切開を施術したため，後陣痛が前回よりも強いと考えられ，さらに創部の疼痛もあると思われる．疼痛コントロールは硬膜外麻酔によって行われているが，時折痛みを感じている．そのため，硬膜外麻酔抜去後の歩行や睡眠への影響がないか，観察していく必要がある．
	保　　護	・清拭1回／日実施．硬膜外麻酔抜去後，シャワー浴開始予定 ・乳頭トラブル：乳頭亀裂や陥没乳頭なし ・帝王切開術後の創部の出血・炎症など今は見られない	腹部に創傷があるため，そこから感染しないように清潔を保つことが大切である．しかし，疼痛コントロールのため，硬膜外麻酔を実施しているので，清潔は清拭によって保たれている．そのため，創部からの感染に注意していく必要がある． 　乳頭に亀裂や疼痛の出現あれば，乳頭保護や保湿を行う必要があり，セルフケアが出来るように説明をしていく必要がある．
		〈有効な助言！〉 　自己概念で自己のボディイメージの関連したアセスメントを追加!!	今後帝王切開術後の瘢痕化が生じることともあるので観察が必要となる
	感　　覚	・硬膜外麻酔により，後陣痛・術後疼痛が抑制されている ・モルヒネ塩酸塩使用中 　副作用：便秘・悪心・嘔吐・口渇・発汗・不安・不穏・発疹・掻痒感・眠気・眩暈・血圧変動	産褥2日目に硬膜外麻酔抜去のため，その後の疼痛に対して経過観察を十分に行う． 　一般的に経産婦の後陣痛は初産婦よりも強く痛みも感じられる．さらに帝王切開術による出産のため後陣痛や創部痛もある．痛みは硬膜外麻酔にてコントロールされているため抑制されているが，子宮復古を促すため，早期離床し，体を動かしてもらう必要がある．硬膜外麻酔による副作用の観察を行う必要がある．
	体液と電解質	・下肢の浮腫はみられない ・ソルデム3A 500mℓ・強力ネオミノファーゲンP 20mℓ　輸液中 　副作用：過敏症（発疹・掻痒感）・血清K値低下・血圧上昇・全身倦怠感・頭痛・発熱・熱感	輸液中であるため，体液量の管理，電解質の維持ができている．そのため，浮腫などの体液量異常による症状は出現していない． 　点滴の様々な副作用の可能性があるので観察は必要である．

ケース10：反復帝王切開術後の経産婦の看護アセスメント（3）

対　象　者		学年番号		氏　　　名	H・T

カテゴリー		受け持ち1日目の情報（産褥1日目）	アセスメント
生理的機能様式	神経学的機能	・意識レベルは正常であり，問題はない ・硬膜外麻酔を使用中である．下肢のしびれ，感覚の左右差は現在のところなし	現在は意識清明であるため，問題はない． 　硬膜外麻酔使用中のため，下肢の運動可動域の低下，感覚麻痺，しびれ等の有無はADLの拡大に支障がないか観察することが必要と考える．
	内分泌	・悪露：Lサイズパッドに小量，色は赤色．悪臭なし ・子宮底の高さ：臍下1横指で，子宮の硬度良好．後陣痛あるが自制内 ・母乳分泌あり 　乳管開通　右→7〜8本 　　　　　　左→5〜6本開通 　乳房の張りや緊満感はなし ・乳房タイプ：Ⅱb　乳頭突出 ・乳汁：透明水様．やや粘稠（初乳） 　成分→ビタミンD/A/K/E　葉酸 　　　　たんぱく質（ラクトフェリニン，アルギニン，ミネラル<Ca・Na・Fe>） 　　　　脂質（DHA，免疫グロブリン，オリゴ糖）	子宮底の高さは産褥日数に応じた経日的経過である．帝王切開術による出産のため，経日的変化よりゆっくりとした経過をたどるので細かな観察を要する．しかし，子宮が収縮しているなら問題ないと考える． 　悪露の量・色・臭いも経日的経過で順調である．帝王切開術後は経腟分娩より子宮収縮がゆっくりであるため，今後も経過観察の必要がある． 　母乳分泌は見られるが少量．児の吸啜刺激により，オキシトシンが下垂体後葉から分泌されることにより，乳汁分泌・子宮収縮が促進されると考えられる．授乳時には吸啜状態の観察，指導を進めて行く．
	自己概念様式	「お腹（手術部位）の痛みと後陣痛は以前よりも痛くない．」 ┌─────────────────┐ ｜　帝王切開術後の創部切開については｜ ｜未だ述べられていない　　　　　　　｜ └─────────────────┘ バースプランより 　「驚きとうれしさ，両方ありました．不安の中にもうれしさが大きかったです．この妊娠を知る3ヶ月前に流産をしていたので，赤ちゃんが戻ってきてくれたという喜びが大きかったと思います．」と記録されている	・今回，創部痛と後陣痛の痛みが少ないのはモルヒネ塩酸塩という麻薬で疼痛コントロールしていた． ・三人目を出産することに計画的であったことが考えられる．流産を経験し不安が大きかったが，今回は，喜びが大きいと思われる． 〈有効な助言！〉 **good!** 　身体的自己のマイナーな捉え方を傾聴して理解を示すケアが大切です

ケース10：反復帝王切開術後の経産婦の看護アセスメント（4）

対　象　者		学年番号		氏　　　名	H・T
カテゴリー	受け持ち1日目の情報（産褥1日目）		アセスメント		
役割機能様式	・職業は保育士であり（現在はやめている），母親・妻・娘としての役割がある ・乳頭が突出しているため児が吸啜しやすい ・「吸っていると児が寝てしまう」 ・新生児の上に第一子（女児6歳）・第二子（男児3歳）がいるため，授乳の手技は良好 ・授乳中，児が褥婦の顔を注視していた ・帝王切開をして創部や後陣痛・母体疲労があるにもかかわらず，育児行動の授乳をしようと強い希望がある		・授乳前に乳頭マッサージを行い，乳管開通状況，乳汁分泌の状態を観察する. ・授乳中，児が時折，傾眠してしまうため，頬を触れるなどの刺激を与えながら授乳していた. 児が寝ていると授乳がしにくくなる. しっかりと児を起こして吸啜を促し，乳首をラッチオンが出来，吸啜出来ているので，今は問題はないと考えられる. ・授乳時，児に対して声掛けなど愛着行動がみられ，母親役割は形成されていると考えられる. 〈有効な助言！〉　good! 　母の母性の役割について情報収集が出来ています		
相互依存様式	・退院後は実家で1ヵ月ほど里帰りする ・入院の間は父母に長女（6歳）・長男（3歳）の面倒をみてもらっており，夫は頻回に面会に来るなど協力的である ・「上のお姉ちゃんは大丈夫そうだが，私が帰ればお兄ちゃん（3歳）はわたしにべったりになりそう」 ・「夫が育児手伝うよ，上の子たちをお風呂に入れるよと言ってくれている.」と母親が話していた ・母子健康手帳の使用方法，保健所の利用，子育て支援については「上の子たちで利用していたので今回も利用するつもりです.」と話された		・実父母は協力的である. あまり心配ないと考える. ・夫も育児に協力をしようとする表現もあり，父親も育児や家事の協力を図っていくことは大切である. ・長男（3歳）がまだ小さいので甘えてくる可能性あり. しかし，これは退行現象なので子どもの反応として見られることがあると説明し，子どもの反応や行動等見ていくことは大切である. ・退院後は，今後の家族からの支援を考えていくことと地域の子ども支援の把握や保健所などの活用，地域の自治体からの情報等も随時みていくような保健指導が必要である. ・社会資源の利用について，一か月健診の勧め，予防接種のスケジュールや，保健所の利用，ファミリーサポートの活用などの情報提供も勧めていかなければならない.		

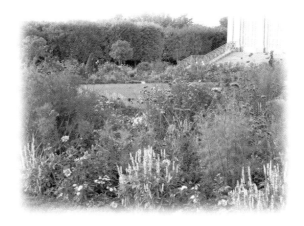

Ⅳ　関連図

情報関連図　　　　令和　　　年　　　月　　　日

実習病棟		受持氏名	

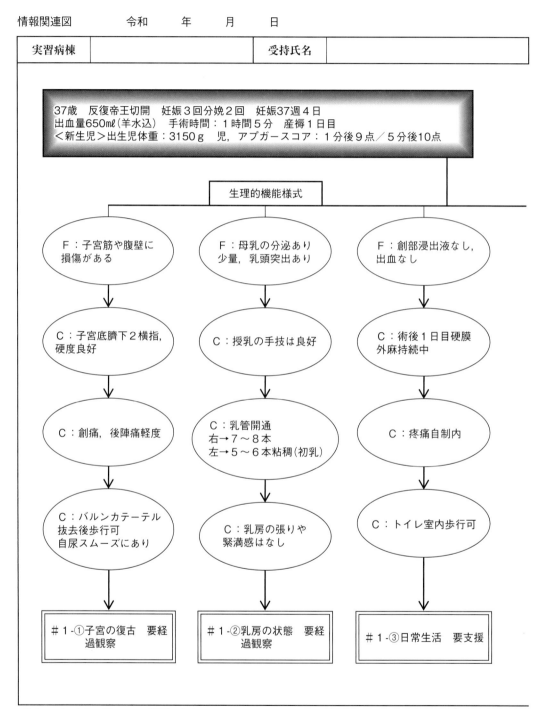

37歳　反復帝王切開　妊娠3回分娩2回　妊娠37週4日
出血量650㎖（羊水込）　手術時間：1時間5分　産褥1日目
＜新生児＞出生児体重：3150g　児，アプガースコア：1分後9点／5分後10点

生理的機能様式

F：子宮筋や腹壁に損傷がある

F：母乳の分泌あり少量，乳頭突出あり

F：創部浸出液なし，出血なし

C：子宮底臍下2横指，硬度良好

C：授乳の手技は良好

C：術後1日目硬膜外麻持続中

C：創痛，後陣痛軽度

C：乳管開通
右→7～8本
左→5～6本粘稠（初乳）

C：疼痛自制内

C：バルンカテーテル抜去後歩行可
自尿スムーズにあり

C：乳房の張りや緊満感はなし

C：トイレ室内歩行可

＃1-①子宮の復古　要経過観察

＃1-②乳房の状態　要経過観察

＃1-③日常生活　要支援

備考　1）適応は□で囲み（□：肯定的反応，□：非効果的反応，[ ]：予測反応），日付と＃順位を明記（追加適応と＃順位の変更時には日付を明記）
　　　2）適応につながる行動は○で囲む．現在（受持ち当日）の第一行動アセスメントが中心．適応に関連する過去の行動や他者（新生児，家族）行動は区別して明記．

ケース 10：反復帝王切開術後の経産婦の看護アセスメント

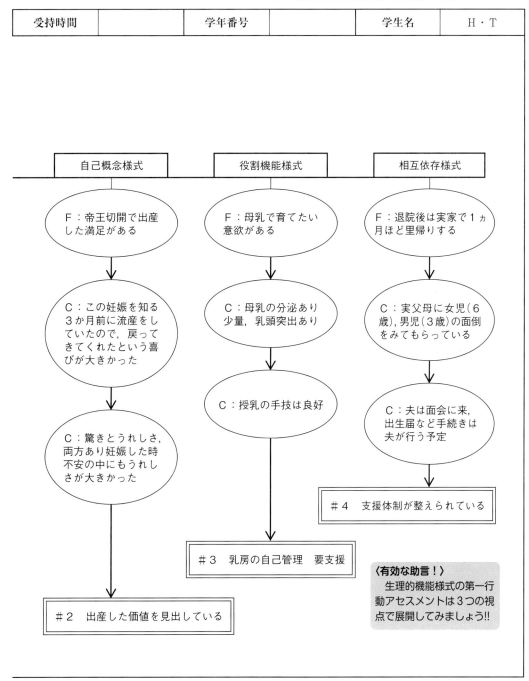

| 受持時間 | | 学年番号 | | 学生名 | H・T |

自己概念様式

F：帝王切開で出産した満足がある

↓

C：この妊娠を知る3か月前に流産をしていたので，戻ってきてくれたという喜びが大きかった

↓

C：驚きとうれしさ，両方あり妊娠した時不安の中にもうれしさが大きかった

↓

#2　出産した価値を見出している

役割機能様式

F：母乳で育てたい意欲がある

↓

C：母乳の分泌あり少量，乳頭突出あり

↓

C：授乳の手技は良好

↓

#3　乳房の自己管理　要支援

相互依存様式

F：退院後は実家で1ヵ月ほど里帰りする

↓

C：実父母に女児（6歳），男児（3歳）の面倒をみてもらっている

↓

C：夫は面会に来，出生届など手続きは夫が行う予定

↓

#4　支援体制が整えられている

〈有効な助言！〉
生理的機能様式の第一行動アセスメントは3つの視点で展開してみましょう!!

備考　3）刺激には記号（F：焦点刺激，C：関連刺激，R：残存刺激）を明記
　　　4）関連は矢印で明記．実線矢印（→）から適応へ．介入しなかった場合に予測される反応を適応から点線矢印（⤍）で明記.

V　アセスメント＆プランニングシート

ケース10　アセスメント＆プランニングシート：生理的機能様式の展開

行　動	理論根拠	看護診断	目　標	介　入
【刺激は関連図に記入すること】 ○月　○日 （産褥2日目） 帝王切開術後 2日目 F：子宮筋や腹壁筋に損傷がある C：排便はまだ見られない C：排尿1日に7～8回 C：トイレ歩行可能 R：日常生活動作での創部痛や後陣痛などで制限されることの苦痛	帝王切開は，正常分娩（経腟分娩）に比べて，退行性変化の進行が緩やかである． 　正常分娩では分娩直後から児が母親の乳頭の吸啜を試みることがあり授乳によって促進される． 　帝王切開の場合，早期の授乳が困難であるため，子宮収縮の開始が緩やかである． ┌─────┐ │分娩や帝王切│ │開術等の手術操│ │作に伴う血管内│ │皮の損傷，特に│ │帝王切開術では│ │深部静脈血栓症│ │の発生頻度が高│ │いことが指摘さ│ │れている．│ └─────┘ **good!** 〈有効な助言！〉 　理論的根拠理解できています	＃1 帝王切開術後の子宮復古要経過観察	**短期（short）** 　早期離床を促し身の回りのセルフケアができる **長期（long）** 　ADLの拡大がはかれ創部が治癒する	＜OP＞ ①バイタルサイン ②創部の状態，発赤，腫脹，疼痛 ③子宮底の高さ，硬度 ④後陣痛の有無 ⑤創部痛の有無 ⑥悪露　色，量，臭い，混入物 ⑦排泄（便尿）回数・排ガスの有無 ⑧食事摂取量 ⑨検査データのチェック　WBC，CRP，肝/腎機能，尿検査 ⑩内服状況を確認する ⑪ADLの観察 　身の回りのセルフケア，動作中の苦痛の観察，早期離床の程度，産褥体操の実践状況． ＜TP＞ ①鎮痛剤使用の際は医師の指示を確認し正確に投与する．効果の観察を行う． ②産褥体操の可能部分を説明． ③首をゆっくり回す． ④肩は腕をゆっくり回す． ⑤足の屈伸運動をする． ＜EP＞ ①体動時は創部の保護をする． ②転倒の危険性を説明する． ③産褥体操の効果を説明する．

対象者		学年番号		氏　名	H・T

介入結果	評　価
・体温：36.7℃，呼吸：21回／分，脈拍：81回／分，BP：122/74mmHg ・創部は浸出液および出血なし．発赤腫脹なし，疼痛鎮痛剤で自制内である． ・子宮の高さ，臍下1横指．硬度良好． ・後陣痛あるが自制内である．悪露は赤色でSサイズパッドに多めの量，凝血塊なし，臭気なし． ・排泄状況，便回数0回／日，尿回数7回／日，排ガスあり，腹部膨満感なし，腸蠕動は良好に聴取可であった． ・食事量は半分くらい摂取した． ・WBC 12010，RBC 378，CRP1.5Hb 10.5g/dℓ，Ht 32.7%．肝機能，腎機能，尿蛋白正常範囲である． ・内服薬は食後に正確に服用していた． ・母親のADLの自立は室内及びトイレ歩行は出来る．体動時に創部痛があるため，授乳は安全の保持と授乳がスムーズに行えるように介助し，短時間（左右5分以内）で行った．産褥体操は，深呼吸，足首の運動や肩甲骨を回す等できる部分を進んで実践された．徐々にできる範囲を広げるよう説明した．	・バイタルサインは産褥熱もなく血圧も安定している． ・創部は良好に経過していると考える． ・産褥2日目臍下1横指，硬度良好 ・悪露異常，腹痛，下腹痛等がみられないことから子宮内感染，産褥熱の可能性は低いと考え問題はないようである． ・子宮収縮は帝王切開の創部があるため遅れる可能性がある． ・排泄はスムーズで手術後2日目では良好である．数日後には排便の確認し，イレウスの予防に努める必要がある． ・食事量は現在半分であるが，疲労が回復されると食事量は増加すると考える． ・産褥体操は少しずつ本人の意思で実行されているので評価できる．今後もマイナートラブルの予防・軽減することは効果的である． ┌──────────────────┐ ・早期離床により血液循環を改善し血栓や静脈瘤の予防につながっており，ADLの拡大ができている． └──────────────────┘ ・授乳がスムーズに出来るように授乳クッションや楽な姿勢を工夫している．セルフケア能力が高まり適応していると今日の時点で評価する．

〈有効な助言！〉　**good!**
帝王切開後の早期離床の意義・大切さを追加

ケース10　アセスメント＆プランニングシートシート（8－A）：生理的機能様式の展開（1）

行　動	介　入
○月　○日 （産褥3日目） 帝王切開術後3日目 F：子宮底臍下2横指　硬度良好 C：悪露は赤色で少量，血塊なし C：後陣痛軽度 R：帝王切開による術後の体力消耗	生理的機能様式・子宮復古要支援 前日のOP，TP，EPに追加 ＜OP＞ ①バイタルサイン ②創部の状況，後陣痛の程度　疼痛の程度 ③排泄の状況　回数　量 ④食事摂取量 ⑤内服状況 ＜TP＞ ①産褥体操を一緒にできるところを勧める ②深呼吸 ③首を回す ④肩を回す ⑤足首のストレッチ ＜EP＞ ①子宮圧迫を防ぐため，排尿は3～4時間に1回程度，排便は2日に1回程度排泄できるように指導する. ┌─────────────────────────┐ ②上行感染を予防するため，トイレへ行った際，ナプキンを毎回交換し，前→後ろの方向に沿って清拭し，清潔を保持するセルフケアを指導する. └─────────────────────────┘ ③体動時は創部を保護するように気を付け，転落および転倒の危険性を説明する. ④産褥体操の効果を説明する. 　・子宮復古の促進 　・乳汁分泌の促進 　・姿勢の是正 　・血液循環を改善し血栓や静脈瘤の予防 　・気分爽快にしてストレスを緩和する作用がある

対 象 者		学年番号		氏　　名	H・T

介入結果	評　価
・T：36.6℃　P：70/分　BP：128/60mmHg ・創部は体動時以外，軽減している．「少し痛む」という． ・産褥子宮底臍下2横指，硬度良好．悪露は赤色で少量，混入物なし． ・後陣痛軽度「触ると痛い」と言う． ・排尿はスムーズに出来ており授乳のたびにトイレに行くようにされている．排便は術後3日目に自力で排便できたという． ・食事は昨日までよりも摂取できており軟菜全粥を全量摂取できた． ・服薬は自己管理できており子宮収縮剤，鎮痛剤等も定期的に内服できている． ・産褥体操は引き続き行っている様子，足首のストレッチと首と肩を回していた． 〈有効な助言！〉 　その他の上行感染の予防で，ビデの活用など，看護計画も追加!!	・バイタルサインは産褥熱もなく血圧も安定している． ・創部は治癒傾向にありADLの拡大は順調であるようだ． ・後陣痛に関しては，経産婦であるが触ると軽度の疼痛である．疼痛の増強はなく軽減していると評価する．薬は効果的にコントロールされていると評価できる． ・産後の子宮収縮は帝王切開であるが子宮底は臍下2横指で経日的に復古していると考えられる． ・排泄はスムーズに出来ている． ・全粥となり，食事量が増えているので，術後3日目の分娩後の母体疲労は回復している． ・産褥体操は実践されている．今後体調に合わせて項目を増やしてよいと考える．

ケース 10　アセスメント＆プランニングシート：自己概念様式の展開（1）

行　　動	理論根拠	看護診断	目　　標	介　　入
【刺激は関連図に記入すること】 ○月　○日 （産褥2日目） 帝王切開術後 　　　2日目 F：帝王切開で出産した満足感がある C：驚きとうれしさ，両方あるが，妊娠を知りうれしさが大きかった C：この妊娠を知る3か月前に流産をしていたので，児が戻ってきたという喜びが大きかった R：三人目の出産によって，ボディイメージの変化，身体的イメージの損傷，瘢痕化する不安がある	ルービンのステージでは受容期であり基本的欲求の満たすことに関心が向き出産の体験を振り返る時期である． 　分娩レビューでは「三人三様のいろんな出産を経験し，みんな元気に過ごせているのが嬉しい，これで良かった」と話している．対象は自分の理想と現実の出産のあり方との思いのずれはなく，自己概念の一致について確認することが必要である． 　児の出生によって解放感と母親となった喜びを覚え，産声がそれをより一層高め満足感を得ることが出来る． 　帝王切開で出産した喜びを増やし価値を見出していくことで，新生児と上の子たちの関わりを通して母性性を高めると考えられる．	＃2 帝王切開で出産した価値を見出している	短期（short） 　早期に児と接触して母性性を高める 長期（long） 　三人を出産し自己一致の理想に近づくことが出来る	＜ＯＰ＞ ①出産育児に対して肯定的否定的な発言がないかなど観察． ②新生児に対して積極的に育児行動をしているかどうか（授乳，おむつ交換，積極的に抱っこする等）． ＜ＴＰ＞ ①育児行動に対する不安の表出が出来，その不安が軽減できるように傾聴する ②育児行動に対して自信が持てるような声掛けをする． ③どのようなバースプランであったか聞く． ④出産したレビューを聞く． ＜ＥＰ＞ ①育児行動などで不安や疑問があれば相談するように説明する． ②三人の子どもの性格や特徴を捉え一人の人間として接することと説明する． ・帝王切開した新生児の生理的現象を少しずつ説明していく． ・一カ月健診までの赤ちゃんの発達について．

対 象 者		学年番号		氏　　名	H・T

介入結果	評　価
・笑顔の表出がある．児に対して積極的に声掛けをしている様子が伺えた． ・授乳も時間通りに来られ，積極的におむつ交換を行っている． ・児を見つめ母とのアイコンタクトがなされている． ・夫が面会に来られ「産んでくれて，ありがとうと言ってくれた」と喜んで話された． ・バースプランより，流産した経験があり，今回の妊娠で継続できるかどうかの不安はあったが満期産で出産できたことの喜びがありました．今回は帝王切開が決まっています．お産の当日は夫に上の子どもたちを見てもらい，みんなで赤ちゃんを見てもらいたいです．と記録されていた． ・出産レビューから，「三人三様のいろんな出産を経験出来たけど，やっぱりみんな元気に過ごせているのが嬉しいから，これで良かったと思っています．お産後のお腹は痛いですけどね．」と話された． ・上の子たちへのかかわりについて，新生児より重いので座って抱っこをするように勧めた．	・育児行動に対しては三人目ということもありスムーズに出来ている． ・（妊娠の継続及び出産に対する）不安もあったが喜びも大きいとのことで出産は肯定的に受け止めておられると考えられる． ・夫が妻に対するいたわりや愛情が感じられる．新しい家族を喜んでいる様子が良くわかる． ・反復帝王切開をしてよかったと実感されていることは，現在肯定的に捉えることが出来ており帝王切開での出産した価値を見出していくことにつながると考えた． ・出産したことで自分自身を誇らしく満足感を持っているようだ． ・バースプランからは，新しい家族を迎えるためのイメージを形成されている様子． ・出産に対してはいろいろな出産を経験したようであり，どのお産も肯定的に受け止めておられ，新しい家族の形成を行いつつある．今回の妊娠から分娩に至る経過は心理的にも安定していると評価する． ・この褥婦の自己概念は身体的自己と個人的自己が一致し適応していると評価できる． 〈有効な助言！〉 　帝王切開後の後陣痛と創部痛の痛みについてボディイメージの変化や思いを追加!!

ケース10　アセスメント＆プランニングシート：役割機能様式の展開（1）

行　動	理論根拠	看護診断	目　標	介　入
【刺激は関連図に記入すること】 ○月　○日 （産褥2日目） 帝王切開術後 　　2日目 F：母乳で育てたい意欲がある C：乳頭突出あり，乳管，右→7〜8本，左→5〜6本開通あり．粘稠（初乳） C：授乳の手技は良好 C：母乳の分泌あり少量，乳房の張りや緊満感はなし R：吸綴回数が増えると乳頭トラブルを起こす可能性	帝王切開後の産褥1日目の乳汁分泌は一般的には少ないがこの褥婦は乳頭突出し分泌は経日的である． 　帝王切開2日目ではベッドサイドに寄り添って授乳・哺乳への援助を行っており今後初乳から移行乳への2〜3日間は母親と児にとって重要な時期と言える． 　したがってマッサージを行い乳頭のトラブルを回避出来るセルフケア能力を高めることは必要である． 　ルービンの母親役割行動の適応過程では保持期に値し母乳への意欲は強く児のお世話をしようとしている．	#3 帝王切開後の乳房の自己管理要支援	短期（short） 　授乳しやすい抱き方や姿勢を工夫し授乳がスムーズにできる 長期（long） 　乳房の変化や授乳方針に応じた乳房の手当が出来る	＜OP＞ ①授乳量（母乳，ミルク） ②授乳時の姿勢，抱き方 ③授乳時の児への声掛け ④授乳時の表情　反応 ⑤児の吸啜の様子 ⑥乳房の状態（緊満感，熱感，疼痛，発赤） ⑦乳頭の状態（硬さ，伸展性，痂疲，亀裂） ⑧乳管開通状態（左右の開口数，太さ，分泌の程度） ＜TP＞ ①授乳前乳管開通，乳房マッサージを行う． ②授乳時は抱き方の工夫をする（縦抱き，横抱き，クッション，足台を使う等） ③ラッチオンが出来ているか確認し，出来ていない場合は，手を添えて支持する． ＜EP＞ ①授乳時は授乳用クッションや枕等の使用し安楽な体位の工夫をする．（縦抱き，添い寝，添え乳） ②授乳技術は母親の体調や児の様子に応じてスタッフと相談できるようにする． ③乳首のトラブル予防について説明する．

対　象　者		学年番号		氏　　名	H・T

介入結果	評　　価
・児への声掛けや抱き方等は落ち着いて出来ている．児に会えることを楽しみにしていたと言う． ・児は吸啜出来ているが母乳量の増加は見られなかった． ・授乳時はクッションを使い創部を保護するような姿勢を取り，縦抱きをされていた． ・乳房の緊満・発赤熱感疼痛なし．乳頭に進展具合も良く硬さは柔らかい開通も良好で分泌初乳であり乳首を圧迫してにじむ程度である． ・現在乳首のトラブルはないが，頻回授乳になると，乳首の亀裂や疼痛が出現しトラブルの可能性があるので，解消方法について説明した． ・児の吸啜は良好で，母乳量は 0 g，ミルクは20 mℓ飲めた．	・児への関わり方は落ち着いておりスムーズに授乳されている．授乳行動は適応している． ・現在は乳房緊満感や変化は少ないが，乳房の緊満感出現と乳汁分泌はこれから分泌されていく可能性があるので，今後は，随時適した乳房ケアを行うために適した方法を褥婦とともに考えていくことが大切である． ・今後も乳輪乳頭マッサージを行ってから直母を行うことで母乳の分泌は促進され増加すると考えられる． ・今後の児の吸啜状態を観察と乳房のセルフケアが出来るように計画の追加が必要である． ┌─────────────────┐ ・帝王切開術後2日目で創部をかばいながら児を抱っこしているので転倒に注意していく．経日的に徐々に後陣痛や創部痛が緩和されていくと考えられセルフケア能力が高まり適応していると評価できる． └─────────────────┘ 〈有効な助言！〉 good! 　帝王切開後のリスク管理に基づいた評価が大切です

ケース10　アセスメント＆プランニングシート：相互依存様式の展開（1）

行　動	理論根拠	看護診断	目　標	介　入
【刺激は関連図に記入すること】 ○月　○日 （産褥2日目） 帝王切開術後 　　　2日目 F：里帰り分娩であり退院後は1か月ほど実家で生活する C：実母に長女6歳，長男3歳の面倒をみてもらっている C：専業主婦であるが夫は育児にも協力的また面会も来られている C：出生届や新生児の保険加入などは夫が行う予定である R：里帰り中に実父母が育児介入が強いと新しい家族形成が遅れることも考えられる	退院直後は褥婦自身の健康状態の回復が十分でないため，家事労働と育児を担当するのは負担が大きい．里帰りを計画しており実父母や夫のサポートが必要となる． 　そのために協力者の存在は多大であり，退院後は実家で過ごし実父母の協力を得る予定である． 　新生児訪問や社会資源の活用や近隣の小児科医を探す等の相談相手になるソーシャルサポートの利用や育児支援に関する情報を提供や入手する方法を知らせることも必要である．	＃4 支援体制が整えられている	短期（short） 　入院中に支援体制が整理ででき日常生活へのイメージが出来る 長期（long） 　家族の再構成と役割機能の変更を受け入れ適応できる	＜OP＞ ①族の面会の状況 　上の子（6歳児と3歳児）の様子を知る ②本人の発言 ③家族の話し方，表情 ④家庭での生活習慣 ＜TP＞ ①実父母たちがどのように協力をしてもらえるのか，具体的に知り確認する．食事，洗濯，掃除，買い物等 ②子どもたち（6歳児と3歳児）のお世話，保育園や幼稚園などの送迎 ＜EP＞ ①地域の子育て支援サービスについての説明，保健所，住所のある地域の自治体の子育て支援センターについて紹介する． ②新生児訪問の説明をする． ③母子健康手帳，出生届，保険の加入，子どもの医療証，予防接種等について説明をする． ④育児について相談できることを伝える．（病院で相談，保健所の利用，電話相談等の利用など） ⑤上の子たちにそれぞれ，かかわる時間を持つようにする．

対 象 者		学年番号		氏 名	H・T

介入結果	評 価

介入結果：
・退院後一か月は実家で暮らすこととなっており実母は了承されている.
・入院の間は父母に長女（6歳），長男（3歳）の面倒をみてもらっており，夫は面会に来られている.
・「上のお姉ちゃんは大丈夫そうだが私が帰ればお兄ちゃん（3歳）はわたしにべったりになりそう」や「赤ちゃんのお風呂は私が入れたいなあ」と話している.
・「夫が上の子たちを連れて面会に来てくれた.」うれしそうな表情であった.

・面会時には褥婦と夫と新しい役割分担等を話し合っている.

〈有効な助言！〉 *good!*
　新しい家族役割に着目した介入が大切です

・また「夫の実家へは，退院して一か月後に行く」という.夫の実家には，どうしても気を使うと話される.
・夫は日ごろより協力的であり，休みの日には子どもたちの面倒を見ていると話される.

評価：
・実父母，夫も協力的であり退院後の育児支援はあまり心配ないと考える.

・お兄ちゃん（3歳）がまだ小さいので甘えている可能性あり.しかし，これは退行現象なので甘えてきても子どもの反応として見られることを説明し，上の子たちへのかかわり方を一緒に考えていくことも必要である.

・実母には遠慮なく頼みごとができる様子であり，実家の家族との関係性は良好であると思われる.
・母親の家事育児等の負担が軽減されるように，継続して夫や家族の協力を得，具体的にしていく必要がある.

・実家でのサポート体制は整えられているようすである.

・母子健康手帳の利用方法や保健所やファミリーサポート等の社会資源の活用方法を説明していくことは大切である.

・出生届や保険加入等の関係法規の手続きは夫が行う予定であり，新しい家族の受け入れと褥婦と夫の役割は家族の相互に新しい家族の受け入れに適応していると評価する.

〈有効な助言！〉 *good!*
　社会資源，関係法規に基づいた評価を学ぶことも大切です

Ⅵ　学習課題　*ケース理解のために，次の学習課題に着目してみましょう！

①帝王切開術後の合併症とその予防について説明してみましょう．

②帝王切開術後の早期離床の利点と援助について説明してみましょう．

③帝王切開術後の授乳の介助の方法について説明しましょう．

④深部静脈血栓症および肺血栓塞栓症について説明してみましょう．

第2章　引用参考文献
ケース1
1）久須美真紀，他（2021）分娩の経過，森恵美著者代表，系統看護学講座　専門分野Ⅱ　母性看護学各論　母性看護学2　第14版，医学書院，p209
2）久須美真紀，他（2021）分娩の要素，森恵美著者代表，系統看護学講座　専門分野Ⅱ　母性看護学各論　母性看護学2　第14版，医学書院，p196
3）金井誠（2022）胎児心拍数陣痛図による胎児機能の評価，小林康江・中込さと子・荒木奈緒編，ナーシング・グラフィカ　母性看護学2　母性看護の実践　第2版，メディカ出版，p183

ケース2
1）亀井良政，他（2021）妊娠疾患，森恵美著者代表，系統看護学講座　専門分野Ⅱ　母性看護学各論　母性看護学2　第14版，医学書院，p403

ケース3
1）佐世正勝・石村由利子編集（2012）ウエルネスからみた母性看護過程　第2版＋病態関連図，医学書院，p599
2）森恵美著者代表（2019）専門分野Ⅱ　母性看護学各論　母性看護学2　第13版，医学書院，p262
3）佐世正勝・石村由利子編集（2012）ウエルネスからみた母性看護過程　第2版＋病態関連図，医学書院，p825
4）竹内正人編著（2013）帝王切開のすべて　助産師だからこそ知っておきたい術前・術後の管理とケアの実践，メディカ出版
5）北川眞理子・内山和美編（2020）今日の助産　改訂第4版，マタニティサイクルの助産診断・実践過程，南江堂
6）佐世正勝・石村由利子編（2012）ウエルネスからみた母性看護過程　第2版＋病態関連図，医学書院，p500
7）森恵美著者代表（2019）専門分野Ⅱ　母性看護学各論　母性看護学2　第13版，医学書院，p432
8）横尾京子・中込さと子編（2016）母性看護実践の基本　ナーシンググラフィカ　母性看護学(1)，メディカ出版，p214-217
9）江藤宏美責任編集（2020）助産師基礎教育テキスト6　産褥期のケア　新生児期・乳幼児期のケア，日本看護協会出版会，p52

ケース4
1）北川眞理子他編（2020）今日の助産　改訂第4版，マタニティサイクルの助産診断・実践過程，南江堂，p962-963
2）佐世正勝他編集（2012）ウエルネスからみた母性看護過程＋病態関連図，第2版，医学書院，p851-853
3）森恵美著他（2019）母性看護学各論　母性看護学②，第13版，医学書院，p291

ケース5
1）北川眞理子他編（2020）今日の助産　改訂第4版，マタニティサイクルの助産診断・実践過程，南江堂，p965-967
2）井上裕美監修他（2010）病気がみえる　産科，第2版，vol.10，MEDIC MEDIA，p329
3）佐世正勝他編集（2012）ウエルネスからみた母性看護過程＋病態関連図，第2版，医学書院，p828
4）森恵美著他（2019）母性看護学各論　母性看護学②，第13版，医学書院，p264-265
5）横尾京子他編集（2016）ナーシンググラフィカ　母性看護学①　母性看護実践の基本，メディカ出版，p210-213

ケース6

1）エリザベット・ラウル著，松永昭訳（1988）ソフロロジー式分娩教育，メディカ出版，pp15-21

2）宇津野博（2004）母乳育児と立ち会い分娩と父親の育児参加，ペリネイタルケア 23(12)，pp14-15

3）松下明美・内藤直子（2006）分娩I期におけるリラクゼーション反応からみた温罨法の効果，日本助産学会 19(3)，pp102-103

4）鎌田久子・宮里和子他（1990）日本人の子産み・子育て，勁草書房，pp138-184

5）前原澄子（1986）夫立ち会い分娩を助産婦としてどう受け止めるか，助産婦雑誌 40(8)，pp648-655

6）Karvonen MJ. et al.（1957）The effects of training on heart rate．Ann Med Exp Biol Fenn 35(3)，pp307-315

7）内藤直子（1957）夫立ち会い出産の助産学的意義－相対心拍数を指標として－，日本助産学会誌 8，pp11-22

8）Robson SC et al.（1987）Cardiac output during labour. British Medical Journal 295，pp1169-1172

9）内藤直子（1997）相対心拍率からの産婦のリラックス度の簡易判定法に関する検討，保健の科学 36，pp651-659

10）内藤直子（1997）女性とメンタルケア，武谷雄二編，新女性医学大系 11 リプロダクティブヘルス，中山書店，pp62-88

11）田中泰博（1994）周産期運動療法の実際，メディカ出版，p83

12）武谷雄二・前原澄子編（1996）助産学講座 6 助産診断・技術学II，医学書院，pp207-230

13）武谷雄二・前原澄子編（1996）前掲書

14）Melzack R, Taenzer P, et al.（1981）Labour is still painful after prepared childbirth training, Can Med Assoc J. 125，pp357-363

15）R. メルザック・P.D. ウォール共著，中村嘉男監訳（1986）痛みへの挑戦，誠信書房

16）柳田尚（1993）臨床疼痛学，日本看護協会出版会，pp105-139

17）我部山キヨ子(1981)痛み質問紙の開発 McGill Pain Questionnaire(MPQ)作成と検証，看護研究 28(2)，pp133-363

18）Klaus MH, Kennell JH, 竹内徹訳（1985）親と子のきずな，医学書院，pp31-188

19）竹内徹訳（1996）マザリング・ザ・マザー，メディカ出版，pp37-59

20）内藤直子（1997）前掲書

21）鈴木恵理子・小野浩美他（2008）助産院で出産した母親のバースプランと出産満足感の研究，香川母性衛生学会誌 8(1)，pp13-24

22）新道幸恵・和田サヨ子（1992）母性への心理社会的側面と看護ケア，医学書院，pp141-143

23）東野妙子・原愛由美（2003）マニュアルを活用した「出産体験の振り返り」の分析，聖母女子短期大学紀要 16，pp13-24

24）Yukiko Matsushita, Naoko Naitoh（2007）-Survey Bacteria Identification and QOL of Women Treatment with Premature Birth after Washing Their Genital Area with Green Tea, The XV International Congress of The International Society of Psychosmatic Obstetrics and Gynecology, p195

25）Jean Watson, 1992, 稲岡文昭, 稲岡光子監訳（2003）NURSING: Human Science and Human Care: A Theory of Nursing, 医学書院，p45

26）Sherill Nones Cronin, Barbara Harrison（1988）Importance of nurse caring behaviors as perceived by patients after myocardial infarction, HEART&LUNG 17(4)，pp374-380

27）佐原玉恵・内藤直子（2010）Caring Behaviors Assessment Tool 日本語版（CBA－J）の信頼性・妥当性と活用に関する研究－分娩期の女性のケアに焦点をあてて－，家族看護学研究 15(3)，pp47-54

28）内藤直子（1997）前掲書

ケース7

1）我部山キヨ子他編，水野克己・水野紀子著（2008）助産師のためのフィジカルイグザミネーション，

医学書院，p104

2）我部山キヨ子他編，石村由利子著（2007）助産診断・技術学Ⅱ（助産学講座6），医学書院，p164

3）森恵美代著，工藤美子著（2008）母性看護学各論－褥婦のアセスメント，医学書院，p290

4）宮崎和子監，河野洋子著（2002）母性Ⅰ（改訂版）妊娠経過の把握，中央法規出版，p64

5）森恵美代著，工藤美子著（2008）前掲書，p307

6）武谷雄二他編（1997）助産診断・技術学Ⅱ（助産学講座6），医学書院，p233

7）我部山キヨ子他編（2007）前掲書，p261

8）森恵美代著，工藤美子著（2008）前掲書，p306

9）佐々木睦子他（2009）0～3歳児を持つ専業母親と就労母親のパートナーへのぞむ内容，日本母性看護学会誌9(1)，pp37-45

10）内藤直子（2000）地域における子育て支援活動，ペリネイタルケア19(2)，pp24-33

ケース8

1）内藤直子，山崎峰夫他（2000）低出生体重児とその家族への援助－カンガルーケアの文献的検討－，奈良県母性衛生学会雑誌13(1)，pp26-28

2）Gene Cranston Anderson（1989）"SKIN TO SHIN-KANGAROO CARE" in Western Europe，American Journal of Nursing 5，pp662-666

3）エドガー・レイ，ヘスター・マーチン（1988）Mother Kangaroo－A Light of Hope，ビデオ14分，ユニセフ

4）Richard de Leeuw（1986）The kangaroo Method，V Raagbah，A Quarterly for Development Workers 14(4)，pp50-58

5）Richard de Leeuw（1987）When you are Born too soon Kangaroo method，ビデオ35分

6）城下利香，内藤直子（2010）カンガルーケア体験した母親の辛さから嬉しさへの気もちの変容，徳島文理大学研究紀要80，pp27-35

7）カンガルーケア・ガイドライン ワーキンググループ編（2010）根拠と総意に基づくカンガルーケア・ガイドライン 普及版，制作　メディカ出版，発行　国際母子保健研究所

8）村本淳子他編，古田祐子他著（2005）周産期ナーシング，正常な産褥，ヌーヴェルヒロカワ，pp162-171

9）クラウス／ケネル著，竹内徹他訳（1985）親と子のきずな，医学書院，pp85-137

10）John Bowlby/ 黒田実郎他訳（1986）ATTACHMENT AND LOSS，母子関係の理論 ①愛着行動，岩崎学術出版社，pp176-252

11）植村裕子，内藤直子（2005）出産から育児期へ過渡期における母親意識の研究－夫の育児協力による影響の比較－，香川県立保健医療大学紀要2(1)，pp69-77

12）Naomi Hibara，Naoko Naitoh（2008）Affirmative and Negative Thoughts of Japsnese Women under Long-term Sterility Treatment，International Confederation of Midwives（ICM 28th），p73，Glasgow

13）横尾京子，中込さと子（2015）母性看護実践の基本 ナーシング・グラフィカ 母性看護学(1)，メディカ出版　pp240-241

ケース9

1）高橋真理他編，上澤悦子著（2006）女性のライフサイクルとナーシング－不妊とヘルスケア，ヌーヴェルヒロカワ，p203

2）厚生労働省Webサイト（2006）第1回 特定不妊治療費助成事業の効果的・効率的な運用に関する検討会 https://www.mhlw.go.jp/content/2006__10__txt__s1018-4.txt（2022.3.25アクセス）

3）厚生労働省Webサイト（2007）第3回 特定不妊治療費助成事業の効果的・効率的な運用に関する検討会 https://www.mhlw.go.jp/content/2006__10__txt__s1018-4.txt（2022.3.25アクセス）

4）森恵美 代著，坂上明子著（2008）母性看護学各論－不妊治療を受けている女性の心理・社会的特徴，医学書院，p29-31

5）粟井京子，内藤直子（2009）不妊女性のナラティブ（語り）による不妊体験の感情変化とビリーフの研究，香川大学看護学雑誌 13(1)，pp55-65

6）森恵美代著，豊田長康著（2008）母性看護学各論－ハイリスク妊娠，医学書院，p319

7）森恵美代著，大月恵理子（2008）母性看護学各論－高年妊婦の看護，医学書院，p348

8）松木光子監訳，江本愛子訳（2002）ザ・ロイ適応看護モデル－自己概念－集団アイデンティティ様式，医学書院，pp368-372

9）新道幸恵他（1990）母性の心理社会的側面と看護ケア－産・褥婦の非嘆作業－出産の「プロセス振り返り」，医学書院，pp66-68

10）藤本薫他（2006）育児生活のコーチングが褥婦の情緒的側面に及ぼす影響，日本女性心身医学会雑誌，11(3)，pp243-249

11）田中和子（2007）育児適応に影響を与える要因の検討，母性衛生 47(4)，pp554-562

ケース 10

1）我部山キヨ子，武谷雄二編（2007）助産学講座7，助産診断学・技術学Ⅱ〔分娩期・産褥期〕，医学書院，p355

2）竹内正人，斎藤晴香他著（2013）帝王切開のすべて 助産師だから知っておきたい術前・術後の管理とケアの実践，ペリネイタルケア 通巻415，pp184-187

3）村本淳子，高橋真理編（2011）ウィメンズヘルスナーシング 周産期ナーシング 第2版，ヌーヴェルヒロカワ，p198

4）村本淳子，東野妙子他編（2006）母性看護学1 妊娠・分娩，医歯薬出版，p36

5）横尾京子，中込さと子（2013）ナーシング・グラフィカ 母性看護学② 母性看護技術，メディカ出版，p114-115

6）村越毅，加藤智子編（2012）本当に知りたかった技とコツ 産科の必須主義ベスト58，ペリネイタルケア 通巻407

第 3 章

ゴードン一看護モデルを応用した
小児看護過程の5事例

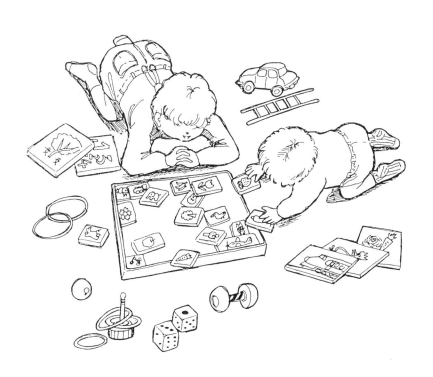

小児看護学の5事例の一覧表

事例	ゴードンの機能的健康パターンの様式	対象	アセスメントのキーワード		事例の看護テーマ
1	機能不全パターン，潜在的機能不全パターン	こども・家族	・周手術期の看護 ・学童期 ・不安・ストレス ・術後合併症	・周手術期の看護 ・入院・手術に対する不安 ・術後合併症(出血)，急性疼痛，感染リスク ・コーピング・ストレス耐性	・扁桃摘出術の計画入院・手術の事例展開により，初めての入院，手術に対する不安やストレスへの看護，術後合併症予防のための退院後の生活指導（プレパレーションの活用）
2	機能不全パターン，潜在的機能不全パターン	こども・家族	・薬物療法（ステロイド療法）時の看護 ・幼児期後期 ・薬物の副作用 ・食事・活動等日常生活制限	・長期薬物等継続療法時の看護 ・ストレスコーピング ・保健行動，自己健康管理	・ネフローゼ症候群の事例展開により，ステロイド療法，食事，活動制限などの看護 ・発達に応じた患児と家族の病気理解と受容を促す保健行動や自己健康管理への援助
3	機能不全パターン，潜在的機能不全パターン	こども・家族	・急性期の看護 ・乳児期 ・乳児特有の感染症 ・母親の不安	・乳児期の急性症状の急激な変化と家族への看護 ・家族の困惑と不安，自責の念	・急性胃腸炎の事例展開により，嘔吐・下痢による脱水，電解質バランス異常への看護 ・入院付き添いによる疲労，家族の役割の変化と葛藤 ・自己健康管理及び感染防止行動
4	機能不全パターン，潜在的機能不全パターン	こども・家族	・急性期の看護 ・乳児期 ・合併症	・急性期の看護 ・乳児期の患児と家族への看護 ・予後への不安の軽減	川崎病の事例展開により，急性期の苦痛の緩和と合併症に関する異常の早期発見と退院指導
5	機能不全パターン，潜在的機能不全パターン	こども・家族	・慢性期の看護 ・学童期 ・呼吸困難 ・喘息発作	・呼吸困難時の看護 ・慢性期の継続看護 ・学童期の患児と家族への看護	小児気管支喘息の事例展開により，継続看護として，健康管理・治療計画管理面への看護

口蓋扁桃肥大，アデノイド増殖症

学びのポイント

・ 口蓋扁桃肥大，アデノイド増殖症による扁桃摘出術・アデノイド（咽頭扁桃）切除術を受ける小児の病態生理，主要症状，術前・術後，退院後の看護の要点

　「口蓋扁桃肥大，アデノイド増殖症による扁桃摘出術・アデノイド（咽頭扁桃）切除術」の看護過程の展開をする．看護過程に必要な基礎的知識として病態生理，病因，診断・検査，治療，麻酔・手術，術後合併症，退院指導までを理解し活用する．どのような臨床場面にも応用できるとされるゴードンの11の機能的健康パターンに基づくデータガイドの枠組みで展開する．

Ⅰ　事例理解の知識とナビ

　口蓋扁桃（以下，「扁桃」とする）肥大は，睡眠時の呼吸障害やいびきが大きく，集中力低下，高熱を出し風邪をひきやすいといわれる．また中耳炎や副鼻腔炎を反復しやすく，腎炎等の原因となることもある．アデノイドは10歳を過ぎると徐々に小さくなといわれているが，成長に最も重要な時期にアデノイドの高度な増殖により鼻閉・口呼吸・いびき・滲出性中耳炎による難聴をきたすこともあり，アデノイドは，扁桃炎を起こした際に抗生剤で治療しながら扁桃肥大やアデノイドの縮小を待つ場合もあるが，上記合併症を繰り返す場合は手術適応となる．

1．病態生理

　扁桃が肥大する要因として，感染や個々の免疫能や素因・遺伝，加齢，内分泌，環境，薬物などの影響がある．扁桃陰窩には種々の連鎖球菌やインフルエンザ菌，肺炎球菌が常時存在し扁桃はいわゆる細菌のリザーバであり感染の場となる．その一方で様々な上気道感染症の起炎菌に対する粘膜免疫応答によって上気道感染を防御する役割もある．このような均衡が失われると扁桃炎が発症し，過剰な免疫応答によって扁桃肥大が起こり，自己抗体の産生によって IgA 腎症などの病巣感染がもたらされる．このような病的状態が扁桃摘出術の適応となる[1]．

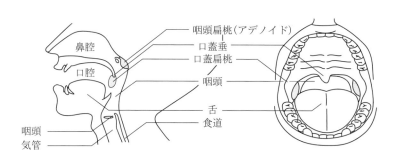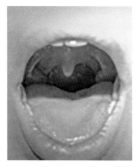

図3-1-1　口腔咽頭扁桃横断面と口腔内図

［出典：横浜 中川駅前クリニック Web サイト，小児のアデノイド・扁桃摘出術（睡眠時無呼吸症候群）[2)]］

2．病因

　扁桃は，4～5歳で増殖しはじめ7～8歳でピークに達し以後委縮していく．アデノイドは3～5歳頃から増殖しはじめ，5～6歳でピークに達する．以後次第に委縮し，思春期以降に通常退縮する．扁桃やアデノイド肥大により扁桃炎，中耳炎，副鼻腔炎や睡眠時の呼吸障害が起こりやすくなる．扁桃炎の原因微生物としてはA群β型溶血連鎖球菌が最も一般的で，グラム陰性菌，アデノウイルス，インフルエンザウイルス，エコーウイルス，コクサッキーウイルス，EBウイルスなどがある．

3．診断・検査

　扁桃肥大は，マッケンジーの分類（Ⅰ度～Ⅲ度）が広く用いられている．肥大で最も困るのは，アデノイド肥大と同様に睡眠時無呼吸症候群の併発で，睡眠時に舌根沈下とともに扁桃が咽頭口を閉塞しいびきや無呼吸を起こす．また，固形物の通過障害をきたし，食事量が少ない子どもも診断対象となる．細菌検査では溶血連鎖球菌が検出され，それの身体に対する影響をみる血液検査ASOが高値の場合も手術適応となる．また，腎炎と診断されない場合にも血尿や蛋白尿が出ている場合も手術適応とされている．

　病巣感染が疑われる場合は，扁桃誘発テスト（扁桃をマッサージして刺激をし，その前後で体温・血液・尿の変化を見る）が陽性の場合も手術適応が良いとされている．

4．治療

　扁桃摘出術・アデノイド（咽頭扁桃）切除術が行われる．

5．全身麻酔

　全身麻酔は，無意識，筋弛緩，除痛，有害反射の抑制で，麻酔薬，鎮痛薬，筋弛緩薬等の薬剤を組み合わせ麻酔状態を作り出し手術が行われる．手術が安全に行われるために，術前，術中，術後の看護が重要になり，以下の内容のチェック管理が必要になる．

1）術前ラウンド評価

・　子どもは感冒などの感染症に罹患しやすいため，感染症のはじめや治りかけに手術をすると，

呼吸器合併症を起こしやすい為，急性上気道炎の有無，伝染性疾患（耳下腺炎，麻疹，水痘，手足口病），発熱の有無，嘔吐や下痢の有無に注意をする．さらに予防接種の有無，動揺歯の確認，アレルギー，けいれん，外傷その他全身状態，検査データ，既往歴などのチェックを行う必要がある．

2）麻酔医からの指示の確認・施行

① 麻酔前投与⇒体重により指示薬剤量が異なるため，用法，用量等十分注意する．

② 絶飲食と術前輸液⇒小児は脱水に注意する（一般的に，清澄水で2時間，母乳で4時間，人工乳・牛乳で6時間程度が目安とされている）．

・ 手術当日⇒最終絶食，最終飲水時間と量の確認

・ 点滴の有無と輸液製剤，投与速度の確認

・ 前投薬の量と時間の確認

・ 手術室への移送時間と場所の確認

3）術後の指示の確認・施行

・ 麻酔覚醒状況のチェック（意識の有無，筋弛緩の回復状態，痛みの有無，深呼吸状態）

・ 術後指示（酵素，輸液指示，疼痛時の指示，経口摂取内容の指示，安静度，出血時の指示と連絡）

6．手術

1）アデノイド切除術の適応

① 高度の肥大があり，鼻閉をおこし，口呼吸が著しいもの．

② 反復性中耳炎，難治性の滲出性中耳炎を併発するもの（アデノイドは最近が多数存在し，中耳炎の起炎菌の供給源として重視されている）．

③ いびき，無呼吸，昼間の傾眠を示すもの（睡眠時無呼吸症候群，小児の夜泣きや夜尿の原因にもなる）．

扁桃はもともと外からの細菌・ウイルスが体内に入るのを防ぐところで，扁桃を切除すると身体が弱くなり，感染など免疫に重要な役割があるため，できるだけ4歳以上に手術をするようにしているが，腎臓や呼吸器系，循環器系への影響，及び成長に重大な障害となる場合は，3歳頃でも手術を行うことがある．

手術時期は，アデノイドや口蓋扁桃が大きくなる時期，小学校入学前の4～6歳が多い傾向にある．睡眠時無呼吸症候群の症状が著しいときは，2～3歳でも手術適応となる．口蓋扁桃摘出術とアデノイド切除術にはそれぞれ独立した適応があるが，小児においてはこれらの2つの手術が同時に行われることが多い．

2）扁桃摘出術

全身麻酔で行い，開口器で大きく口を開き，電気メスなどの器具を用いて口蓋扁桃を摘出する．出血の際は，血管を焼く，糸で縛るなどして止血し，出血が無いことを確認して，手術が終了する．翌日から，創面はだんだんと白くなっていき，いわゆるかさぶた（痂皮）のようなものが形成されていく．この時に不自然に痂皮がはがれたりすると出血する場合がある[3]．

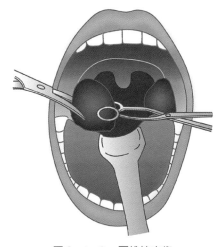

図3-1-2　扁桃摘出術

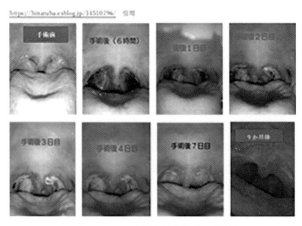

図3-1-3　扁桃摘出術後の経過

［出典：blogふふふな毎日（2011投稿）扁桃摘出手術[3]］

3）アデノイド切除術

　アデノイド切除術は，全身麻酔下で口に中より鏡を見ながら切除・止血をするため，術後の出血の危険性以外の問題はほとんどない．アデノイド切除術と扁桃摘出術を合わせても手術時間は1時間以内で終了し，入院期間は1週間ほどである．手術により口呼吸は数日間で改善するが，中耳炎・副鼻腔炎はアデノイドだけが原因ではないため，退院後も外来治療の必要がある[3]．

4）術後合併症

① 　出血：唾液に血が混ざる程度の出血は自然に薄まってくることが多いが，出血量が多い場合は，再度全身麻酔をかけて再手術になる可能性がある．大量の出血は手術直後と手術1週間後に見られやすい．

② 　咽頭痛：術後の咽頭痛がひどい場合には，適宜鎮痛剤を使用する．時間経過と共に，痛みは和らぐ．

③ 　口角炎・口内炎：開口器で大きく口を開くため，口角が切れたり，また，舌を長時間抑えるため，口内炎や舌の違和感が出現することがある．いずれも，時間経過と共に改善していくが，小児は訴えが十分とはいえないため，看護師が注意深く観察し，症状悪化を早期に発見する必要がある[3]．

7．手術前日，手術当日，手術直後，術後1日から退院のかかわりのポイント

1）手術前日

・　手術の承諾を得る⇒インフォームド・コンセント，インフォームド・アセント

・　手術オリエンテーション，状態の把握とケア（観察），食事の調整

2）手術当日

・　手術室への移送⇒手術承諾書，移送方法，家族の待機場所の確認，状態の把握とケア，術後部屋の準備

3）術直後

術後ベッド作成

- 病室の準備⇒モニター類，酸素吸入，吸引器，カテーテル等一式，ベッドの保温，点滴台等の準備
- 手術室からの移送：安全確保，状態の把握とケア，術後合併手の予防，痛みの強さの評価方法（フェイススケールの活用）

4）術後1日から退院

- 状態の把握とケア，回復期：子どもの状況に合わせ早期離床，術前の情報のアセスメントから子どもの生活を整える[5]．

表3－1－1　術前から術後，退院までの経過処置・看護

	入院～手術前日	手術当日	術後1日	術後2日	術後3日	術後5日	術後7日（退院）
治療・処置	名前，生年月日リストバンド装着	点滴，術後3～5時間酸素吸入，鎮痛剤（坐薬）	坐薬1日3回可，内服の鎮痛剤開始，外来診察				出血なければ退院
安静度	院内自由	ベッド上安静	歩行可				
食事	普通食	術前絶食術後許可があれば水分可	朝食から流動食	3分粥食	5分粥食	全粥食	全粥食
清潔	入浴	術後歯磨きは指示後術後の唾液はのみこまない	口腔の清潔（イソジンでの口腔内うがい⇒ガラガラうがい禁止）清拭		出血なければシャワー可		出血なければ入浴可
排泄	トイレ可	歩行できればトイレ可					

［出典：京都桂病院Webサイト（2012）扁桃腺摘出術を受ける方の入院診療計画書[6]，県立広島病院Webサイト（2018）扁桃摘出術の入院から退院までの流れ[7]］

　術後は，創部痛，出血，創部の腫脹等により呼吸状態が悪化する可能性があるため，バイタルサイン測定，分泌物の観察，出血防止，疼痛の緩和を図る．術後1～4時間は出血の可能性が高い為，局所の安静と氷頸による冷罨法を施行する．咳や努責も咽頭に力が加わり出血を引き起こす原因となるため注意するように小児や家族に説明する．また，術後は唾液に出血が混ざっているため，飲み込むと嘔気や嘔吐につながるため，飲み込まないようにティッシュでふき取るように説明する．小児は痛みや苦痛，異常を言葉で表現することができにくい為，看護師は小児の些細な変化にも注意を向けておく必要がある．さらに，術後の咽頭痛，嚥下痛のため，食事摂取量が低下するが，鎮痛剤を適切に使いできるだけ摂取できるように摂取しやすいものを励ましながら進めていく[8]．

8．退院後の生活指導

1）受診

- 定期的な受診が必要であり，指示された日には必ず受診する．

2）食事

- 創部を保護するため，退院後少なくとも1週間は，柔らかいものを摂取するようにする．固い食べ物，焼き肉，スナック菓子，刺激物，酢の物，かんきつ類，炭酸飲料，熱いもの，麺類をすすったり，飴，ガムなどは食べないように注意する．
- 便通を整え，努責を避けるように注意する．

3）出血予防のため，医師の許可があるまで激しい運動や長時間の入浴などは避ける．

4）発熱や出血があった場合はすぐに受診をするように説明し，緊急時の連絡先の確認をしておく．

5）通園・通学

- 退院後2～3日は自宅療養が進められるが，個人差があり傷の状態によるため主治医と相談する．

Ⅱ　ケースの紹介

◇　Aちゃん，女児，4歳6か月（幼稚園児）

◇　主訴：睡眠時無呼吸症候群　扁桃肥大，アデノイド増殖症

　　診断名：扁桃肥大，アデノイド増殖症　睡眠時無呼吸症候群で扁桃摘出術とアデノイド切除術目的で入院となる．

◇　生育歴

・39週5日の正常分娩．出生時体重3100ｇ，定頸4か月，お座り8か月，歩行14か月　母乳栄養　特に発達面で問題なし．

◇　既往歴

・入院・経験無し（中耳炎や副鼻腔炎，腎炎等の既往も無し）

・予防接種：この時期までに実施すべきものはすべて終了

・アレルギー無し

◇　入院までの経過

・1歳頃からよく熱発し，咽頭炎・扁桃炎と診断され解熱剤と抗生剤による治療，イソジンによるうがいを繰り返していた．最近はいびきが特に大きく，呼吸も苦しそうなため医師に相談すると，「睡眠時無呼吸症候群の検査をしましょう」といわれ，検査結果で睡眠時無呼吸症候群の診断も追加され，手術目的で入院となる．

◇　手術決定時の検査所見

・身長104cm　体重16kg　体温37.0℃　脈拍100/分　呼吸28/分　血圧108〜56mmHg

・血液検査：WBC 8700/μL，RBC 480×104/μL，TP 7.1ｇ/dL，PLT 32（×10^4/μL），Alb 4.0ｇ/dL，Hb13.5mg/dL，AST20U/L，ALT12U/L，BUN12mg/dL，出血時間2分Duke法，PT10秒，APTT35秒，CRP 0.3mg/dL，尿検査：異常なし

・静脈血ガス分析：pH 7.4，PO$_2$ 98ｍｍHg，pCO$_2$ 40.2mmHg

・胸部X線検査：異常なし．

◇　家族構成

　　父親は38歳，会社員，母親35歳，コンビニでパートタイム．兄は6歳（小1）である．父方の祖父母が近くに住んでいるため，パートで遅い日や忙しい日はAちゃんと兄は預けられることもある．

◇　既往歴

　　1歳過ぎ頃から頻繁に熱を出し小児科を受診し，口蓋扁桃肥大，アデノイドを指摘されて解熱剤と抗生剤，うがい薬の治療を繰り返していた．

◇　家族歴

　　父親，母親，兄も健康である．

◇　入院前の生活

　　Aちゃんは熱が出ない時は活発な女の子で，幼稚園も大好きだった．家では甘えん坊で，着替えなどが自分でできることでも，母親に手伝ってもらうこともあるが，褒められると頑張っ

て自分でしていた．食事前の手洗い，食前・食後の挨拶ができ，食事は自立している．好き嫌いが激しく，肉，揚げ物，ポテトチップスなどのスナック菓子が大好きで野菜が苦手である．睡眠は平均9時間，7時頃起床，9時半に就寝し，普段は兄と両親とそれぞれ別に寝ているが，時々両親と一緒に寝るときがある．幼稚園は9時から午後2時，帰宅後は母親が帰宅するまで祖父母と過ごす．生活習慣は，毎日入浴，歯磨き1日2回（朝・夜），歯磨きは時々忘れ母親に促され最後仕上げ磨きをしてもらっている．衣服の着替え，排泄は自立しており，排尿は1日7～8回程度，排便は2～3日1回で便秘気味である．

◇　入院時の状況

　Aちゃんは不安そうな表情でしっかりと母親の手を握っていた．看護師が「Aちゃん，今日は病院に何をしに来たのかな」と尋ねると，「手術をしに来たの」と返答する．母親は怖がるからと手術についての具体的な説明はしていない．母親は「大丈夫よ」と言いながらも，同様に不安そうな表情をしている．

　入院する部屋は個室．

　入院後ネームバンド装着，計画手術のため，午後から術前訪問や手術の説明が予定されている．【麻酔医の指示】夕食はふつう通りで23時以降固形物は禁，手術当日は，朝6時30分にお茶またはスポーツドリンク，ＯＳ-1等150mL可．前投薬無し．

　清潔は入浴と就寝前は口腔内の清潔に留意する．

　Aちゃんと母親にも手術の流れや術後の注意点について説明をするが，Aちゃんにはプレパレーションを用いての説明を行う．

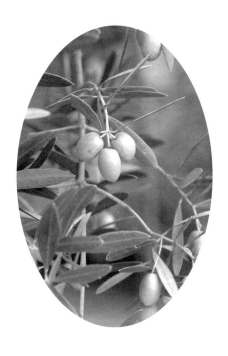

Ⅲ　ワークシート

＊ワークシートで臨床推論・看護判断につながるアセスメント力のみえる化にトライしましょう！

ワークシート①：術前の子どもと家族の反応は？

・Aちゃんと家族は，初めての入院と手術ということで，どんな反応をしましたか？
・Aちゃんが一番いい状態で全身麻酔での手術に臨むために必要なことは？

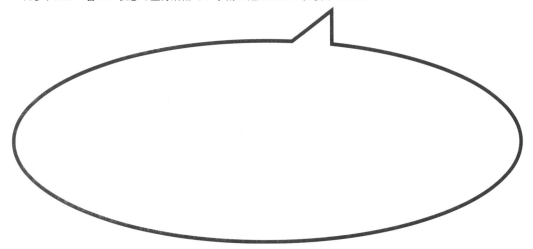

ワークシート⑤：手術や全身麻酔などの侵襲が患児とその家族への影響で重要なケアは？

（　）に発達に関係する語句を入れてみよう！

＊子どもにとって侵襲の強い手術や術後の疼痛などに対して，できるだけ苦痛を軽減し，頑張ったことに対しては十分ほめて子どもの（　　　　　　）や（　　　　　　　　　　）が得られるようにかかわる．

ワークシート③：術後合併症には何がありますか？　優先順位は？

・扁桃摘出術はどんな術式で，回復過程はどうですか？
・創部痛はどうですか？

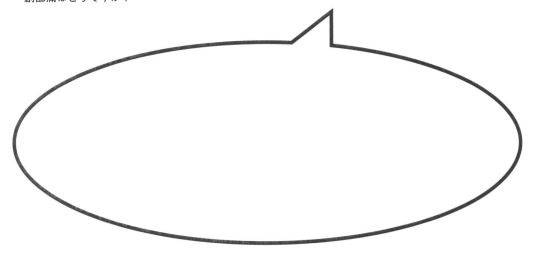

ワークシート②：発達段階に応じた対応は？

・Aちゃん，４歳６か月女児（幼稚園児）に，手術や術後の説明を本人と家族に十分理解できるようにするにはどうしますか？

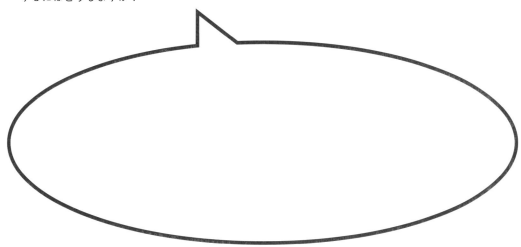

＊他にも考えてみよう．
　　その1（　　　　　　　　　　　　　　　　　　　　　　　　　　　　　）
　　その2（　　　　　　　　　　　　　　　　　　　　　　　　　　　　　）

ワークシート④：術後の食事・安静度・清潔等の回復過程は？

・食事はいつから可能でしたか？注意点はどんなことがありますか？
・安静度や清潔についての注意点は？

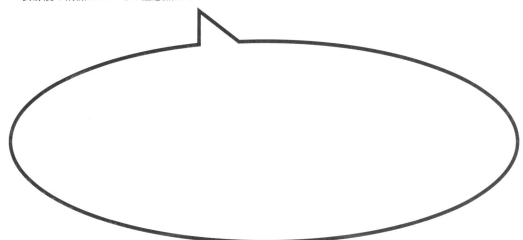

Ⅳ　ゴードンの機能的健康パターンに基づく情報の収集と整理

項　　目	情報の収集と整理
	Aちゃん，女児，4歳6か月（幼稚園児） 診断名：扁桃肥大，アデノイド増殖症，睡眠時無呼吸症候群
健康知覚・ 健康管理	・39週5日の正常分娩．出生時体重3100g，定頸4か月，お座り8か月，歩行14か月　母乳栄養で，特に発達面で問題なし． ・診断名は扁桃肥大，アデノイド増殖症　睡眠時無呼吸症候群で扁桃摘出術とアデノイド切除術目的で入院となる． ・入院・既往歴　無し（中耳炎や副鼻腔炎，腎炎等の既往も無し）． ・予防接種：この時期までのすべて終了 ・アレルギー　無し ・入院までの経過は，1歳頃からよく熱発し，受診時に「喉が腫れていますね」といわれ解熱剤と抗生剤の処方があり，イソジンによるうがいを繰り返していた． ・最近はいびきが特に大きく，呼吸も苦しそうなため医師に相談すると，「睡眠時無呼吸症候群もあるかもしれませんので検査をしましょう」と言われた． ・検査結果で，睡眠時無呼吸症候群の診断も追加され，手術目的で入院となる． ・胸部X線検査：異常なし．
栄養・代謝	・食事は自立しているが，好き嫌いが激しく，肉，揚げ物，ポテトチップスなどのスナック菓子が大好きで野菜が苦手，食事の時いつも野菜をよけるが，野菜が入ったギョウザやお好み焼きは食べられる． ・身長104cm　体重16kg ・体温37.0℃　脈拍100/分・血液検査：WBC 8700/μL，RBC 480×104/μL，TP 7.1g/dL，PLT 32（×10^4/μL），Alb 4.0g/dL，Hb13.5mg/dL，AST20U/L，ALT12U/L，BUN12mg/dL，出血時間2分，PT10秒，APTT35秒　CRP 0.3mg/dL ・入院当日，夕食はふつう通りで23時以降固形物は禁，手術当日は朝6時30分にお茶またはスポーツドリンク，ＯＳ-1等150mL可．前投薬無し．
排泄	・排泄は自立している． ・排尿は1日7～8回程度，排便は2～3日1回で便秘気味である．
活動・運動	・呼吸28/分　血圧108～56mmHg ・静脈血ガス分析：pH 7.4，PO$_2$ 98mmHg，PCO$_2$ 40.2mmHg ・Aちゃんは熱が出ない時は活発な女の子で，幼稚園も大好きだった． ・家では甘えん坊で，着替えやなどが自分でできることでも，母親に手伝ってもらうこともあるが，褒められると頑張って自分でしていた． ・食事前の手洗いは促すとできる．食前・食後の挨拶はできる． ・幼稚園は9時から午後2時，帰宅後は母親が帰宅するまで祖父母と過ごす． ・生活習慣に関して，毎日入浴，歯磨き1日2回（朝・夜），歯磨きは時々忘れ母親に促され最後仕上げ磨きをしてもらっている． ・衣服の着替えは自立している． ・手術前日の清潔は，入浴と就寝前は口腔内の清潔に留意する．
睡眠・休憩	・入院する部屋は個室． ・睡眠は平均9時間，7時頃起床している． ・普段は兄と両親とそれぞれ別に寝ているが，時々両親と一緒に寝るときがある．

項　　目	情報の収集と整理
認知・知覚	・看護師が「Aちゃん，今日は病院に何をしに来たのかな」と尋ねると，「手術をしに来たの」と返答する．
自己知覚・自己概念	・入院時，Aちゃんは不安そうな表情でしっかりと母親の手を握っていた． ・母親は怖がるからと手術についての具体的な説明はしていない． ・母親は「大丈夫よ」と言いながらも同様に不安そうな表情をしている．
役割・関係	・父親は38歳，会社員，母親35歳，コンビニでパートタイム． ・兄は6歳（小1）である． ・父方の祖父母が近くに住んでいるため，パートで遅い日や忙しい日はAちゃんと兄は預けられることもある．
コーピング・ストレス耐性	・既往歴で発熱はあるが特に入院経験もない． ・扁桃肥大，アデノイド増殖症，睡眠時無呼吸症候群で口蓋扁桃摘出術とアデノイド切除術目的で入院． ・入院後ネームバンド装着，計画手術のため，午後から術前訪問や手術の説明が予定されている． ・術後は輸液療法，酸素療法，モニター類装着など行動が制限される． ・母親は「大丈夫よ」と言いながらも同様に不安そうな表情をしている

*「性・生殖」，「価値・信念」に関する情報は特になし

〈有効な助言！〉 good!
子どもだけでなく，母親が抱えている不安に関する情報収集も大切です．

V　情報の分析・解釈，統合から看護問題・看護診断の抽出

情報（分析・解釈）	統合・推論・看護判断から 看護問題・看護診断の抽出へ
＜健康知覚・健康管理＞ 　Aちゃん，女児，4か6か月（幼稚園児），39週5日の正常分娩．出生時体重3,100ｇ，定頸4か月，お座り8か月，歩行14か月　母乳栄養で，特に発達面で問題なし．予防接種はこの時期までのすべて終了している（B型肝炎，ロタウイル，ヒブ，小児用開園球菌，四種混合，BCG，MR，水痘，おたふくかぜ，日本脳炎）．アレルギーも無く問題はない． 　診断名は，扁桃肥大，アデノイド増殖症　睡眠時無呼吸症候群で口蓋扁桃摘出術とアデノイド切除術目的で入院となる．既往歴で発熱はあるが特に入院経験も，中耳炎や副鼻腔炎，腎炎等の既往もない．入院までの経過は，1歳頃からよく発熱し，受診時に「喉が腫れていますね」と言われ解熱剤と抗生剤，イソジンによるうがいを繰り返していた．最近はいびきが特に大きく，呼吸も苦しそうなため医師に相談すると，「睡眠時無呼吸症候群もあるかもしれませんので検査をしましょう」と言われた．検査結果で，睡眠時無呼吸症候群の診断も追加され，手術目的で入院となる． 　手術決定時の胸部X線検査：基準値であり予定通り手術が行われることが予測される． 　入院時に看護師から入院の理由を尋ねられると患児は「手術をしに来たの」と返答する．しかし発達段階で入院経験や手術が今回初めての経験になるため，手術や治療，術後経過等の理解が難しく，創部痛や術後処置，行動制限，院後の注意点などの説明が必要になる． 　Aちゃんと母親の理解を促すために，発達段階に応じた説明方法としてプレパレーションを用いて，痛みには痛みスケールを用いるなどで家族も含めわかりやすい説明が必要である． **＜栄養・代謝＞** 　身長104cm　体重16kgで，カウプ指数も四捨五入で15であるのため評価は基準範囲内ぎりぎりである． 　食事は自立しているが，好き嫌いが激しく，肉，揚げ物，ポテトチップスなどのスナック菓子が大好きで野菜が苦手，食事の時いつも野菜をよけるという情報がある．Aちゃんの術後は出血リスクがあるため，術後約2週間は柔らかい食事形態で，刺激物や固い食べ物は食べないように注意する必要がある．しかし肉，揚げ物，ポテトチップスなどが好きな食べ物のため，食べることがないように注意深	4歳6か月児はPiaget, Jによる認知発達段階では前操作段階であり，病気を全体的で感覚的な現象として受け止めるが，手術や治療の必要性を十分に理解することができない時期である． 　また，記憶の発達も進む時期だが，Aちゃんは過去に入院・手術をした経験がなく，それらが何をするのか分からず想像できないと考えられる．入院時に看護師から入院の理由を尋ねられると「手術をしに来たの」と返答したが不安そうな表情でしっかりと母親の手を握っていたことからも，入院や手術に対するかなり強い不安が存在すると考えられる． 　母親は怖がるからと手術についてAちゃんに具体的な説明はしていない．母親は「大丈夫よ」と言いながらも同様に不安そうな表情をしている． 　母親の不安そうな表情や，Aちゃんにとっての強い不安は，術後の疼痛を増強させる要因にもなるため，術前の看護として，発達に応じた手術に関する説明が患児と家族に必要といえる． 　**上記の統合内容から，術前の看護問題として＃1　初めての入院・手術による不安が考えられる（看護診断：不安）が抽出される．** 　Aちゃんにとって初めての入院・手術であり，術後は，創部痛，出血，創部の腫脹等により，呼吸状態が悪化する可能性などについての知識は，Aちゃん，母親ともに殆んどないといえる． 　したがって術後はバイタルサイン測定，分泌物の観察，出血防止，疼痛の緩和を十分に図る必要がある． 　また術後1〜4時間は出血の可能性が高い為，局所の安静と氷頸による冷罨法を施行し，咳や努責も咽頭に力が加わり出血を引き起こす原因となるため注意深い観察が

情報（分析・解釈）	統合・推論・看護判断から 看護問題・看護診断の抽出へ
く観察し，もし出血などの緊急事態が出現した時の対処方法を伝えることが必要である．	必要である．

情報（分析・解釈）	統合・推論・看護判断から 看護問題・看護診断の抽出へ
く観察し，もし出血などの緊急事態が出現した時の対処方法を伝えることが必要である． 　入院当日（手術前夜），夕食はふつう通り23時以降は固形物は禁，手術当日は朝６時30分にお茶またはスポーツドリンク，ＯＳ-１等150mL可能で，前投薬の指示はないので，麻酔科の医師の指示を守り，手術に対する不安が少なく予定通り行うことができるように支援する． ＜活動・運動＞ 　入院時の呼吸28/分　血圧108〜56mmHg，静脈血ガス分析：pH 7.4，PO_2 98mmHg，PCO_2 40.2mmHgで問題は無い．Aちゃんは熱が出ない時は活発な女の子で，幼稚園も大好きだったことや，家では，甘えん坊で着替えやなどが自分でできることでも，母親に手伝ってもらうこともあるが，褒められると頑張って自分でしていたということから，術後は痛みや点滴など苦痛や自由に動くことができないことなどから，苦痛やストレスが予測される． ・食事前の手洗いは促すとできる．食前・食後の挨拶はできる． ・幼稚園は９時から午後２時，帰宅後は母親が帰宅するまで祖父母と過ごす． ・生活習慣に関して，毎日入浴，歯磨き１日２回（朝・夜），歯磨きは時々忘れ，母親に促され最後仕上げ磨きをしてもらっている． ・衣服の着替えは自立している． ・手術前日の清潔は，入浴と就寝前は口腔内の清潔に留意する． ＜睡眠・休憩＞ ・個室入院．手術に対する不安が考えられる． ・術後は疼痛や輸液療法，モニター装着，必要時酸素療法などによる体動制限から，十分な休息は取れないことが予測される． ＜認知・知覚＞ ・入院に対しては「手術をしにきた」と答えてはいるが具体的に理解はしていない． ＜役割・関係＞ ・父親は38歳，会社員，母親35歳，コンビニでパートタイム． ・兄は６歳（小１）である．	必要である． 　術後は唾液に出血が混ざっているため，飲み込むと嘔気や嘔吐につながる． 　Aちゃんは，４歳６か月であるため痛みや出血を的確な言葉で表現することが難しく，自分で出血を飲み込まないようにティッシュでふき取ることも困難であることが予測される． 　看護師はAちゃんの些細な変化にも注意を向ける必要がある． 　**上記の統合より，看護問題＃２　術後の経過や出血リスク，術式や回復過程，食事内容の影響による出血が考えられる（看護診断：出血リスク状態）が抽出される．** 　さらにAちゃんにとっては，術後の咽頭痛，嚥下痛はかなりの苦痛であり，そのために食事摂取量の低下が予測される．痛み止めを上手に使い，できるだけ食事が摂取できるように摂取しやすいものを励ましながら進めていくことが必要になる． 　術後は，出血リスクがあるため，術後約２週間は柔らかい食事形態で，刺激物や固い食べ物は食べないように注意する必要があるが，肉，揚げ物，ポテトチップスなどが好きな食べ物であるため，この時期には食べないように注意する． 　十分な栄養を自由にとれるまでには創部の回復状況が影響するやめ，免疫力の低下から感染防止のためにも，術後から口腔内を清潔にする必要がある． 　手術前は母親に仕上げ磨きをしてもらっている状況であり，口腔内の清潔行動はAちゃんにとっては苦痛が考えられる．その他入浴も創部の回復状況を見ながら許可されるため，自由な入浴も制限があり，清潔行動の限界も考えられ安楽な状況は直ぐには望めないことと清潔に関連し，感染リスクが予測される．

情報（分析・解釈）	統合・推論・看護判断から 看護問題・看護診断の抽出へ
・父方の祖父母が近くに住んでいるため，パートで遅い日や忙しい日はAちゃんと兄は預けられることもある. ＜コーピング・ストレス耐性＞ ・発熱はあるが特に入院経験もない．今回初めて口蓋扁桃肥大，アデノイド，睡眠時無呼吸症候群で口蓋扁桃摘出術とアデノイド切除術目的で入院となる. ・入院後ネームバンド装着，計画手術のため，午後から術前訪問や手術の説明が予定され，また術後は輸液療法，必要時酸素療法，モニター類装着など行動が制限されるが，異常がなければ翌日から解除となる.	上記の統合より，**看護問題＃3　術後の疼痛や嚥下痛，術後治療・処置による安楽障害が考えられる（看護診断：安楽障害）** 上記の統合より，**看護問題＃4　術後の創部の状態，食事摂取量の低下，免疫力の低下から感染が考えられる（看護診断：感染リスク状態）が抽出される.** 個室入院のため，同室者への気兼ねはない．しかし，手術への不安や術後の疼痛や輸液療法，モニター装着，必要時酸素療法など，Aちゃんにとっては活動制限があり大きな苦痛とストレスが考えられる. 〈有効な助言！〉 **good!** 術式や術後の経過などを理解して，回復状況をアセスメントしていくことが大切です．特に術後の出血では，出血量が多いことで血液の凝固で窒息も考えられるため，生活上の注意と対処方法を十分説明する必要があります！ ・初めての入院や手術，術後の輸液固定やモニター類装着，必要時酸素療法など，Aちゃんにとっては苦痛であり，不眠やストレスも考えられ，同様に母親にとっても初めての子どもの術後の付き添いの体験でもあり手術当日は，不眠等での疲労が考えられる. ・祖父母が近くに住んでおり，日ごろから子どもの面倒を見ており，患児の入院中は，父親や兄のサポート体制はできていると考えられる. 　Aちゃんの症状の悪化が認められなければ，医師の指示でモニター類など外す許可が出され，活動も徐々に広がる．しかし，創痛や出血リスクなどはしばらく続き，症状の悪化などを適切に訴えることができない発達段階のAちゃんであることを認識し，身体症状の変化や患児の訴えに注意い深く耳を傾け，観察する必要がある.

Ⅵ　関連図

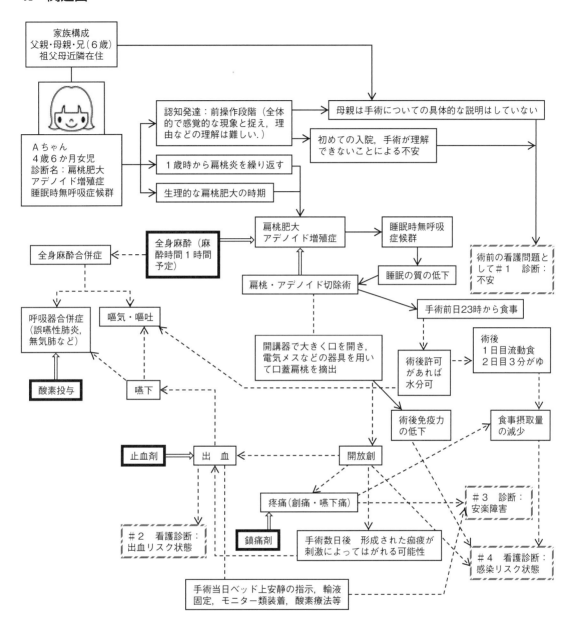

Ⅶ　想定される看護問題，看護診断と看護過程の展開

看護問題・看護診断リスト

＃1．術前の看護問題として：初めての入院・手術に対する不安が考えられる．

　　看護診断：不安

＃2．術後の経過や出血リスク，術式や回復過程，食事内容の影響による出血が考えられる

　　看護診断：出血リスク状態

＃3．術後の輸液，酸素療法，モニター類装着等の固定や術後の創部痛や嚥下痛による安楽障害が考えられる

　　看護診断：安楽障害

＃4．術後のそう状態，術後免疫力低下や食事摂取量の低下から感染が考えられる

　　看護診断：感染リスク状態

Ⅷ　看護計画の展開

術前の看護問題：＃1．初めての入院・手術による不安が考えられる（看護診断：不安）

看護診断：不安

目標（期待される効果）	計　　画	実施・評価
関連要因 ・4歳6か月女児 ・病気や治療，手術を受け止め，十分に理解することができない発達段階． ・過去に入院・手術をした経験がなく，何をするのか想像できない． ・母親は怖がるからと手術について具体的に説明していない． ・入院時不安そうな表情でしっかりと母親の手を握っている等から入院や手術に対する恐怖や不安が考えられる． ・甘えん坊な性格	OP（観察計画） ・バイタルサインの測定 ・睡眠，食欲，表情，言動について ・術前処置，治療についての理解，受け入れ状況 ・手術・麻酔に対する理解，不安状況 ・術前訪問についての理解，受け入れ状況について ・家族のサポート状況 ・退院後の定期受診，生活習慣，幼稚園についての不安について TP（援助計画） ・患児の疾患，手術療法，治療，入院生活に対する不安や思いを受け入れて，信頼関係を築く ・術前訪問に付き添い，不安軽減につながるように声掛けをしていく． ・生活習慣(入浴，歯磨き，手洗い，食事等)から，術後の状況を説明し術後の生活が不安なく遅れるようにプレパレーション，家族にはパンフレットなどを作成する．	入院1日目（術前）の評価 　4歳6か月児では，病気や手術，治療の必要性を十分に理解することができない時期である．また，Aちゃんは入院・手術も初めての経験であり，母親にとっても子どもの手術への不安を感じていると考えられる． 　母親は怖がるからと手術についての具体的な説明はしていないといい，「大丈夫よ」と言いながらも同様に不安そうな表情をしている． 　母親の不安そうな表情や，Aちゃんにとっての

目標（期待される効果）	計　　画	実施・評価
<u>短期目標</u> ・夜間泣くこともなく，睡眠がとれる． ・<u>家族の場合，不安を表出できる．</u> <u>長期目標</u> ・予定通りに手術が終了し，治療処置に協力的である． ・<u>家族の場合，不安を表出でき，日常生活に支障をきたさない．</u>	・退院後の生活管理において，患児が実施可能なこと，家族の支援が必要なこと，幼稚園への説明が必要なことについて話し合う **EP（指導計画）** ・患児の疾患，手術療法，治療，入院生活に対して，プレパレーションを活用し患児の分かりやすい言葉で具体的に説明し，指導する ・退院後の定期受診，生活，幼稚園の生活等について，家族にはパンフレットを活用して具体的に説明する． ・<u>出血予防のための注意点</u>は，創部を保護するため，退院後少なくとも1週間は柔らかいものを摂取する．固い食べ物，焼き肉，スナック菓子，刺激物，酢の物，かんきつ類，炭酸飲料，熱いもの，麺類をすすったり，飴，ガムなどは食べないようにする．便通を整え，努責を避ける，長時間の入浴などは避けるように注意する． ・<u>幼稚園への連絡</u>は，出血予防のため激しい運動を控える ・出血時の緊急連絡方法について指導する	不安は，スムースな手術の導入や，術後の疼痛を増強させ，治療・処置への協力が得られない要因にもなるため，術前の看護として，術前訪問や，Aちゃんの発達に応じた内容で，家族にも手術，麻酔，術後の状態，痛み止めや食事，トイレ歩行などイメージができるようにわかりやすく説明したことで，手術に対して拒否的な態度もなく手術に臨むことができたといえる．

Ⅸ　看護目標に対する総合的評価ポイント

① Aちゃんが最善の状態で看護に臨めるように発達段階に応じた方法で，麻酔や手術について説明ができているか．

② 最善の状態で手術に臨め，術後合併症予防につながるように，検査データの持つ意味，基準値，異常値の観察ができているか．

③ 術前の説明に対して，患児と家族が不安の表出が表現され評価できているか．

④ 術式から創部の回復状況を説明し，退院後の出血を予防する方法をわかりやすく説明できているか．

⑤ 術後，幼稚園との連携が取れるように指導ができているか．

Ⅹ　学習課題

① 小児の全身麻酔について，作用機序，術直後からの観察項目と方法について述べてください．

② 全身麻酔で手術を行った患児の術後合併世部の看護ついて述べてください．

③ 関連図に検査データを追加して，どの検査データの異常値であれば術後のどのような合併症につながるのか予測してみてください．

④　看護問題＃2，＃3，＃4について，統合，アセスメントをしてください．

⑤　看護問題＃2，＃3，＃4について，計画を展開してみてください．

XI　発展学習

　小児看護における術前，術直後，術後の看護では，病態，症状，検査，治療，看護全てにおいて，発達段階や性別による違い，症状により検査，治療も異なります．また，患児や家族の認識や価値観により看護援助が異なります．そのような点も意識してアセスメントする必要があります．

　事例B君は幼児期後期の女児から<u>学童期の男児6歳6か月</u>に変更してみます．発達段階や性別以外に，症状や検査データ，患児や家族の認識や価値観が少し違う情報を示し，アセスメントにそのポイントを挙げてみます．

　発達段階や症状，検査データ，生活習慣の違いの情報アセスメントや看護についての学習を深めましょう．

1．事例の（　　）や下線部分の情報を，6歳6か月学童期の男児を想定して考えてみましょう．

```
┌─────────── 発展学習　情報．1 ───────────┐
│ B君　6歳6か月　男児                      │
│ 主　訴：入院時は特になし（家では，睡眠時呼吸困難，不眠，集中力 │
│ 　　　　の低下）                          │
│ 疾患名：睡眠時無呼吸症候群                │
│ 既往歴：年に2～3回扁桃腺炎で38度以上の発熱で近医受診を繰り │
│ 　　　　返している                        │
│ ◇入院までの経過                          │
│ 　入院時は母親と一緒に計画入院で，翌日計画入院・手術予定である． │
│ 看護師の質問には答えてくれるが，ややぶっきらぼうに表情も硬く怒 │
│ ったような返事を返してくれた．母親が看護師の質問を補うように答 │
│ えてくれていた．                          │
│ 　看護師が入院の目的を質問すると①「手術するんでしょ！，わかっ │
│ ているけど，どうしてもするの!? 痛いこと苦手だよ，ママ，嫌だよ！」 │
│ というと，「よく熱を出したり，最近は夜，息苦しいと何度も起きる │
│ でしょ．それに勉強にも集中できないから，お医者様が『手術をし │
│ ましょう』と説明してくださったでしょう．頑張るのよ！，パパもお │
│ 兄ちゃんも（10歳2か月小4年生），頑張るように言っていたでしょ │
│ う」というと，余計にふてくされてうつむいていた．         │
│ 　手術決定時の検査データは，中等症の肥満を示していた．     │
│ 肥満度の計算式⇒（対象の体重kg－標準体重kg）／標準体重kg×100 │
│ 肥満後⇒                                  │
│ ＊B君の発達段階と体形にあった数値を調べて（　　）内に記入しま │
│ しょう．                                  │
│ ◇計画入院・手術決定時の状態                │
│ 　②身長（　　）cm，③体重（　　）g，体温36.5℃，④心拍数（　　）回 │
│ ／分，⑤呼吸数（　　）回／分，⑥血圧（　　）／（　　）mmHg． │
└────────────────────────────────────┘
```

```
┌─────── 情報変更の視点 ───────┐
│ ①6歳6か月男児の入院時の │
│ 反応，母親の反応から，手術 │
│ の受け入れが十分できていな │
│ いことが推測されます．エリ │
│ クソンの発達課題，ピアジェ │
│ の発達段階から考えて，どの │
│ ような対応が必要かアセスメ │
│ ントして看護計画につなげて │
│ ください．                │
│ ②③身長・体重を6歳6か月 │
│ 児の50パーセンタイル値で入 │
│ れてみましょう．中等症の肥 │
│ 満度とは？手術決定なので基 │
│ 準値として④⑤⑥の心拍数， │
│ 呼吸数，血圧について確認し │
│ ましょう．                │
│ 術後は麻酔や出血により低下 │
│ したりすることが多いので異 │
│ 常値も想定してみましょう． │
│ 関連図①②③を表す検査デー │
│ タを入力してアセスメントし │
│ てみましょう              │
└──────────────────────┘
```

【模範解答】

◇　①６歳６か月男児のエリクソンの発達課題，ピアジェの発達段階

- エリクソンの発達課題⇒６歳では，３～６歳の幼児期後期と，６～12歳の学童期の両方にまたがっている．乳児期から順に発達課題の基本的信頼関係，自律性が獲得され，幼児期後期で発達危機の罪悪感を克服し自発性が獲得され，学童期で劣等感を克服できると勤勉性が獲得できていく．こうして発達危機が克服できることで，人格的活力として幼児期後期で目的，学童では有能感が得られる．

- ピアジェの発達段階⇒前操作的段階で象徴的思考段階と直感的思考段階に分けられ，アニミズムや自己中心性や知覚的に目立った特徴に左右され，一貫した論理的な操作は困難な傾向をもつ時期である．

◇　計画入院・手術決定時の状態

②身長（115）cm，③体重（2000）g，④心拍数（80～120）回/分，⑤呼吸数（20～30）回/分，⑥血圧（75～100）/（50～70）mmHg.

発展学習　情報．2

◇計画入院・手術決定時の検査所見

- 血液検査：⑦WBC（　　）/μL，⑧RBC（　　）万/μL，⑨Hb（　　）g/dl，Hct 35%，plt39×10⁴/mm³，⑩TP（　　）dL，Alb 5.1g/dL，⑪BUN（　　）mg/dL，Cr 0.32mg/dL，CRP 0.3mg/dL　Na 142mEq/L，K 3.8mEq/L，Cl 106mEq/L，Ca 10.2mg/dL，Glu 86mg/dL，⑫AST（　　）IU/L，⑬ALT（　　）U/L，⑭LDH（　　）IU/L
- 尿検査：蛋白（－）ケトン（－），白血球１～３/視野
- 胸腹部X線検査：異常所見なし
- A群溶連菌　陰性

◇既往歴

　在胎週数40週で出生．出生前後も特に問題なし．

　今後必要な予防接種は⑮（日本脳炎の2回目が年長児の４＝６月が望ましい＊女児にAちゃんの場合では，HPV：ヒトパピローマが小学６年生になったら実施することが望ましい）

◇入院前の生活

　父親が仕事，兄小学校４年生，母親は教員．父方の祖父母は県内であるが，自宅から２時間くらいのところに住んでいる．祖父が脳梗塞で在宅看護を受けているので，祖母は祖父に手がかかりきりである．⑧食事は，好き嫌いが激しく，焼き肉，とんかつ，ピザ，ポテトチップスなどのスナック菓子が大好きで野菜が苦手である．

◇入院後の治療方針

　入院翌日，全身麻酔で扁桃摘出術とアデノイド切除術目的で入院

情報変更の視点

⑦～⑭の検査データは，周手術期の患児の術前の検査データです．術前に何の検査をチェックするのでしょう．それはなぜだと思いますか？

⑮６歳６か月児のB君で，一般的に必要な予防接種は何かあるか調べましょう．

・家族のサポート体制は？

６歳６か月男児の食事習慣から術後の生活指導に特に重要なことは何でしょうか？
術後の看護計画に生かしましょう．

【模範解答】

◇　計画入院・手術決定時の検査所見

⑦WBC（6000～7000）/μL，⑧RBC（440±10）万/μL，⑨Hb（14±1.0）g/dL，⑩TP（7.3±1.0）

dL, ⑪BUN（11±3）mg/dL, ⑫AST（21.5±2）IU/L, ⑬ALT（7.2±1）U/L, ⑭LDH（240±40）IU/L,
⑮（百日咳感染予防の目的で三種混合ワクチン追加接種はWHOも推奨している：任意）

2．年齢の変更に伴う発達段階を踏まえた情報の解釈・分析・統合

看護問題：♯1．初めての入院・手術による不安・恐怖心が考えられる

看護診断：不安

　6歳6か月B君は，4歳6か月の女児と同様に初めての入院・手術である．入院時の看護師の質問に対し，ややぶっきらぼうに表情も硬く怒ったような返事があり，手術に対して否定的な返答で，手術に対する恐怖や不安が強いと考えられる．

　B君の入院時の状況から，手術に対する恐怖や不安に対して，思うようにならないことに対する怒りの感情が反抗的な言動となって表れているといえる．また，ピアジェによると前操作期は，理論的思考が確立する段階であり，病気であることは感覚として理解できるが，その原因の理解は難しいといわれる．B君は学童期前半で具体的思考を残しているため，手術や術後の注意点なども図や道具，人形などを利用すると理解が得られやすく，それにより不安の軽減にもつながるといえる．

1）**手術の受け止め方や手術・麻酔，術後の状態について，注意することを，学童期のB君にわかりやすくどのように説明するか，具体的に内容を考えてみましょう．**

① 手術について⇒

② 麻酔について⇒

③ 術後の痛みについて⇒

④ 術後注意することについて⇒

⑤ 手術翌日からの生活について⇒

【解答例】

① 手術についての説明

　⇒B君が何度も発熱を繰り返し，のどが腫れているために，夜寝ている間に喉が塞がれて呼吸がしにくくなっているので，腫れているところを取り除く手術をします．

② 麻酔についての説明

　⇒手術が痛くないように，麻酔をしてB君が眠っていてわからないうちに手術が終わるようにします．B君が手術室に入って，バニラアイスやチョコレートや果物などの臭いがするので，B君の好きな臭いを選ぶことができますよ．そして，その匂いを嗅いでいるうちにB君は眠ってしまいます．

　眠っているうちに手術をします．手術が終わるころに麻酔から覚めるようになります．

③ 術後の痛みについての説明

　⇒B君，けがなどをしたときに傷ができて痛い思いをしたことがあると思うのだけど，喉の奥は手術をしたので傷ができています．それでしばらくは痛みが続いてしまいますので，ちょっと辛いです．でも，痛み止めがありますので，痛いときには看護師さんやお母さんに「痛い」

と言ってくれたら痛み止めをすぐに使いますので心配しないでね.

④　術後注意することについての説明

⇒のどには手術をした時の傷があり，その傷が治るまで傷から少し血が出ることがあります.その時は飲み込まないようにして，喉に力を入れないように，静かにティッシュでふき取るようにして出してくださいね.

⑤　手術翌日からの生活についての説明

⇒翌日に出血などがなければ，食事はお湯のような流動食という食事が出ます.術後２日目以降は，柔らかい「３分かゆ」，「５分がゆ」，「全粥」と，少しずつ硬さが増した食事になります.のどの痛みがあって食べづらいかもしれませんが，少しずつゆっくり食べてね.食べると痛みが強くなったり，出血することもあるので，固いものなどは食べないようにして，食べていいといわれるものだけ食べるように注意してね.

＜小児科の例 抗菌薬投与の基準＞

＊発熱１日目 WBCを重視 15,000/μL以上 抗菌薬投与

＊発熱２日目 CRPを重視 5.0mg/dL以上まで上昇すれば抗菌薬投与[9]

１）呼吸器合併症に関する情報やデータのチェックと基準値と異常値

①　危険因子⇒

②　検査データ⇒

２）出血に関係する情報や検査データのチェックと基準値と異常値

①　危険因子⇒

②　検査データ⇒

③　血液凝固異常の有無⇒

３）感染に関する情報やデータデータのチェックと基準値と異常値

①　危険因子⇒

②　検査データ⇒

【解答例】

１）呼吸器合併症に関する情報やデータのチェックと基準値と異常値

①　危険因子⇒麻酔や術後の疼痛，嚥下機能未熟による誤嚥，呼吸機能未熟・低下　術後離床の遅延　等

②　検査データ⇒SpO$_2$室内で98％以下　HB：14±1.0 g/dL，呼吸状態（数，リズム，喘鳴など）胸部レントゲン

２）出血に関係する情報や検査データのチェックと基準値と異常値

①　危険因子⇒手術創からの出血状況，ワルファリン，抗菌薬，ヘパリン薬の使用の有無

②　検査データ⇒WBC：440±10×104/μL基準値以下，HB：14±0.2 g/dL基準値以下，血小板：235±50×103/μL基準値以下or20000μL以下の異常値に注意.

血液凝固異常の有無⇒フィブリノゲン（FIBG）血液凝固第1因子200～400mg/dL以下，プロトロンビン時間（PT）13～14秒延長，トロンボプラスチン時間（APTT）22.5～37.5（参考値）延長，Dダイマー（血栓が存在・溶解したことを示すマーカー<1.0μg/mL）より上昇

3）感染に関する情報やデータデータのチェックと基準値と異常値

① 危険因子⇒低栄養，肥満，免疫抑制薬やステロイド剤の長期使用

② 検査データ⇒TP: 7.3±1.0 g/dL基準値以下，ALB：4.4±0.5 g/dL基準値以下

白血球6,000～7,000基準値以上（好中球の上昇），CRP<0.15mg/dLより上昇，

プロカルシトニン（PCT）：全身感染症，治療効果を反映する[10] [11] [12]

ケース2

ネフローゼ症候群

学びのポイント

・　ネフローゼ症候群の病態生理，主要症状，治療，急性期から慢性期の看護

Ⅰ　事例理解の知識とナビ

　ネフローゼ症候群は，腎臓の糸球体基底膜でのなんらかの障害によって，大量の糸球体性蛋白尿と低アルブミン血症や浮腫が出現する腎疾患群である．治療はステロイド剤が主であり，ステロイド反応性が80％であるが，ステロイド抵抗性や再発を繰り返す場合は免疫抑制剤を使用する場合がある．浮腫や倦怠感などの症状が著明である急性期と，症状の緩和後に内服や食事制限が続く慢性期での看護を押さえておくことが必要となる[1]．

1．分類と診断基準

　分類としては，糸球体が原発である特発性（原発性）ネフローゼ症候群，IgA血管炎等の疾患の後に起こる続発性ネフローゼ症候群，先天性ネフローゼ症候群に分けられる．小児では特発性が90％を占め，特発性の中では病理組織学的にほとんど病変をみとめない微小変化型ネフローゼ症候群が80％を占める．

　わが国での診断基準は，3.5g/日以上，または0.1 g /kg/日以上の蛋白尿，6.0g/dL以下（乳児は5.5g/dL以下）の低蛋白血症，または3.0g/dL以下（乳児は2.5g/dL以下）の低アルブミン血症，脂質異常症，浮腫があるものとされる．診断の必須条件は蛋白尿と低蛋白血症である．

　微小変化型は光学顕微鏡上でもほとんど変化を認めないため確定診断には病理組織学的検査が必須であるが，小児の特発性ネフローゼ症候群は組織学的には微小変化型でステロイド反応性が多数であるため，一般には腎生検は行わずにステロイド療法を先行させる[2]．

2．病因

　微小変化型ネフローゼ症候群は，T細胞によって産生された糸球体毛細管透過性亢進作用をもつ液性因子が原因ではないかと提唱されているが，原因は明確ではない．

3．病態生理・症状・合併症

　微小変化型ネフローゼ症候群では糸球体基底膜の透過性亢進によってアルブミンが濾過され尿中に排泄される．多量の蛋白尿により血中の蛋白，アルブミン濃度は低下し低蛋白血症をきたす．低蛋白血症によって血中膠質浸透圧は低下し，組織の水分が増加するため浮腫が起き，低蛋白血症に伴う倦怠感や食欲不振が現れる．血液から間質液への水分移動による循環血液量減少が起こるため，急性期ではショック症状を示すネフローゼ急症が起こることがあり，バイタルサインや顔面蒼白・末梢冷感・意識レベルなどの症状に注意しなければならない．

　ネフローゼ急症では血圧は低下するが，循環血液量の減少によりレニン-アルドステロン系が亢進するため，尿細管での水分・ナトリウムの再吸収が増加し浮腫の増強や血圧上昇をきたす．

　また，尿中蛋白漏出による高度な低アルブミン血症によって肝臓でのアルブミンとリポ蛋白の合成が進むことから，血中コレステロール値が上昇し脂質異常症が起こる[3]．

　合併症では感染症，血栓症，急性腎不全がある．感染症は，蛋白漏出に伴うIgGの低下，特異的抗体産生の低下，ステロイドや免疫抑制薬の副作用が要因となって起こりやすくなる．血栓症は，肝臓での蛋白合成過剰に伴うフィブリノーゲンや凝固因子の上昇，血液濃縮，浮腫による運動量減少，感染などが原因で引き起こされる．急性腎不全は，脱水や腎前性の循環血液量の減少，高濃度の蛋白尿から形成された塞栓，急性腎静脈血栓症によって生じる可能性があるとされている[2]．

表３－２－１　微小変化型ネフローゼ症候群治療薬

病期・型	治療薬（主な商品名）	主な副作用
初発時	■ISKDC法：プレドニゾロン（プレドニン）8週間投与 ①60mg/m²/日または2.0mg/kg/日　分3連日投与4週間（最大60mg/日）． ②40mg/m²/日または1.3mg/kg/日　朝1回　隔日投与4週間（最大40mg/日）．	易感染性・高血圧・緑内障・糖尿病・骨粗鬆症・消化性潰瘍・血栓症・成長障害など
再発時	■ISKDC法変法：プレドニゾロン（プレドニン） ①60mg/m²/日または2.0mg/kg/日　分3で少なくとも尿蛋白消失確認後3日目まで投与する．ただし4週間を越えない（最大60mg/日）． ②60mg/m²/日または2.0mg/kg/日　隔日朝1回2週間（最大60mg/日）． ③30mg/m²/日または1.0mg/kg/日　隔日朝1回2週間（最大30mg/日）． ④15mg/m²/日または0.5mg/kg/日　隔日朝1回2週間（最大15mg/日）．	
頻回再発型・ステロイド依存性	シクロスポリン（ネオーラル） 2.5〜5 mg/kg/日　分2で開始	高血圧・腎障害・中枢神経症状・肝障害・高血糖・易感染性など
	シクロホスファミド（エンドキサン） 2〜2.5mg/kg/日（最大100mg）で8〜12週　分1で投与	骨髄抑制・出血性膀胱炎など
	ミゾリビン（ブレディニン） 高用量（7〜10mg/kg/日 分1）投与が推奨されている．	高尿酸血症・肝機能障害など

［出典：日本小児腎臓病学会（2020）小児特発性ネフローゼ症候群診療ガイドライン2020，診断と治療社，pp35-36,
　　pp39-40を元に作成[1]］

4．治療

1）薬物療法

　微小変化型ネフローゼ症候群は，糸球体基底膜の修復を目的にステロイド薬が第一選択として使用される．初発時，再発時，頻回再発型・ステロイド依存性ネフローゼ症候群の治療薬を表3−2−1に示す．

2）安静療法

　腎血流量保持，腎負担の軽減，血圧上昇を防ぐ目的で行われるが，浮腫の強い場合はベッド上安静から症状の改善とともに解除される．骨粗鬆症や血栓形成のリスクもあるので，過度の安静は行わない．

3）食事療法

　急性期（乏尿期）では尿細管での水分・ナトリウムの再吸収が増加し浮腫の増強や血圧上昇をきたすため，塩分0の食事とする．回復期（利尿が得られ浮腫が軽減する時期）では，0.05〜0.1g/kg/日の減塩食とする．

　ネフローゼ症候群では大量の蛋白尿が喪失し低アルブミン血症がみられるが，微小変化型ではステロイド治療開始後尿蛋白が減少し血清アルブミンも正常化することが多いため，高蛋白食にする必要はない．腎機能が低下している成人のネフローゼ症候群では，蛋白制限が腎保護効果や尿蛋白減少効果を示す報告から蛋白制限が推奨されることもあるが，小児は成長期にあることを考慮し年齢に応じた蛋白質摂取が適当と考えられている．

5．疫学・予後

　1年間で，10万人に対して2〜5人の発症率である．微小変化型の好発年齢は3〜6歳で男児に多い．ステロイド感受性が80〜90％を占め，残りの10〜20％はステロイド抵抗性である．ステロイド感受性ネフローゼ症候群の中では，20〜30％が頻回再発型となる．ステロイド抵抗性ネフローゼ症候群では，種々の免疫抑制療法に反応して寛解に至る場合には腎予後は比較的良好であるが，治療に反応せずネフローゼ状態が持続する場合には，組織学的に巣状分節性糸球体硬化症を呈し，腎不全に進行することが多い[2]．

Ⅱ　ケースの紹介

◇　男児，Fくん，6歳8か月（保育園年長）

◇　入院までの経過

・2月10日，母親がFくんの眼瞼が腫れていることに気づき，翌日眼科を受診し点眼薬を処方された．その後2日間様子をみていたが，保育園から帰った後に床にゴロゴロすることが増え，下腿にも浮腫をみとめたため小児科を受診し，尿検査を実施したところ蛋白定性4+であり特発性ネフローゼ症候群を疑われて総合病院に紹介となった．受診後，採血，採尿，胸腹部単純X線撮影が実施され受診当日に入院となった．

◇　入院時の状態・患児と家族の様子（2/13）

・身長115cm，体重21.8kg，体温36.5℃，脈拍108回/分，呼吸28回/分，血圧118/80mmHg，SpO299%．

・両眼瞼・顔面・両下腿に浮腫が著明であり（＋＋＋），脛骨前面の圧迫で明らかな圧痕をみとめた．

・4人部屋に入院となった．「ママとここで泊まるの？」「遊びたい」と話し，倦怠感の訴えはなかった．

・主治医から父親と母親に疾患，治療の説明がなされ，母親は「元気そうなのにそんなに大変な病気なのですか」と涙ぐんでいた．

・Fくんにも腎臓の絵の描いた本を用いながら「Fくんはおしっこを作る所が疲れていて，今ゆっくり休まないといけないんだよ」と主治医から説明され，納得していた．

◇　入院時の検査所見

・血液検査：血清総蛋白(TP) 5.2 g/dL，血清アルブミン(Alb) 1.3g/dL，総コレステロール350mg/dL，尿素窒素(BUN) 22mg/dL，クレアチニン(Cr) 0.4mg/dL，AST 36U/L，ALT 24U/L，Na 130mEq/L，K 4.5mEq/L，CRP 0.2mg/dL

・胸腹部X線検査：問題なし

・入院後腹部エコーが実施され，腹水はなく肝・腎肥大もなかった．

更衣は自分ででき，入浴は父親と入っている．

排便は1日1回，排尿は1日6〜8回だったが，入院直前は回数が減っていた．

◇　発育歴

特に発達面で問題なし．

◇　予防接種歴

Hib，肺炎球菌，B型肝炎，4種混合，BCG，MR，日本脳炎，水痘，接種済

◇　家族構成

父親は40歳会社員，母親38歳介護職，兄10歳，姉8歳，祖父母とも遠方に在住．

◇　既往歴

特になし．

◇　入院前の生活

活発で保育園では外遊びが大好きであり，兄がサッカーをしている影響で休日は外でボール

遊びをすることも多かった．室内ではプラレールやブロック，携帯ゲーム機でゲームをするなどして過ごしていた．ゲームは１日１時間以内と両親により決められていた．

　食事は生野菜が好きではないが，促されると食べていた．

　睡眠時間は21時〜７時で，午睡はしない．

◇　入院後の治療と経過（２/13〜２/18）

　入院後プレドニン錠40mg分３（朝３錠，昼３錠，夕２錠），ファモチジン散20mg分２（朝・夕）の内服が開始となった．初めは錠剤が飲みにくそうだったが，翌日からは上手に飲めていた．

　食事は，入院後３日間は塩分０ｇ，１日カロリー900kcal，４日目以降は１日３ｇ，１日カロリー950kcalとなった．Ｆくんは「おいしくない」と言い，半分くらいしか食べなかったが，４日目以降は７割程度摂取していた．水分摂取量は前日尿量を踏まえて400〜800ml/日で毎日設定され，計量できるコップにお茶を入れて母親がチェックしている．蓄尿が開始され，部屋のトイレで毎回Ｆくんが自分で採尿コップに取り，看護師がチェックしている．

　安静度は入院２日目までベッド上，３日目からトイレ（室内）歩行可となっている．同室の児と話しながらベッド上でふざけて飛び跳ねることがあり，その都度母親や看護師から注意されている．

　トイレの後は自ら手洗いをするが，食事前は促さなければできず，石鹸も促さなければ使わないことが多い．

　清潔は入院４日目まで清拭，５日目からシャワー浴可となっている．

　入院６日目　下眼・眼瞼浮腫（＋），体重20.7kg

　母親が夜間も泊まっているが，２月20日から仕事に復帰するため，15時以降の面会となる予定である．「Ｆのことは心配ですしずっとついていてあげたいのですが，職場も人手不足で困っているし，家のことやお兄ちゃんお姉ちゃんのこともしてあげないといけないので…．Ｆの病気のことが一番不安ですけど，仕事復帰した後の生活もうまくやっていけるのか…」という発言があった．

　母親がＦくんに付き添っている間は，夕食前に一時的に家に帰り，夕食などの準備をして父親が帰宅したら病院に戻るという生活をしていた．

　病棟は両親以外の面会は禁止されており，兄や姉とは母親の携帯電話で時々楽しそうに話している．

　入院前はゲームを１日１時間にしていたが，入院後は病棟保育士が来る時以外はほとんどゲームをして過ごしており，同室児とゲームの話題で盛り上がっていることもある．時々母親に「いつ退院できるの？もう元気だよ．保育園の○○くんに会いたいな」と話すことがある．バイタルサイン測定やケアは拒否することは少ないが，ゲームを中断するなどで機嫌が悪くなると血圧測定を嫌がることもある．採血時は大泣きして嫌がるが，穿刺時に動くことはなく実施できる．

Ⅲ　ワークシート　＊ワークシートのみえる化にトライしましょう！

ワークシート①：ネフローゼ症候群の病態・経過からFくんの状態をアセスメントしてみよう

ヒント！　問題となる検査データ、出現している症状、治療薬の副作用として重大なものは何か。それらは身体的にどのような影響を及ぼすか、考えてみましょう。

ワークシート②：発達の特徴をアセスメントしてみましょう

ヒント！　身体・精神・社会的発達を示す情報には何がありますか？　一般的な発達と照らし合わせながら考えてみましょう。

ワークシート③：治療・入院による身体・精神・社会的影響をアセスメントしてみましょう

ヒント！　運動制限、食事制限、内服はどのような方法で実施されているか。それらが身体・精神・社会的に与える苦痛を考えてみましょう。

ワークシート④：家族の状況をアセスメントしてみましょう

ヒント！　ネフローゼ症候群の子どもの家族は、どのような思いを抱きやすいと言われているでしょうか。疾患や治療の特徴から考えてみましょう。

ワークシート⑤：①～④を統合して、Fくんと家族にとって今後起こるリスクは何が考えられるでしょうか。安全、安楽で発達を阻害しない入院生活を送るには、どのようなことが必要でしょうか。

Ⅳ　ゴードンの機能的健康パターンに基づく情報の収集と整理

項　目	情報の収集と整理
健康知覚・健康管理	・発達面，予防接種歴は特に問題なし． ・2月10日，母親がFくんの眼瞼が腫れていることに気づき，翌日眼科を受診した． ・保育園から帰った後に床にゴロゴロすることが増え，下腿にも浮腫をみとめたため小児科を受診した． ・特発性ネフローゼ症候群を疑われて総合病院に紹介となり当日に入院となった． ・主治医が腎臓の絵の描いた本を用いながら「Fくんはおしっこを作る所が疲れていて，今ゆっくり休まないといけないんだよ」と説明し，納得していた． ・身長115cm，体重21.8kg，体温36.5℃，脈拍108回/分，呼吸28回/分，血圧118/80mmHg，SpO299%． ・2/18　体温36.7℃，脈拍92回/分，呼吸28回/分，血圧102/72mmHg　咽頭痛・咳嗽・鼻汁はない． ・入院後の治療 　ステロイド治療開始プレドニン錠40mg分3　ファモチジン散20mg分2 　塩分・カロリー制限食 　安静（ベッド床→室内トイレ歩行可）同室の児と話しながらベッド上でふざけて飛び跳ねることがあり，その都度母親や看護師から注意されている． ・水分は前日尿量を踏まえて400～800ml/日で毎日設定され，計量できるコップにお茶を入れて母親がチェックしている． ・蓄尿が開始され，部屋のトイレで毎回Fくんが自分で採尿コップに取り，看護師がチェックしている． ・入院時眼瞼と下腿の浮腫が+++だが，入院6日目には+になり，尿蛋白定性も4+から+に軽減する． ・入院初日体重21.8kgから入院6日目20.7kgに減少 ・時々母親に「いつ退院できるの？もう元気だよ，保育園の○○くんに会いたいな」と話すことがある．バイタルサイン測定やケアは拒否することは少ないが，ゲームを中断するなどで機嫌が悪くなると「シュポシュポ（血圧）はしない」と言うこともある．採血時は大泣きして嫌がるが，穿刺時に動くことはなく実施できる． ・トイレの後は自ら手洗いをするが，食事前は促さなければできず，石鹸も促さなければ使わないことが多い． ・主治医から父親と母親に疾患，治療の説明がなされ，母親は「元気そうなのにそんなに大変な病気なのですか」と涙ぐんでいた．
栄養・代謝	・身長115cm，体重21.8kg ・食事はカロリー・塩分制限食で，入院後3日間は塩分0g，1日カロリー900kcal，4日目以降は1日3g，1日カロリー950kcalとなった．Fくんは「おいしくない」と言い，半分くらいしか食べなかったが，4日目以降は7割程度摂取している． ・水分は前日尿量を踏まえて400～800ml/日で毎日設定されている． ・入院初日体重21.8kgから入院6日目20.7kgに減少 ・入院6日目体温36.7℃ ・血液検査：入院日　血清総蛋白（TP）5.2g/dL，血清アルブミ（Alb）1.3g/dL，総コレステロール350mg/dL，AST 36U/L，ALT 24U/L，Na 130mEq/L，K 4.5mEq/L，CRP 0.2mg/dL，入院6日目　血清総蛋白（TP）6.0g/dL，血清アルブミン（Alb）2.2g/dL
排泄	・排泄は自立している．採尿カップでの採取も自分で実施している． ・1日尿量入院1～2日目300ml，5～6日目で1150ml ・入院時尿素窒素（BUN）22mg/dL クレアチニン（Cr）0.4mg/dL

項　目	情報の収集と整理
活動・運動	・入院前は活発で保育園では外遊びが大好きであり，兄がサッカーをしている影響で休日は外でボール遊びをすることも多かった．室内ではプラレールやブロック，携帯ゲーム機でゲームをするなどして過ごしていた．更衣は自分ででき，入浴は父親と入っていた． ・ゲームは入院前は1日1時間以内と両親により決められていたが，現在はゲームをする時間が1時間を超えている． ・安静度は入院2日目までベッド上，3日目からトイレ（室内）歩行可となっている．同室の児と話しながらベッド上でふざけて飛び跳ねることがあり，その都度母親や看護師から注意されている． ・保清は入院4日目まで清拭，5日目からシャワー浴可となっている． ・2/18　体温36.7℃，脈拍92回/分，呼吸28回/分，血圧102/72mmHg
睡眠・休息	・入院前，睡眠時間は21時～7時で，午睡はしない． ・母親が夜間も付き添っているが，近日中に仕事に復帰するため面会になる予定．
認知・知覚	・会話はできている． ・携帯ゲーム機や本を読む． ・塩分制限食を「おいしくない」と言っている． ・ゲームを中断するなどで機嫌が悪くなると血圧測定を嫌がることもある． ・採血時は大泣きして嫌がる ・同室の児と話しながらベッド上でふざけて飛び跳ねることがあり，その都度母親や看護師から注意されている．
自己知覚・自己概念	・入院日，「ママとここで泊まるの？」「遊びたい」と話していた． ・入院6日目，母親に「いつ退院できるの？もう元気だよ．保育園の○○くんに会いたいな」と話す．
役割・関係	・6歳8か月男児（保育園年長） ・家族構成：父親は40歳会社員，母親38歳介護職，兄10歳，姉8歳，祖父母とも遠方に在住． ・母親がFくんに付き添っている間は，夕食前に一時的に家に帰り，夕食などの準備をして父親が帰宅したら病院に戻る．2日後から母親は仕事復帰の予定であり，15時以降に毎日面会に来る予定である．「Fのことは心配ですしずっとついていてあげたいのですが，職場も人手不足で困っているし家のことやお兄ちゃんお姉ちゃんのこともしてあげないといけないので…．Fの病気のことが一番不安ですけど，仕事復帰した後の生活もうまくやっていけるのか…」という発言があった． ・病棟は両親以外の面会は禁止されており，兄や姉とは母親の携帯電話で時々楽しそうに話している． ・同室児とゲームの話題で盛り上がっていることもある．時々母親に「保育園の○○くんに会いたいな」と話すことがある．
コーピング・ストレス耐性	・入院初日，「ママとここで泊まるの？」「遊びたい」と話し，倦怠感の訴えはなかった． ・主治医から父親と母親に疾患，治療の説明がなされ，母親は「元気そうなのにそんなに大変な病気なのですか」と涙ぐんでいた． ・塩分制限食を「おいしくない」と言っている． ・入院前はゲームを1日1時間にしていたが，入院後は病棟保育士が来る時以外はほとんどゲームをして過ごしており，同室児とゲームの話題で盛り上がっていることもある． ・時々母親に「いつ退院できるの？もう元気だよ．保育園の○○くんに会いたいな」と話すことがある． ・バイタルサイン測定やケアを拒否することは少ないが，ゲームを中断するなどで機嫌が悪くなると血圧測定を嫌がることもある．採血時は大泣きして嫌がるが，穿刺時に動くことはなく実施できる．

*「性・生殖」，「価値・信念」に関する情報は特になし

Ⅴ　情報の分析・解釈，統合から看護問題・看護診断の抽出

情報（分析・解釈）	統合から 看護問題・看護診断の抽出へ
＜健康知覚・健康管理＞ 　ネフローゼ症候群は腎臓の糸球体基底膜の障害により大量の蛋白尿を来し低アルブミン血症や浮腫が出現する腎疾患群であるが，Ｆくんは眼瞼の腫脹に母親が気づき眼科受診し，翌日倦怠感が出現したため小児科を受診した．ネフローゼ症候群は，あきらかな苦痛の訴えが少ないため発見が難しいが，母親はＦくんの症状改善がなかったので小児科にするという行動を取ることができていた． 　Ｆくんは浮腫や倦怠感があったが比較的活気があり，自身の体に起こっていることを理解しにくいと考えられる．しかし，主治医の説明によって，入院や治療の意味を知り，納得してる姿が見られた．時々ベッド上で飛び跳ねたり機嫌が悪いと血圧測定への拒否がみられるものの，内服や蓄尿への協力もあり，現在は治療に必要な管理ができている．しかし，２日後に母親が同室を外れるため，今まで母親が管理していた内服や飲水量チェックを今後どのように実施するか検討しなければならない． 　現在尿蛋白，低蛋白血症，浮腫が軽減し回復期に入っているが，治療薬のステロイド薬の副作用出現の可能性があるので，副作用である易感染によって感染を起こさないよう留意する．食事前は促さなければ手洗いができないことが多いので，必要性の理解について確認する必要がある． 　主治医から父親と母親に疾患，治療の説明がなされ，母親は「元気そうなのにそんなに大変な病気なのですか」と涙ぐんでいた．初発のネフローゼ症候群で１カ月以上の長期入院となることが多く，退院後も再発があると入退院を繰り返すことになり，家族は将来への不安を抱くと考えられる． **＜栄養・代謝＞** 　身長115cm，体重21.8kgでカウプ指数16.5と，発育に問題はない．体重は入院６日目20.7kgに減少しており，入院時の体重は浮腫による体重増加による値であったと考えられる． 　入院後３日間は塩分０ｇで味のない食事であったことや倦怠感などからＦくんは「おいしくない」と言い，半分ほどしか食べなかった．しかし，塩分制限も解除されていき，４日目以降は７割程度摂取している．今後ステロイド療法によって空腹感が強まり肥満傾向となることもあるため，過剰なエネルギー摂取とならないような食事内容の工夫を家族に教育することが重要である．	微小変化型ネフローゼ症候群で入院となり，現在６日目である．利尿が得られ，浮腫の軽減や尿蛋白，血中蛋白値も改善に向かっており，急性期での体液量バランスに関する問題は少なくなっている．しかし，ステロイド薬の内服が続き今後も数週間投与予定であることから，副作用である易感染には留意しなければならない．血清蛋白値は基準値になったが，アルブミン値はまだ基準以下であり，食事は全量摂取できていない面からも感染のリスクがある．感染予防が重要になるが，食事前は促さなければ手洗いができないことが多いので，Ｆくんが納得した上で感染予防策を実施する必要がある．また，Ｆくんに関わる周囲の人も感染予防を徹底しなければならない． 　**上記の統合内容から，看護問題＃１　ステロイド薬の副作用，低アルブミン血症，感染予防行動の不足に伴う感染リスク状態（看護診断：感染リスク状態）が抽出される．** 　Ｆくんは入院時に主治医からの説明により納得している様子が見られた．６歳８か月でPiaget, Jによる認知発達段階では前操作段階から具体的操作段階に移行する時期であり，病気のことを体の一部が機能しなくなると理解できる年齢になる．そのため主治医からの説明に納得はしていたが，安静，内服，食事制限などの治療や，蓄尿，採血などの検査について，病気と結びついての理解には不足があると考えられる．「いつ退院できるの？もう元気だよ」という言葉からは，入院や治療の必要性に疑問を抱いている可能性があり，このまま入院生活が続くとストレスも溜まり治療や検査への協力が得られなくなる可能性があるため，Ｆくんが理解できるように治療や検査の意味を説明する必要がある．また，ベッド上で飛び跳ねるなどの行動も治療の意味の理

情報（分析・解釈）	統合から 看護問題・看護診断の抽出へ
循環血流量の増加を防ぎ浮腫を軽減させるために，水分摂取量は前日尿量を踏まえて400～800mL/日で毎日設定されている．母親が水分量をチェックしており１日量を超えることはないが，摂取量が少なすぎると脱水によって血栓形成のリスクが高まるため注意が必要である． 　血液検査は入院日から入院６日目で，血清総蛋白（TP）5.2g/dLから6.0g/dL，血清アルブミ（Alb）1.3g/dLから2.2g/dLに改善がみられている．	解不足から起こる側面があるが，６歳児で入院前から動くことが好きなFくんにとって，「動きたい」という欲求は当然のことである．飛び跳ねてはいけない理由を伝えるとともに，他に楽しさを感じられる行動を促していくことが必要となる．ベッド上で飛び跳ねることは転倒転落のリスクとなるだけでなく，活動増加での血圧上昇にもつながり，ステロイド薬の副作用に血圧上昇もあるため，血圧が上昇する状況は避けなければばらない．
＜排泄＞ 　採尿カップでの採取は自分で実施しているが６歳であり忘れてしまうことがあるかもしれないので，特に母親の付き添い入院でなくなった後は注意が必要である． 　入院後２日目までは１日尿量が少なかったが，５～６日目で年齢相応の１日尿量となっている．	現在は母親が付き添っており内服や飲水量管理を実施しているが，２日後に付き添いを外れるため，内服は看護師による確認は必須であり，水分管理も１日量を守れるような管理方法を考える必要がある． 　**上記の統合内容から，看護問題＃２　発達段階による理解の特徴，安静に伴うストレス，付き添い入院でなくなることに関連した非効果的健康維持行動（看護診断：非効果的健康維持行動）が抽出される．**
＜活動・運動＞ 　ネフローゼ症候群では，腎血流量保持，腎負担の軽減，血圧上昇を防ぐ目的で安静が指示される．Fくんは入院６日目現在でトイレ歩行可であるが，時々ベッド上で飛び跳ねることがある．入院前は活発で保育園では外遊びが大好きだったので，入院後１週間病室の中で過ごすことは，動きたいという欲求が高まりストレスや危険行動が増加することも考えられる． 　ゲームは，入院前は１日１時間以内と両親により決められていたが，現在はゲームをする時間が１時間を超えている．安静保持の側面ではベッド上で集中して遊べることが大切でありFくんはゲームを楽しんでいるので家でのように１日１時間にすることは難しい状況だが，ほぼ１日ゲームばかりで過ごすとなると姿勢や視力の問題が出る可能性があるので，ゲーム以外の室内で楽しめる遊びの提供や，規則正しい生活を維持するためにも日課を一緒に決めることが必要かもしれない． 　尿細管での水分・ナトリウムの再吸収が増加し浮腫の増強や血圧上昇をきたす疾患であるが，バイタルサインに特に問題はない．ステロイド薬副作用に血圧上昇があるため，毎日条件をできるだけ同じにした状態で測定する．	入院後から母親が付き添いで入院していたが，２日後から母親が仕事に復帰するため面会に切り替わる．母親は，長期的な治療を要するFくんの将来に不安を抱いていたが，付き添い時は水分や安静に対する管理を確実に行っていた．一番安心できる存在の母親がそばにいてくれたことで，Fくんは入院中の苦痛やストレスが増強せずに過ごすことができていたと考えられる．母親は，付き添いを外れることに対して，Fくんのそばにいられないことや，家事・きょうだいについての不安を口にしていた．母親に不安やストレスが高まることは，Fくんの健康を回復するうえでも影響を与えると考えられる． 　**上記の統合内容から，看護問題＃３　母親が患児の疾患や付き添いができないことについて抱く不安に関連した親役割葛藤（看護診断：親役割葛藤）が抽出される．**
＜役割・関係＞ 　長期の入院に伴い，保育園に通うことができず「お友達に会いたい」という言葉もある．この時期は同年代の子との関係から協同あそびなどルールのある遊びから社会性を身につけていく時期であるため，感染や活動の問題がなければ同室の児との関わりも保障する必要がある． 　現在２月であり，退院が小学校入学前か入学後になる可能性があるため，小学校とも連携を取っていくことが必要	

情報（分析・解釈）	統合から 看護問題・看護診断の抽出へ
になる． 　母親がFくんに付き添っている間は，夕食前に一時的に家に帰り，夕食などの準備をして父親が帰宅したら病院に戻るという生活であり，付き添い入院の生活に伴う疲労も溜まっていると考えられる．今後母親は仕事に復帰する予定で「Fのことは心配ですしずっとついていてあげたいのですが，職場も人手不足で困っているし家のことやお兄ちゃんお姉ちゃんのこともしてあげないといけないので…．Fの病気のことが一番不安ですけど，仕事復帰した後の生活もうまくやっていけるのか…」という発言からは，母親にとってFくんにしてあげたいことと，仕事，家事，きょうだいの世話もしなければという葛藤が生じ，さらに負担のかかる生活になることが予測される． 　両親以外の面会は禁止されており，兄や姉とも会うことができないので，電話で話す時間はFくんにとって大切な時間である． **＜コーピング・ストレス耐性＞** 　入院前は外で活発に遊んでいたFくんにとって，入院生活での安静や塩分制限食，採血やその他検査の実施される日々は，ストレスの高い状況である．ゲームをする時間も増えているが，同室児とゲームの話題で盛り上がっていることもあり，Fくんにとってコーピングになっている． 　「いつ退院できるの？もう元気だよ」という言葉からは，入院や治療の必要性に疑問を抱いている可能性があり，理解を確認する必要があると考えられる．	

Ⅵ　関連図

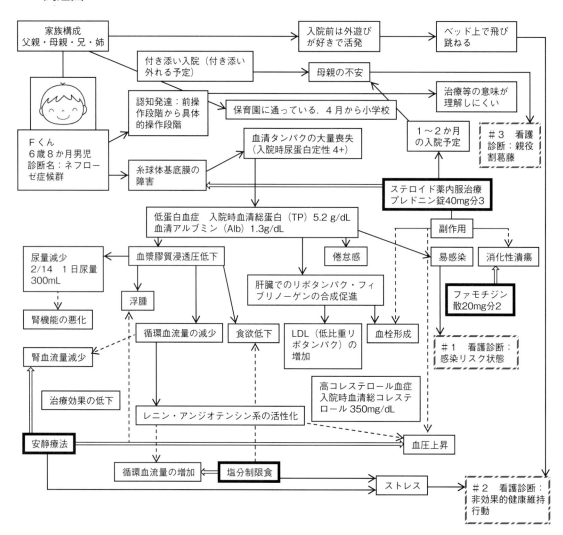

Ⅶ　想定される看護問題，看護診断と看護過程の展開

看護問題・看護診断リスト

#１．ステロイド薬の副作用，低アルブミン血症，感染予防行動の不足に伴う感染リスク状態
　　看護診断：感染リスク状態

#２．発達段階による理解の特徴，安静に伴うストレス，付き添い入院でなくなることに関連した非効果的健康維持行動
　　看護診断：非効果的健康維持行動

#３．母親が患児の疾患や今後の付き添いができないことについて抱く不安に関連した親役割葛藤
　　看護診断：親役割葛藤

Ⅷ　看護計画の展開

1．ステロイド薬の副作用，低アルブミン血症，感染予防行動の不足に伴う感染リスク状態
　　看護診断：感染リスク状態

目標（期待される効果）	計　　画	実施・評価
関連要因 ・ステロイド薬の副作用 ・低アルブミン血症 ・感染予防行動の不足 **短期目標** ・感染予防行動の理由を理解し習慣化できる ・感染徴候の自覚症状を訴えることができる **長期目標** ・感染を起こさずに過ごすことができる	**ＯＰ（観察計画）** ・バイタルサイン ・感染徴候（発熱，咳嗽，咽頭痛，鼻汁，下痢，悪心嘔吐，腹痛） ・１日尿量 ・浮腫，・スキントラブルの有無 ・倦怠感の有無 ・食欲，食事の摂取状況 ・毎日の水分摂取指示量 ・水分出納，発汗，体重の変化 ・反応，表情，言動 ・機嫌，活気 ・睡眠状況 ・血液検査データ（TP，Alb，電解質データ，白血球数，CRP） ・尿検査データ（蛋白定性，蛋白定量） ・易感染状態であることや感染予防策についての理解の程度 ・感染予防行動の実施状況（食事前，排泄後の手洗い，食事前後の含嗽口腔ケア，シャワー浴など） ・内服方法・内服に対する思い ・面会・付き添い家族や同室児の健康状態	**2月18日までの評価** 　血液検査データとして白血球やCRPの上昇はなく，発熱や感染を示す症状もない． 易感染状態であることに対しては「風邪をひいたら腎臓も悪くなるってお医者さんが言っていた」と話しており，感染を起こしてはいけないと分かっているが，その理由までは分かっていない．また，手洗いは促すと実施するが，石鹸を使わずにさっと水で流すことが多い．今後ステロイド内服期間が長くなると，さらに感染リスクが高まるため，感染予防が必要な理由を，体の状態を含め

目標（期待される効果）	計　　画	実施・評価
	TP（援助計画） ・食事前，排泄後，遊びの前後に手洗いを促す． ・食前の含嗽，食後の口腔ケア（歯磨き）を促す． ・検査時など病室外に出るときのマスク着用を促す． ・食欲がない場合，食事の味付けや形態をできるだけ摂取できそうなものに調整する． ・食事摂取の場を楽しい雰囲気にする． ・1日の水分量を超えないよう，少なすぎないように摂取するよう食事中や遊びの後に促す． ・シャワー浴は毎日実施し，洗い残しがないよう，こすり過ぎないようにする． **EP（指導計画）** ・正しい手洗い方法を説明し一緒に実施する． ・感染予防の必要性や方法を，視覚的ツールを使ったり一緒に実施しながら患児と家族に説明する． ・感染徴候の自覚症状があった時には，必ず家族か看護師に伝えるように説明する． ・家族に，自身の健康管理にも留意するよう説明する．	て理解してもらうことが必要である．具体的操作段階に入る時期であり，入院して1週間になるので，体の状態をイメージし，感染予防の重要性を実感してもらうために，視覚的ツールを用いて説明する必要がある．これまで，味の薄い食事を頑張って摂取したり，採尿を自分で行うなど，できていることをしっかり認めたうえで，感染予防に対する説明を行うことが大切である．

２．母親が患児の疾患や付き添いができないことについて抱く不安に関連した親役割葛藤

看護診断：親役割葛藤

目標（期待される効果）	計　　画	実施・評価
関連要因 ・長期にわたって入院を必要とする疾患である ・仕事や家庭の状況のために患児の付き添いができなくなる **短期目標** ・家族が，患児の疾患，治療内容，状態の変化，他の家族のことなどについて不安や疑問を表出することができる	**OP（観察計画）** ・面会中や面会のない時間の患児の活気，反応 ・患児の1日の過ごし方 ・家族の患児の疾患・治療や入院に対する疑問や不安内容 ・家族の疲労の程度や健康状態 ・家族の生活スケジュール ・家族の表情，言動，患児との接し方 **TP（援助計画）** ・患児の状態，変化，1日の様子に関して，家族に分かりやすく伝える ・家族の表情，言動をよく観察し，不安，気にな	<u>2月22日までの評価</u> 　付き添い時にも母親の疲労が感じられたが，仕事を再開されて「時間がいくらあっても足りません．仕事も体力仕事なので疲れます」という言動があり，まだ母親のペースはつかめていない状況である．患児は面会時間を心待ちにしており母親と離れるときは寂しそう

目標（期待される効果）	計　　　画	実施・評価
・疑問を解決するための方法を知ることができる ・面会中に患児と共に親密な時間を過ごすことができる ・母親が仕事・家事・面会のペースを掴み疲労感なく過ごせる **長期目標** ・家族が心身ともに安定した状態であることを表現できる．	ることを表出できるように，家族に声をかけて，話を傾聴する ・患児が，付き添いがなくても安定して過ごせるように，保育士などと共に遊びの時間を設ける． ・家族の負担や健康状態に対してねぎらいの言葉をかける． **EP（指導計画）** ・家族にとって必要な情報があれば丁寧に説明する ・面会の時間や方法，主治医からの説明など，希望があれば遠慮なく伝えるように説明する．	であるため，母親は罪悪感を抱く可能性もある．母親の存在があるからこそ，患児は頑張れることを伝えながら，母親の表情や言動に気を配り，思いに気づける援助が必要となってくる．

Ⅸ　看護目標に対する総合的評価ポイント

① 安静や食事療法による苦痛が少なく，治療に意欲的に関与できるか

② ステロイド薬の副作用が出現することなく，また，出現に対して早期に発見されるか

③ 危険な行動がなく，感染予防行動を取れるか

④ 1日の生活リズムが整っているか．

⑤ 患児と家族が気持ちを表出できているか

⑥ 家族の不安や疲労がなく生活できているか

Ⅹ　学習課題

① ネフローゼ症候群の病態生理，主要症状について述べてください．

② 看護問題＃2について，統合，アセスメントをしてください．

③ 看護問題＃2について，計画を展開してみてください．

④ 看護問題＃1～3以外の看護問題を考えてみて下さい．

> ケース3
>
> # 急性胃腸炎
>
> **学びのポイント**
>
> ・　急性胃腸炎の病態生理，病因・関連因子，主要症状，主な治療，患児の年齢・発達
> 　　段階及び家族のニーズに応じた必要な看護

I　事例理解の知識とナビ

　小児急性胃腸炎は子どもの代表的疾患の一つである[1]．急性胃腸炎とは，ウイルスや細菌に感染することによって，腹痛，吐き気，嘔吐，下痢などの症状を引き起こす感染症であるため，感染性胃腸炎または嘔吐下痢症とも呼ばれる．

1．病態生理

　小児の嘔吐や下痢は，急性胃腸炎によるものがほとんどであり，2歳ごろまでの乳幼児では重症化しやすいため，乳幼児下痢症として総括することもある．ウイルス性の場合，上部小腸への感染が主体であり，細菌性の場合，回腸や大腸の上皮への感染が主である[2]．重症の場合では嘔吐や下痢により体液喪失のため，脱水や血清電解質の異常がみとめられる．

2．病因

　病因となる主な病原体には，ノロウイルス（Noro virus），ロタウイルス（Rota virus）などのウイルスのほか，細菌や寄生虫もある．原因が特定されれば，独立した疾患として扱われる．

　ウイルス性胃腸炎の一般的なウイルスは，ロタウイルス，ノロウイルス，腸管アデノウイルス，アストロウイルスがある．

　細菌性胃腸炎の一般的細菌として，カンピロバクター，サルモネラ，下痢性大腸菌，赤痢菌とエルシニアが挙げられる．

　小児のウイルス性胃腸炎の主要な原因微生物であるロタウイルスとノロウイルスの感染経路は，病原体が付着した手で口に触れることによる接触感染，汚染された食品や水による経口（糞口）感染がある．

３．主要な症状

　病原体により異なるが，潜伏期間は１〜３日程度である．嘔吐，発熱，下痢，腹痛などの症状がよく見られる．乳幼児下痢症では重症に陥りやすく，循環障害やけいれんなどの中枢神経障害を呈する．感染しても発症しない場合や，軽い風邪のような症状の場合もある．

　ウイルス性胃腸炎の場合は頻回の水様便から，軟便で数回と様々であるが，血便はまれである．特にロタウイルスによる胃腸炎の場合は，粘液・膿・血液を含まない白色ないし黄白色の水様性下痢便を呈して，無熱性けいれんを誘発することがある[3]．

　細菌性腸炎では泥状便で粘膿性，ときに腐敗臭，血便を伴い，敗血症や溶血性尿毒症症候群のような重篤な合併症を生じることがある[2]．細菌性胃腸が強い腸間膜リンパ節炎を引き起こし，虫垂炎の症状に類似するため，鑑別には注意が必要である．

４．診断・検査

　ウイルス性胃腸炎と細菌性胃腸炎を鑑別する臨床像として，40℃以上の高熱，明らかな血便，強い腹痛，意識障害などの症状は細菌性胃腸炎の可能性が高い．一方，呼吸器症状はウイルス感染で発症しやすい[1]．

　血液検査，便検査，尿検査，画像検査など原因疾患によって検査が行われる．ロタウイルス・アデノウイルス・ノロウイルスは抗原検査で迅速に診断できる．細菌性胃腸炎では便培養を行う．

５．治療と予防

　急性胃腸炎の大部分はウイルス性であり，これに対して抗菌薬は有効でないため一律に使用することは推奨されない[1]．

　治療は症状の程度に応じた対症療法，原因に対する治療を行う．治療法としては経口補水療法（ORT）と経静脈輸液療法（IVT），整腸剤の投与がある．一般的には軽症の場合は経口補液，あるいは外来での静脈輸液を行う．中等症以上の場合は入院して静脈輸液，経口補液を併用する．重症例では脱水，低栄養・循環障害・中枢神経障害・アシドーシス・腎障害・電解質異常に対する厳重な治療を行う．整腸薬プロバイオティクスは急性ウイルス性胃腸炎の初期に使用することより，下痢の持続期間を短縮する可能性がある[4]．

　嘔吐物・便には大量のウイルスが含まれ接触感染の原因となるため，小児の急性胃腸炎において感染拡大を防止するための対策として，家庭内や集団内における手洗いの徹底，オムツや汚染された衣類の次亜塩素酸消毒剤などによる消毒が感染拡大防止の基本であり最も重要である[1]．

　小児の急性胃腸炎発症抑制にロタウイルスワクチンは推奨される．アメリカにおいてロタウイルスワクチンを乳児の定期接種に導入することでロタウイルス疾患の入院数を劇的に低下させた．日本では2020年10月から定期接種が可能となってから，ロタウイルス胃腸炎の入院数や重症化を70〜90％以上防ぐことができると報告されている[1]．

６．合併症

・　脱水：重症の胃腸炎で最も多い合併症は脱水である．嘔吐と下痢によって大量の水分喪失で脱

水が起きる．年長児と比べて乳児では脱水や重症化しやすい．そのため，脱水の重症度を評価することが重要である．具体的に脱水の程度は一般に体重に対する水分喪失の割合で表される．3〜5％の喪失を軽症脱水，6〜9％を中等症脱水，10％以上を重症脱水とする分類が一般的である[4, 5, 6]．

・　けいれん：ウイルス性感染に伴うものが多く，無熱性または有熱性にけいれんを合併することがある．通常は一過性で再発することは少ない．

・　腸重積：間欠的腹痛（乳児では不機嫌として現れる），血便（イチゴゼリー状），嘔吐が腸重積の3大症状である．明らかな胃腸炎の症状がなくても起こることもあるが，嘔吐消失後に再度嘔吐が出現した場合には注意が必要である．特にロタウイルスワクチン接種から1〜2週間までの間には腸重積症のリスクが通常より高まると報告されているため，接種後にこれらの症状が一つでも見られた場合は速やかに医療機関を受診するのが望ましい．

7．疫学・予後

　小児の急性胃腸炎は世界的にみられており，ウイルス感染によるものが圧倒的に多く，小児の死亡者，罹患者の最も多い原因の一つである．0歳〜5歳の年齢層で6割を占めており[2, 7]，下痢は後遺症と死亡の主な原因である．日本では，以前ウイルス性胃腸炎は秋から冬にかけて流行する傾向があったが，近年年間を通してウイルス性胃腸炎の流行が認められるようになってきている．

　早期に診断をつけて適切な治療を行えば予後は良好である．罹患率と死亡率は適切に脱水治療がされたかどうかによる．脱水症を続発するため，慎重な経過観察が必要である．

Ⅱ　ケースの紹介

◇　Mちゃん，男児，９ヶ月

　　主訴：発熱，嘔吐，下痢

　　疾患名：急性胃腸炎

◇　入院までの経過

・10月31日（入院１日前），１日前から38.5℃の発熱があり，数回の下痢と嘔吐が見られたため病院を受診し，急性胃腸炎と診断され入院となった．

・朝から食欲もなく離乳食は全く食べず，ミルク150mlを飲ませたが吐いてしまった．昨夜から白い水様便５〜６回続いていた．

◇　入院時の状態（11/１）

・11/１（入院当日），入院時活気なく，体温38.6℃，脈拍136回/分，呼吸数48回/分，血圧92/60mmHg．身長71cm，体重8,500g（７か月健診時身長70cm，体重8,800g）．口唇の乾燥，ツルゴールの低下及び大泉門の軽度陥没がみられた．おむつ交換の時排尿は少量あり，陰部と肛門周囲の皮膚に発赤がみられた．お腹に触れると嫌がり，母親にしがみついて泣く．採血と点滴ルートを確保する時激しく啼泣した．

・入院後，末梢静脈内持続点滴ソリターT1号を100ml/hで開始した．

◇　入院時の検査所見

・血液検査：WBC15,500/μL，RBC 420×104/μL，Hb 13g/dL，Hct 38%，Plt 42.0×104/mm^3，TP 7.2g/dL，Alb 5.0g/dL，BUN 17.0mg/dL，Cr 0.32mg/dL，Na 135mEq/L，K 4.2mEq/L，Cl 104mEq/L，CRP 1.4mg/dl，

・尿検査：尿比重 1.020，pH 6.6

・便検査：潜血（-），膿球（-），便中ロタウイルス抗原（＋）

◇　既往歴

　　出生前後に問題ない．

　　入院歴ない．

　　アレルギーなし

◇　予防接種歴

　　この時期までに実施すべきワクチンはすべて接種済（Hib・肺炎球菌３回，４種混合１期３回，B型肝炎，BCG，ロタウイルスワクチン）．

◇　発育歴

　　在胎週数39週で出生．出生時の身長は49.0cm，体重は3,350g，アプガールスコアは９点．成長発達は順調，生後３カ月程で首が据わり，５カ月程で寝返りもできるようになった．

◇　家族構成

　　大阪府内在住の３人家族．日本人の父親29歳，会社員．在日中国人の母親24歳，専業主婦，日本語での日常会話は特に問題ない．父親の両親遠方に住んでいる．

◇　入院前の生活

　　昼間，父親が仕事，母親と2人で過ごしている．生後1か月までは完全母乳で，その後人工栄養となり，生後6カ月頃から離乳食開始．離乳食は1日3回，おやつを1回，入眠前にフォローアップミルクを100～200ml哺乳瓶で飲んでいる．睡眠は20時～8時，午前中に30分～1時間，午後に2～3時間である．排泄は紙オムツ着用で，排便1～2回/日，排尿は7～8回/日．母親は1日1回お風呂に入れる．週末に父親は時間がとれる時，Mちゃんのお風呂や家事に協力する．

◇　入院後の治療方針

　　脱水症状改善のため持続点滴ソリターT1号100ml/hで開始．経口摂取が可能になれば，減量し中止する予定．個室隔離，おむつ交換時ディスポーザブルの手袋とガウンを着用する．

◇　入院翌日の状態（11/2）

　　11/2の10時現在，体温37.6度に下がるも活気はなく，ミルクは嫌がってほとんど飲まず，看護師が近づくと啼泣してしまう．主治医から説明を受けた後，母親は「私が早く病院に連れてこなかったからこの子の病気を悪くしてしまったんです」と泣きながら看護師に話した．

　　予想外の入院のため，祖父母に手伝ってもらえず，患児の付き添いで母親が疲労している様子がみられた．

Ⅲ　ワークシート　*ワークシートで臨床推論・看護判断につながるアセスメント力のみえる化にトライしましょう！

ワークシート①：急性胃腸炎で病態・症状はどんなことが考えられる？
病気の原因はウイルスや細菌による腸管感染により引き起こされるとしたらどんな症状が考えられるかな？

ワークシート②：脱水や下痢・嘔吐の症状から治療と看護の優先順位は？
重症度の分類は？

ワークシート⑤：急性胃腸炎の子どもと家族の看護で大切なことは？
・乳幼児におこりやすい疾患であること、感染経路の特徴及び感染防止の基本から考えられる

ワークシート③：子どもの発達段階、症状、治療から考えてて子どもと家族に実施すべき支援は？
乳児で症状や苦痛の言語表現が困難に加えて入院によって治療や症状から考えられる問題と必要な支援は？

ワークシート④：子どもや家族の心理・社会的問題は？
子どもの年齢の特徴、主症状、入院後の子どもと家族に与える影響は？
看護師が注意すべきことは？

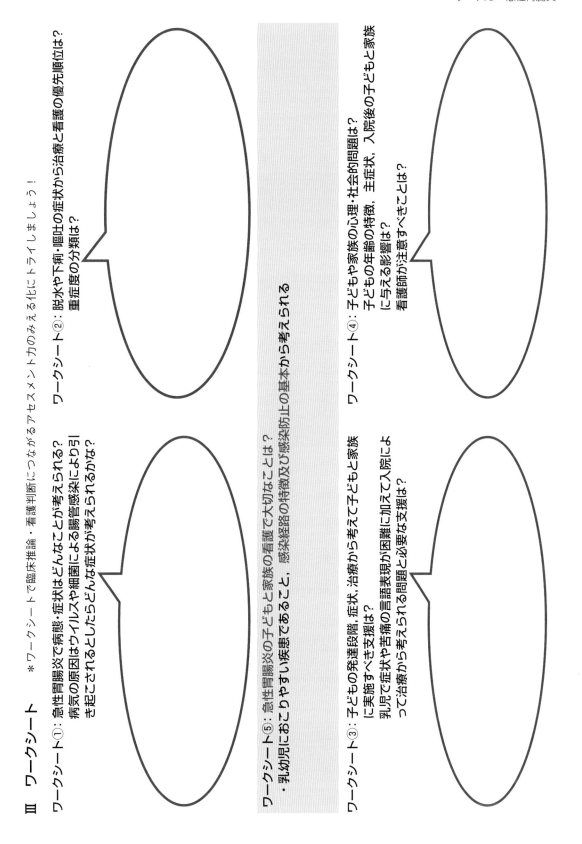

267

Ⅳ　ゴードンの機能的健康パターンに基づく情報の収集と整理

項　　目	情報の収集と整理
健康知覚・ 健康管理	・9か月男児，在胎週数39週で出生． ・出生前後も特に問題なく，入院歴もなかった． ・成長発達は順調，生後3カ月程で首が据わり，5カ月程で寝返りもできるようになった． ・排泄は紙オムツ着用． ・母親は1日1回お風呂に入れる． ・週末に父親は時間がとれる時，Mちゃんのお風呂や家事に協力する． ・この時期までに実施すべきワクチンはすべて接種済（Hib・肺炎球菌3回，4種混合1期3回，B型肝炎，BCG，ロタウイルスワクチン）． ・1日前から38.5℃の発熱があり，数回の下痢と嘔吐が見られたため，病院を受診し，急性胃腸炎と診断され，治療目的で入院． ・入院時，体温38.6℃，脈拍136回/分，呼吸数48回/分，血圧92/60mmHg． ・体に触れると嫌がり，母親にしがみついて泣く． ・採血と点滴ルートを確保する時，激しく啼泣した． ・11/2の10時現在，体温37.6度に下がるが活気はない． ・主治医から説明を受けた後，母親は「私が早く病院に連れてこなかったから，この子の病気を悪くしてしまったんです」と泣きながら看護師に話した 〈有効な助言！〉 子どもだけでなく，母親が抱えている不安や自責の念に関する情報収集も大切です
栄養・代謝	・生後1か月までは完全母乳でしたが，その後人工栄養となり，生後6カ月頃から離乳食開始． ・離乳食は1日3回，おやつを1回，入眠前にフォローアップミルクを150ml哺乳瓶で飲んでいる． ・(10/31) 朝から食欲もなく離乳食は全く食べず，ミルク150mlを飲ませたが，吐いてしまった． ・(10/31) 夜から白い水様便5〜6回続いていた． ・身長71cm，体重8,500g（7か月健診時身長70cm，体重8,800g）． ・口唇の乾燥，ツルゴールの低下及び大泉門の軽度陥没がみられた． ・体温38.6℃，脈拍136回/分，呼吸数48回/分，血圧92/60mmHg． ・血液検査：TP 7.2g/dL，Alb 5.0g/dL，Na 135mEq/L，K 4.2mEq/L，Cl 104mEq/L，CRP 1.4mg/dl，WBC 15,500/μL，RBC 420×104/μL，Hb 13g/dl，Hct 38%，Plt 42.0×104/mm，BUN 17.0mg/dL，Cr 0.32mg/dL3 ・11/2の10時現在，体温37.6度に下がるが活気はなく，ミルクは嫌がってほとんど飲まない． ・経口摂取が可能になれば，持続点滴が減量し中止する予定．
排泄	・排便1〜2回/日，排尿は7〜8回/日． ・紙おむつを使用している． ・入院1日前から白い水様便5〜6回続いていた． ・おむつ交換の時，排尿は少量あった． ・血液検査：BUN 17.0mg/dL，Cr 0.32mg/dL． ・尿検査：尿比重 1.020，pH 6.6 ・便検査：潜血（−），膿球（−），便中ロタウイルス抗原（＋） 〈有効な助言！〉 成人と比べて乳幼児は脱水になりやすいため，経口摂取量のほか，患児の脱水症状，体重減少の程度，血清電解質，TP，BUN，Crなど関連の血液データも脱水をアセスメントするための重要な情報収集です．

項　　目	情報の収集と整理
活動・運動	・生後３カ月程で首が据わり，５カ月程で寝返りもできるようになった． ・入院前，昼間，父親が仕事，日中は母親と２人で過ごしていた． ・母親は１日１回お風呂に入れる． ・入院時，活気がなかった． ・心拍数136回/分，血圧92/60mmHg. ・呼吸数48回/分． ・入院後，持続点滴ソリターT１号100ml/hで開始． ・個室隔離，おむつ交換時ディスポーザブルの手袋とガウンを着用する． ・患児の付き添いで母親が疲労している様子がみられた．
睡眠・休憩	・睡眠は20時〜８時 ・昼寝は午前中に30分〜１時間，午後に２〜３時間である．
認知・知覚	・体に触れると嫌がり，母親にしがみついて泣く． ・採血と点滴ルートを確保する時，激しく啼泣した．
自己知覚・自己概念	・お腹に触れると嫌がり，母親にしがみついて泣く． ・採血と点滴ルートを確保する時，激しく啼泣した．
役割・関係	・９カ月男児 ・大阪府内在住の３人家族．日本人の父親29歳，会社員．在日中国人の母親24歳，専業主婦．日本語での日常会話は特に問題ない． ・父親の両親遠方に住んでいる． ・昼間，父親が仕事，母親と２人で過ごしている． ・週末に父親は時間がとれる時，Mちゃんのお風呂や家事に協力する．
コーピング・ストレス耐性	・お腹に触れると嫌がり，母親にしがみついて泣く． ・採血と点滴ルートを確保する時，激しく啼泣した．

〈有効な助言！〉
乳児期小児の月齢，発達の特徴をふまえて，採血や点滴のような痛みが伴う治療，処置を経験する子どもの反応はストレス・コーピングをアセスメントする時のポイントとなります．

V　情報の分析・解釈，統合から看護問題・看護診断の抽出

情報（分析・解釈）	統合から 看護問題・看護診断の抽出へ
＜健康知覚・健康管理＞ ・在胎週数39週で出生．出生時の身長 49.0cm，体重3,350g，アプガールスコアは9点でした．成長発達は順調，生後3カ月程で首が据わり，5カ月程で寝返り，出生前後も特に問題なく，入院歴もなく，アレルギーもない．	乳児期とは生後から1歳になるまでの時期を指す．この時期において子どもが機能的，形態的に著しい発達を遂げる．Mちゃんの場合，運動発達について，生後3カ月程で首が据わり，5カ月程で寝返りができるようになり，出生前後も特に問題なく，入院歴もなかったことから今までの成長発達は問題がないと考えられる．
・母親は1日1回お風呂に入れる． ・週末に父親は時間がとれる時，Mちゃんのお風呂や家事に協力する． ・予防接種はこの時期までに実施すべきワクチンはすべて接種済（Hib・肺炎球菌3回，4種混合1期3回，B型肝炎，BCG，ロタウイルスワクチン）．	入院前の日常生活において，父親も育児と家事にも協力的であり，母親が1日にMちゃんをお風呂に入れることで清潔を保つことができていると思われる．Mちゃんの両親はMちゃんの年齢で実施すべき予防接種をしてきているため，養育者による健康管理ができていると考えられる．
・主治医から説明を受けた後，母親は「私が早く病院に連れてこなかったから，この子の病気を悪くしてしまったんです」と泣きながら看護師に話した． ・患児の付き添いで母親が疲労している様子がみられた．	普段母親は患児の世話をしており，入院1日前から患児が38.5℃の発熱，数回の下痢と嘔吐が見られたため，母親は患児を病院に連れて受診することができたことから，養育者としての受診行動がとれたと言える．予想外の入院となり，患児の付き添いで母親が疲れた様子があり，さらに医師から説明を受けた後の発言から自分が受診に来るのが遅いこと，入院することで我が子に辛い思いをさせてしまったといった母親の後悔や自責の念を抱いていると考えられる． 〈有効な助言！〉 子どもだけでなく，母親が抱えている不安や自責の念に関する情報収集も大切です
＜栄養・代謝＞ ・7か月健診時，身長70cm，体重8,800g	7カ月健診時の身長70cm，体重8,800g，カウプ指数を用いて乳児期の発育状態を評価するため，患児7か月時のカウプ指数は19でパーセンタイル値では，身長は50パーセンタイル値，体重は75パーセンタイル値，発育状態が正常と言える．

情報（分析・解釈）	統合から 看護問題・看護診断の抽出へ
・生後１か月までは完全母乳でしたが，その後人工栄養となり，生後６カ月頃から離乳食開始．離乳食は１日３回，おやつを１回，入眠前にフォローアップミルクを150ml哺乳瓶で飲んでいる．	乳児期の栄養摂取は乳児前期には乳汁のみとなるが，生後５，６カ月頃には離乳食が始まり，満１歳頃には１日離乳食３回で栄養の摂取ができるようになっていく．患児は生後１か月までは完全母乳でしたが，その後人工栄養となり，生後６カ月頃から離乳食開始．離乳食は１日３回，おやつを１回，入眠前にフォローアップミルクを150ml哺乳瓶で飲んでおり，身長と体重の増加も順調という情報から，年齢や発達段階に応じた栄養摂取ができていると考えられる．
・（10/31）朝から食欲もなく離乳食は全く食べず，ミルク150mlを飲ませたが，吐いてしまった．夜から白い水様便５～６回続いていた． ・入院時身長71cm，体重8,500g 　（７か月健診時身長70㎝，体重8,800g）． ・体温38.6℃，脈拍136回/分，呼吸数48回/分，血圧92/60mmHg. ・口唇の乾燥，ツルゴールの低下及び大泉門の軽度陥没がみられた． ・11/2の10時現在，体温37.6度に下がるも，活気はなく，ミルクは嫌がってほとんど飲まない． ・経口摂取が可能になれば，持続点滴が減量し中止予定 ・血液検査：TP 7.2g/dL，Alb 5.0g/dL，Na 135mEq/L，K 4.2mEq/L，Cl 104mEq/L，BUN 17.0mg/dL，Cr 0.32mg/dL，CRP 1.4mg/dl，WBC15,500/μL，RBC 420×104/μL，Hb 13g/dl，Hct 38%，Plt 42.0×104/mm3 ・口唇の乾燥，ツルゴールの低下	入院前日の朝から発熱，食欲もなく離乳食は全く食べず，ミルク150mlを飲ませたが吐いてしまい，昨夜から白い水様便５～６回続いていたため，入院時の体重8,500gが入院前と比べて約３％減少した．さらに，患児が活気がなく，口唇の乾燥，ツルゴールの低下及び大泉門の軽度陥没がみられたことから，軽度の脱水状態が考えられる．現時点ではTP，血清電解質（Na，K，Cl）の異常が認めないが，今後嘔吐，下痢，脱水症状の程度と増悪の有無，水分，ミルク，離乳食の経口摂取状況，水分出納バランス，体重減少の有無，検査データの変動を引き続き観察していく必要がある． **　上記の統合より，看護問題♯１　発熱，嘔吐，下痢，経口摂取量の低下による脱水が考えられる** **　（看護診断：体液量不足）が抽出される．**
・入院１日前から38.5℃の発熱があり，数回の下痢と嘔吐が見られたおむつ交換の時，排尿は少量あった． ・入院時，陰部と肛門周囲の皮膚に発赤がみられた． ・入院１日前から白い水様便５～６回続いていた．	発熱，ミルクや離乳食経口摂取が減少したため，皮膚のツルゴールの低下及び口唇の乾燥がみられた．また，入院前から数回の下痢便があり，便の刺激で陰部と肛門周囲の皮膚粘膜に発赤がみられたことから，皮膚障害が生じていると考えられる．今後引き続き排便，排尿の回数，性状と併せて，皮膚の乾燥，肛門周囲皮膚粘膜の状態を引き続き観察していく必要がある．

情報（分析・解釈）	統合から 看護問題・看護診断の抽出へ
	上記の統合より，看護問題♯5　脱水のため皮膚粘膜の乾燥，下痢による皮膚障害が考えられる **（看護診断：皮膚統合性障害）が抽出される.**
＜排泄パターン＞ ・排便1～2回/日，排尿は7～8回/日. ・紙おむつを使用している.	乳児期には5カ月頃まで排便の頻度や時間はあまり規則的ではないが，離乳食が開始すると，便が少しずつ固くなり，排便の回数も減少する. 排泄はまだ自立できないため,紙オムツを使用する. 個人差があるが，患児の普段の排泄の情報からは発達段階に応じた排泄の状況であると言える.
＜活動・運動パターン＞ ・生後3カ月程で首が据わり，5カ月程で寝返り，成長発達は順調 ・入院前，昼間，父親が仕事，日中は母親と2人で過ごしていた. ・母親は1日1回お風呂に入れる. ・入院時，活気がなかった. ・入院後，持続点滴ソリターT1号100ml/hで開始. ・個室隔離，おむつ交換時ディスポーザブルの手袋とガウンを着用する.	日頃の過ごし方から，入院前は家庭での生活が中心となる. 治療目的で入院するようになり，発熱による体力消耗の増加を加え，個室隔離及び持続点滴を受けるため，活動範囲が狭くなり，活動も制限されるようになった. いつもと同じように遊んだり，過ごしたりすることができなくなることは，患児にとって苦痛とストレスを感じる. 乳児期の運動発達が著しく遂げるに対して，乳児の知的能力と身体能力が未熟，危険回避ができないため，持続点滴で輸液ルートに引っ張られベッド上での転倒転落のリスクがあると考えられる. **上記の統合より，看護問題♯2　知的能力と身体能力の未熟さ，発熱による体力消耗の増加，持続点滴，個室隔離による転倒・転落のリスクが考えられる** **（看護診断：身体外傷リスク状態）が抽出される.**
〈睡眠・休憩パターン〉 ・睡眠は20時～8時 ・昼寝は午前中に30分～1時間，午後に2～3時間である.	乳児期において，1日あたりの睡眠時間は12～16時間が必要と言われている. 入院前の患児は夜の就寝時刻は20時，起床時刻は8時，1日の睡眠時間は12時間, 昼寝2回であったことから，普段は十分な

情報（分析・解釈）	統合から 看護問題・看護診断の抽出へ
	睡眠がとれていると考えられる．しかし，入院後，いつもと異なる環境に慣れないこと，個室隔離や持続点滴による行動制限の影響で患児の睡眠に影響を与える可能性がある．
＜役割・関係パターン＞ ・大阪府内在住の3人家族．日本人の父親29歳，会社員．在日中国人の母親24歳，専業主婦．日本語での日常会話は特に問題ない． ・父親の両親遠方に住んでいる． ・昼間，父親が仕事． ・週末に父親は時間がとれる時，Mちゃんのお風呂や家事に協力する．	患児の母親が日本在住の外国人，父親祖父母が近くに住んでおらず，日ごろは母親がほとんど子どもの面倒を見ている．父親が週末に時間がとれる時，Mちゃんのお風呂や家事に協力することから，患児の両親は子育てにおいてお互いに協力しあう状況であり，家庭内でのサポート体制が十分できているとは言い難い． 〈有効な助言！〉 近年，日本在住の外国人が増えており，育児観，育児習慣，家庭内のサポート体制は一般の日本人の家庭と異なる可能性が考えられるため，関連の情報を収集しましょう！
＜コーピング・ストレス耐性パターン＞ ・体に触れると嫌がり，患児が母親にしがみついて泣いた． ・採血と点滴ルートを確保する時，激しく啼泣していた． 〈有効な助言！〉 患児の入院は患児自身はもちろん，養育者にとってもストレスとなります．ストレスの原因，内容が異なりますが，入院によるストレスは，患児のストレスなのか，養育者のストレスかを具体的に明記したほうが良いでしょう！	乳児は，外界への急激な環境の変化に敏感に反応する．今回の入院はMちゃんにとって初めての経験であり，外来受診及び入院時にいつもと慣れた環境と異なり，見知らない人（医師や看護師などの医療スタッフ）に囲まれ，さらに痛みの伴う採血や点滴を受けることは患児にとって，これらの不安，恐怖を体験することを意味しており，患児のストレスにつなげると考えられる．患児の年齢，発達段階の特徴をふまえて，患児のストレスを軽減するための関わりが必要である． 上記の統合内容から，看護問題として初めての入院による「患児のストレス」が考えられる （看護診断：非効果的コーピング状態）が抽出される．

Ⅵ　関連図

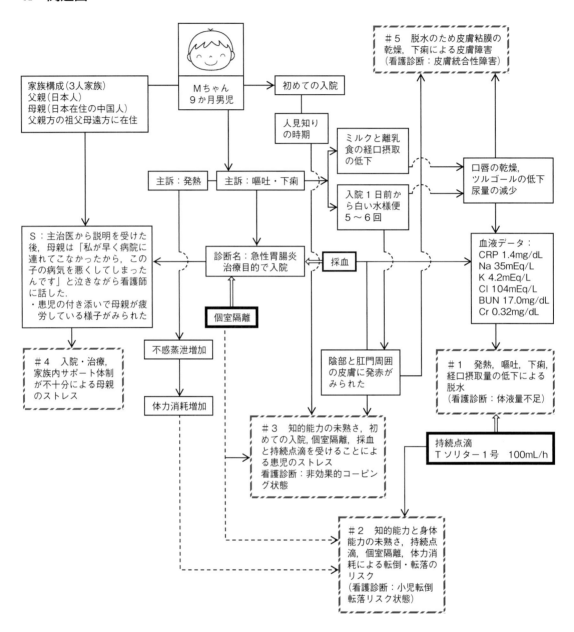

Ⅶ　想定される看護問題，看護診断

看護問題・看護診断リスト

　＃１．発熱，経口摂取量の低下，嘔吐，下痢による脱水

　　　看護診断：体液量不足

　＃２．知的能力と身体能力の未熟さ，発熱による体力消耗の増加，持続点滴，個室隔離による転

　　　倒・転落のリスク

　　　看護診断：小児転倒転落リスク状態

　＃３．知的能力の未熟さ，初めての入院，痛みが伴う点滴・採血を受けること，個室隔離と持続

　　　点滴で行動制限による患児のストレス

　　　看護診断：非効果的コーピング

　＃４．母親の不安

　　　看護診断：不安

　＃５．脱水のため皮膚粘膜の乾燥，下痢による皮膚障害

　　　看護診断：皮膚統合性障害

Ⅷ　看護計画の展開

　看護問題：＃１．発熱，経口摂取量の低下，嘔吐，下痢による脱水

　看護診断：体液量不足

目標（期待される効果）	計　　　画	実施・評価
関連要因 ・９か月男児 ・経口摂取量の低下 ・嘔吐 ・下痢 **短期目標** ・水分摂取ができる． ・点滴もれがなく確実に 　輸液を受けることがで 　きる **長期目標** ・脱水の予防ができる ・感染予防対策ができる	**ＯＰ（観察計画）** ・脱水症状の観察 　バイタルサイン（体温，脈拍，呼吸，血圧） ・感染徴候（発熱，咳嗽，咽頭痛，鼻汁） ・食欲不振，吐気，嘔吐の有無 ・水分摂取量，食事摂取の状況（摂取内容，摂取量） 　（乳児の場合，哺乳量，離乳食の摂取量） ・腹痛，腸蠕動，腹部膨満感 ・下痢の有無，便の観察（硬さ，量，回数，性状） ・皮膚粘膜の乾燥，四肢末梢冷感の有無 　乳児の場合，大泉門陥没の有無 ・体重減少の有無 ・意識レベル，活気，顔色，表情，不機嫌，啼泣 ・尿の観察（量，回数，性状） ・水分出納バランス ・持続点滴の場合，輸液ルートの屈曲，逆血，刺 　入部発赤腫脹，輸液もれの有無	**入院１日目の評価** 　９か月の男児，入院前 日の朝から発熱，食欲な く離乳食は全く食べず， ミルク150mlを飲ませた が吐いてしまい，夜から 白い水様便5〜6回続い ていたため，入院時の体 重8,500gが入院前と比べ て約３％の体重減少がみ られた．さらに，患児が 活気がなく，口唇の乾燥， ツルゴールの低下及び大 泉門の軽度陥没がみられ たことから，軽度の脱水 状態が考えられる．現時

目標（期待される効果）	計　　画	実施・評価
	・内服薬の場合，服薬の状況，養育者の内服管理 ・オムツ着用の場合，臀部，肛門周囲皮膚発赤・腫脹の有無 ・検査データ（WBC，CRP，血清電解質，ヘマクリット，総蛋白，アルブミン，尿比重，BUN，Cr） ・家族の感染予防行動の実施状況（食事前，排泄後の手洗い，食事後の歯みがき，シャワー浴など） ・養育者の病識，感染予防の対処行動 TP（援助計画） ・脱水症状の観察を確実に行う． ・発熱の場合，冷罨法を行う． ・内服薬が処方された場合，患児の年齢，病状を踏まえて，養育者と話し合って患児に応じた方法で薬を確実に内服するように援助する． ・医師の指示のもと，確実に輸液管理を行う． ・汗が出た場合，寝衣交換で清潔を保つ． ・適宜に清拭やシャワー浴を行い，清潔を保つ． ・臀部，肛門周囲発赤の場合，臀部浴を行い，皮膚の乾燥と清潔を保つ． ・食欲不振の場合，家族と話し合って患児の好みに合わせて経口摂取を支援する． ・飲水量，こまめにお茶を飲ませるなど，水分補給を行う． EP（指導計画） ・輸液管理，服薬管理の必要性について養育者に説明する． ・脱水症状の観察を看護師，医師に報告できるように養育者に説明する． ・意識レベルの低下など異変時の症状の観察と異変に気付いた場合，速やかに看護師に報告するように養育者を指導する． ・正しい手洗い方法，感染予防の必要性や方法を，視覚的ツールを使ったり一緒に実施しながら患児と家族に説明する．	点では血液検査データとして白血球やCRPの上昇，血清電解質（Na，K，Cl）の異常が認めないが，今後嘔吐，下痢，脱水症状の程度と増悪の有無，水分，ミルク，離乳食の経口摂取状況，水分出納バランス，体重減少の有無，検査データの変動を引き続き観察していく必要がある． 　また，脱水，感染予防対策に関しての家族の理解，観察方法について確認し，知識の不足があった場合，家族に対する支援を行う必要がある．

Ⅸ　看護目標に対する総合的評価ポイント

① 急性胃腸炎の合併症　脱水の観察項目，検査データ，基準値，異常値の観察ができているか

② 患児だけでなく，養育者が抱えている不安の表出ができているか，必要な看護支援を立案できているか

③ 養育者に脱水症状の観察，意識レベルの低下など異変時の症状の観察ができるように指導ができているか

④ 養育者の感染予防対策がとれるように指導できているか

Ⅹ　学習課題

① 小児の急性胃腸炎について，病態生理，病因・関連因子，主要症状，治療，患児の年齢・発達段階及び家族のニーズに応じた必要な看護について述べてください．

② 看護問題＃２，＃３，＃４，＃５について，統合，アセスメントをしてください．

③ 看護問題＃２，＃３，＃４，＃５について，計画を展開してみてください．

ケース4

川崎病

学びのポイント

川崎病の病態生理，診断，主要症状，合併症，治療方針，薬物療法及び副作用

I　事例理解の知識とナビ

　川崎病は1967年に川崎冨作博士により世界で初めて報告され，主として4歳以下の乳幼児に好発し，全身の血管に炎症が起こるのを特徴とした原因不明の急性熱性疾患である．入院初期の急性期は高熱その他の症状から体力の消耗が激しいため，苦痛緩和のケアや確実な治療への援助が重要となる．心合併症のリスクから，退院後も抗血小板薬の投与や定期的な心エコー検査を必要とすることがあるので，退院後を見据えた看護が必要となる．

1．病態生理

　川崎病の病態基盤は全身の血管炎であり，主に中小動脈に強い炎症を引き起こす．冠動脈にも炎症を起こし，冠動脈の拡張や瘤の形成を併発する場合がある．発症1〜5日目に冠動脈周囲炎及び内膜炎に続いて，数日中に中膜の浮腫と好中球浸潤が起こり，10病日過ぎに瘤が形成されると考えられる．

2．病因

　現在までに様々な病因について議論と研究が続けられるが，病因はいまだに不明である．

3．主要な症状

　日本川崎病学会，特定非営利活動法人　日本川崎病研究センター，厚生労働科学研究　難病製血管炎に関する調査研究班の取りまとめた『川崎病診断の手引き　改訂第6版』（2019.5）には，川崎病の主要な症状として以下の症状が挙げられている．

　　1．発熱
　　2．両側眼球結膜の充血
　　3．口唇，口腔所見：口唇の紅潮，いちご舌，口腔咽頭粘膜のびまん性発赤

4．発疹（BCG接種痕の発赤を含む）

5．四肢末端の変化：

　　（急性期）手足の硬性浮腫，手掌足底または指趾先端の紅斑

　　（回復期）指先からの膜様落屑

6．急性期における非化膿性頸部リンパ節腫脹

4．診断・検査

日本川崎病学会他による前掲書において，a～eに示す参考条項が掲げられている．

a．6つの主要症状のうち，経過中に5症状以上を呈する場合は，川崎病と診断する．

b．4主要症状しか認められなくても，他の疾患が否定され，経過中に断層心エコー法で冠動脈病変（内径のZスコア+2.5以上，または実測値で5歳未満 3.0mm以上，5歳以上 4.0mm以上）を呈する場合は，川崎病と診断する．

c．3主要症状しか認められなくても，他の疾患が否定され，冠動脈病変を呈する場合は，不全型川崎病と診断する．

d．主要症状が3または4症状で冠動脈病変を呈さないが，他の疾患が否定され，参考条項から川崎病がもっとも考えられる場合は，不全型川崎病と診断する．

e．2主要症状以下の場合には，特に十分な鑑別診断を行ったうえで，不全型川崎病の可能性を検討する．

なお，診断に有力な手がかりとなる検査所見として，軽度の肝機能障害，幼若紅中球を伴う白血球の増加，赤沈亢進，CRP上昇，貧血，血清脂質の異常，低アルブミン血症，低ナトリウム血症，回復期の血小板増多，血清トランスアミナーゼの上昇，髄液中細胞増多などがある．

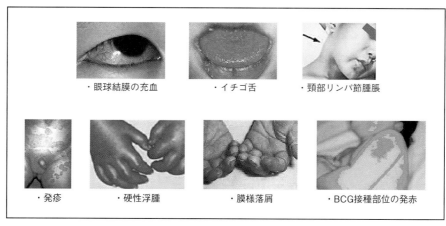

・眼球結膜の充血　　　・イチゴ舌　　　・頸部リンパ節腫脹

・発疹　　　・硬性浮腫　　　・膜様落屑　　　・BCG接種部位の発赤

図3-4-1　川崎病の主要な症状

[出典：厚生労働省川崎病研究班（2019）川崎病診断の手引き 改訂第6版 [1]]

表3－4－1　原田のスコア

測定項目	測定値
白血球数	12000以上
血小板	35万未満
CRP	3＋以上（約4.5mg/dL以上）
ヘマトクリット	35％未満
アルブミン	3.5g/dL未満
年齢	12ヶ月以下（13ヶ月未満）
性別	男子

9病日以内に，上記7項目中4項目を満たす場合に免疫グロブリンを投与する

5．合併症

- ・ 冠動脈瘤形成，うっ血性心不全，心筋炎，心膜炎及び心嚢水貯留，弁膜症，不整脈などの循環器系合併症．
- ・ 冠動脈瘤の発生例の一部に，冠動脈瘤内で形成された血栓による冠動脈の血栓性閉塞，内膜肥厚による急性虚血性心疾患．
- ・ 腋窩動脈，腸骨動脈に末梢性動脈瘤を合併する場合がある．

6．治療

- ・ 急性期の強い炎症反応を可能な限り早期に終息させ，合併症である冠動脈瘤の発生を最小限にする．
- ・ 免疫グロブリン療法の適応を決定するために，原田のスコア（表3－4－1）が使用される．

7．薬物療法

- ・ 川崎病と診断されたら，急性期には，抗炎症・抗血栓作用を目的としたアスピリン療法，および併発する冠動脈障害の発生予防としての免疫グロブリン療法の併用が主になる．免疫グロブリン療法は，診断がつき次第なるべく早く発症7日以内の使用が望まれ，2g/kgを1日あるいは2日間で大量投与する方法が主流となっている．アスピリンは30〜50mg/kg/dayとし，肝障害（AST（GOT）200IU/L以上）が認められた場合は中止，またはほかの薬剤に変更する．解熱後は，抗血栓作用を期待し3〜5mg/kg/dayの少量投与とする．免疫グロブリン超大量（IVIG）単回投与は，現時点で最も信頼できる抗炎症療法であり，約80％の症例で解熱が得られる．一方，10〜20％の割合でIVIG不応例が存在し，このIVIG不応例ではIVIG反応例と比べて，約7倍もの高率で冠動脈障害を合併する．

(1) 初期治療

組織学的に冠状動脈の汎用血管炎が完成する前，すなわち8〜9病日以前に治療が奏功し，有熱期間の短縮や炎症マーカーの早期低下を目指す．

⑵ 初期治療不応例への治療選択

初期治療不応例に対して追加IVIG, IVMP, PSL, インフリキシマブ（IFX）, ウリナスタチン, シクロスポリン, 血漿交換などを奨励に応じて選択する. 冠動脈がすでに拡張し始めている場合のステロイド使用については慎重にその適応を判断する必要があるとしている.

8. 疫学・予後

川崎病は日本人, 東洋人, 日系人に多い疾患である. 日本では, 出生数の減少にもかかわらず川崎病患者数は1968年以降年々増加傾向を示し, 2000年以降患者数は急上昇を続けている. 患者数は年間1万人をこえ, 海外でも年々増加傾向にある. 冠動脈障害を合併しなかった例の予後は良好であり, 学童期でも運動制限は必要ない. 冠動脈瘤を合併した場合, 狭心症・心筋梗塞などを発症することがあり, 冠動脈瘤の大きさ, 狭窄部位や心筋虚血の有無によって各種抗凝固療法などが必要委となる. 心筋虚血が進行した場合, 外科的なバイパス術が必要となる症例も存在する.

II ケースの紹介

◇ Bちゃん, 女児, 11カ月
◇ 主訴：発熱, 発疹, 食欲不振
◇ 疾患名：川崎病
◇ 入院までの経過

9/10（入院5日前）, 夜38.6℃の発熱があり, 夜間救急外来を受診した. 受診時, 体温38.5℃, その他の症状はみられないため, 解熱剤を処方され帰宅する.

9/11（入院4日前）, 日中体温は37.2℃に下がるが夜になると再び38.4℃に上昇した. 活気がなく離乳食は全く食べず, ミルクのみ摂取していた.

9/12（入院3日前）, 体温は38℃台に上昇し, 活気がなく, 食欲不振が続いている.

9/13（入院2日前）, 処方された解熱剤を使用し, 体温は37.6まで下がった. 食欲不振が続くが, 離乳食を少し食べた.

昨日（9/14）, 昼に体温は39.3℃に上昇し, 悪寒, 体の振戦がみられる. 解熱剤を服用し, 38℃台に下がった. 一日中活気がなく, 食事も水分もほとんど摂取しなかったため, 夜間救急外来を受診した. 発疹, 両眼充血, 咽頭の腫れもみられ, 川崎病の疑いで緊急入院となる.

◇ 入院時の状態（9/15）

身長70.5cm, 体重8,500 g, 体温39℃, 心拍数140回／分, 呼吸数48回／分, 血圧108/62 mmHg.

体感熱, 顔面紅潮がみられ, 活気がなく, ぐったりしている. 両眼は軽度の充血があり, 眼脂はない. 呼吸速迫, 時折乾性咳嗽が聞かれる. 口唇は乾燥しており口腔内粘膜と舌の充血がみられる. 両頸部のリンパ節に腫脹があり, 触れると激しく泣く. 首はあまり動かそうとせず, 体ごと向きを変える. 手指から体幹にかけて発疹がみられる. 母親から離れるとすぐ母親にしがみついて泣く.

入院時はアルピニー坐薬100mg挿肛し，一時37.8℃になるが，夜23時頃再度38.5℃へ上昇．入院と同時に持続点滴ソリタT3（500mL）を40mL/hで開始し，心電図モニターを装着する．

◇　入院時の検査所見

・　血液検査：WBC16500/μL，RBC 420万/μL，Hb 10.1g/dL，Hct 35%，plt39×10^4/㎣，TP 6.5g/dL，Alb 5.1g/dL，BUN 12.6mg/dL，Cr 0.32mg/dL，CRP 10.2mg/dL，Na 142mEq/L，K 3.8mEq/L，Cl 106mEq/L，Ca 10.2mg/dL，Glu 86mg/dL，AST 40ⅠU/L，ALT 52ⅠU/L，LDH 426ⅠU/L

・　尿検査：蛋白（+），ケトン（+），白血球1〜3/視野

・　胸腹部X線検査：異常所見なし

・　A群溶連菌：陰性

・　心エコー：冠動脈瘤なし

◇　既往歴

在胎週数40週で出生．出生前後も特に問題なし．

◇　予防接種

ロタ，Hib・肺炎球菌3回，4種混合1期3回，B型肝炎，BCG接種済．

◇　発育歴

特に問題なし．

◇　家族構成

父親31歳，会社員，母親28歳，主婦，姉5歳の4人家族．祖父母が遠方に住んでいる．

◇　入院前の生活

父親が仕事，姉が幼稚園に行っている間は，母親と2人で過ごしている．離乳食は1日3回，おやつを1回，起床後すぐとおやつ時，入眠前にフォローアップミルクを100〜200mℓ哺乳瓶で飲んでいる．睡眠は20時〜6時，午前中に30分〜1時間，午後に2〜3時間である．つかまり立ちとハイハイができる．排泄はオムツ着用で，排便1〜2回／日，排尿は6〜7回／日．

◇　入院後の治療方針

輸液はソリタT3，40mL／hを解熱まで持続．食事摂取が可能になれば，減量し中止する．アスピリン30mg／kg／日を分3，解熱後の回復期は5mg／kg／日を1日1回経口投与の予定．免疫グロブリン療法として献血ベニロン-Iを2g／kg／日点滴静注予定．

風邪症状があるため，0.5%アスベリンシロップ3mL／日を分3投与．心エコーは入院中3〜5日ごとに実施し評価を行う．

◇　入院翌日の状態（9／16）

夜中1時頃，体温39.2℃まで上昇し，再度アルピニー坐薬100mg挿肛した．10時現在体温38.2℃に下がり，活気はなく，ミルクは嫌がってほとんど飲まない．看護師が近づこうとすると泣き出してしまう．母親は主治医から説明を受けた後，付き添っているものの，機嫌の悪いBちゃんを心配そうに見ている．母親が離れようとすると，泣きながら母親にしがみつく．

Ⅲ　ゴードンの機能的健康パターンに基づく情報の収集と整理

項　　　目	情報の収集と整理
健康知覚・ 健康管理	・11カ月女児 ・在胎週数40週で出生．出生前後も特に問題なし． ・予防接種はBCG，ロタ，Hib・肺炎球菌3回，4種混合1期3回，BCG接種済． ・発達面は特に問題なし． ・9／10（入院5日前），38.6℃の発熱があり，夜間救急外来を受診． ・9／11～14は解熱剤を使用して家で様子をみていた． ・9／15体温39.3℃に上昇し，活気がなく食事も水分もほとんど摂取しなかったため，夜間救急外来を受診．発疹，眼充血，咽頭の腫れがみられ，川崎病の疑いで緊急入院となる． ・入院後，ソリタT3，40ml／h持続点滴，アスピリン30mg／kg／日，献血ベニロン-I 2g／kg／日投与開始．0.5％アスベリンシロップ3ml／日を分3投与．
栄養・代謝	・身長70.5cm，体重8,500g． ・離乳食は1日3回，おやつを1回，起床後すぐとおやつ時，入眠前にフォローアップミルクを100～200mℓ哺乳瓶で飲んでいる． ・入院5日前，38℃台以上の高熱を出したため，夜間救急外来を受診し，解熱剤を服用された． ・入院4日前高熱で食欲不振，ミルクのみ摂取． ・入院3日前，体温は38℃台に上昇し，活気がなく，食欲不振が続いている． ・入院2日前，処方された解熱剤を使用し，体温は37.6℃まで下がる． ・入院1日前，昼に体温は39.3℃に上昇し，悪寒，体の振戦がみられる．解熱剤を使用し，38℃台に下がった． ・入院時はアルピニー坐薬100mg挿肛し，一時37.8℃になるが，夜23時頃再度38.5℃へ上昇． ・入院と同時に持続点滴ソリタT3（500mL）を40mL/kgで開始． ・入院翌日夜中1時頃，体温39.2℃まで上昇し，再度アルピニー坐薬100mg，挿肛後38.2℃に下った． ・入院翌日もミルクはほとんど飲んでいない． ・口唇は乾燥しており，口腔内粘膜と舌の充血がみられる． ・両眼は軽度の充血があり，眼脂はない． ・手指から体幹にかけて発疹がみられる． ・A群溶連菌　陰性 ・血液検査 WBC16500／μL，RBC 420万／μL，Hb 10.1g/dL，Hct 35%，plt 39×10^4/m㎥，TP 7.5g/dL，Alb 5.1g/dL，BUN 12.6mg/dL，Cr 0.32mg/dL，CRP 10.2mg/dL，Na 142mEq/L，K 3.8mEq/L，Cl 106mEq/L，Ca 10.2mg/dL，Glu 86mg/dL，AST 40IU/L，ALT 52IU/L，LDH 426IU/L
排泄	・排泄はオムツ着用で，排便1～2回／日，排尿は6～7回／日． ・尿検査：蛋白（＋），ケトン（＋＋），白血球1～3／視野
活動・運動	・つかまり立ちとハイハイができる． ・入院前，日中は母親と2人で過ごしていた． ・入院時，活気がなく，ぐったりしている．

項　　　目	情報の収集と整理
活動・運動	・入院時，体温39℃，呼吸48回／分，呼吸速迫，時折乾性咳嗽が聞かれる． ・心拍数140回／分，血圧108／62mmHg． ・心エコー：異常なし ・胸腹部X線検査：異常所見なし ・入院と同時に持続点滴ソリタT3を40mℓ/hで開始し，心電図モニターを装着する． ・免疫グロブリン療法として献血ベニロン-I　2ｇ/kg/日投与開始． ・アスピリン30mg／kg／日を分3，解熱後の回復期は5mg／kg／日を1日1回経口投与． 　0.5％アスベリンシロップ2mL／日を分3投与． ・頸部のリンパ節に腫脹があり，触れると激しく泣くため首はあまり動かそうとせず，体ごと向きを変える．
睡眠・休憩	・睡眠は20時～6時，午前中に30分～1時間，午後に2～3時間である． ・入院初日の夜は，何度も覚醒し啼泣していた．
認知・知覚	・5日前から，38℃台以上の高熱，食欲不振が続き，発疹，眼充血，咽頭の腫脹がみられる． ・頸部のリンパ節に腫脹があり，触れると激しく泣く． ・入院時，体感熱，顔面紅潮がみられる． ・入院後，看護師が近づこうとすると，泣き出してしまう．
自己知覚・ 自己概念	・母親が離れようとすると，泣きながら母親にしがみつく．
役割・関係	・11ヵ月女児． ・家族構成は両親と姉の4人暮らし，姉は5歳．父親は会社員，母親は主婦である． ・祖父母は遠方に住んでいる．
コーピング／ストレス耐性	・入院後，看護師が近づこうとすると，泣き出してしまう． ・母親が離れようとすると，泣きながら母親にしがみつく． ・昼間，あやしても泣き止まず起き上がることもない． ・好きなおもちゃに興味を示さない． ・入院翌日，主治医から説明を受けた後，母親は付き添っているものの，機嫌の悪いBちゃんを心配そうに見ている．

＊「性・生殖」，「価値・信念」に関する情報は特になし．

Ⅳ　情報の統合，アセスメントから看護問題・看護診断の抽出

情報（分析・解釈）	統合から 看護問題・看護診断の抽出
＜健康知覚・健康管理＞ 　川崎病の原因は解明されていないが，全身の血管の炎症により特徴的な症状が表れる．特に急性期において，白血球や血小板の増加及びCRP値の上昇が見られると言われている． 　患児は入院5日前から38℃台以上の発熱があり夜間救急外来を受診したが，川崎病特有の症状がなく解熱剤を処方されただけであった．9/14の受診時には発疹，両眼充血，頸部リンパ節腫脹，口腔内症状があり，川崎病主要症状5つを認め緊急入院となった． 　川崎病は冠動脈瘤を併発することがあるが，患児の心エコー所見は今のところ問題ないが，献血ベニロン-I　2g/kg/日（16時間で終了予定）で点滴静注予定である．冠動脈は10日前後に起こる危険はあるので，定期的な検査が予定されている． 　患児は，高熱が続いている状態である．発熱時は新陳代謝が亢進し，体力は消耗するが，患児も活気はなくなりぐったりした状態となっている．免疫力は低下し，感染をおこしやすい状態と思われるが，今のところ尿中白血球は1〜3/視野で尿路感染は起こしておらず，乾性咳嗽はあるが肺炎・気管支炎の所見もない．しかし，今後も感染を起こしやすい状況は続くので注意が必要である． 　川崎病の症状である発疹や口唇の乾燥によって，皮膚が傷つきやすい状態になっている．痒みがあるかどうかの情報がないが，皮膚が傷つくと出血する恐れもある．内服中のアスピリンは副作用に出血傾向があるため，注意が必要である． 　9/10の救急外来受診から9/14の夜間救急外来を受診まで家で様子をみていたが，家族はとても不安な状態であったと思われる． 　診断がついて入院になってからも症状はまだ落ち着かず患児もぐったりしている．また，現在冠動脈病変所見はないが，心臓に合併症を起こす危険があることは，家族にとって大きな不安であると予測される． **＜栄養・代謝＞** 　身長70.5cm，体重8,500gは11カ月女児の25〜50パーセンタイル値で問題ない． 　入院前から続く高熱と食欲不振により，活気低下や口唇	入院5日前から，38〜39℃台の高熱と食欲不振が持続していることで体力の消耗は著しく，両眼結膜の充血，頸部リンパ節腫脹，口唇の乾燥，口腔内粘膜と舌の充血及び咽頭の腫脹による不快感はかなり強いと考えられる．これらの苦痛を軽減させるためには治療を確実に行う必要がある．しかし，治療や処置には痛みや不快を伴い，さらに持続点滴や心電図モニターの装着，室内安静などによる活動範囲の制限も，身体的，精神的な苦痛が大きいと考えられる．そのため，治療や処置・検査の際にはできるだけ苦痛の少ない方法で実施しなければならない．免疫グロブリン療法の副作用としてアナフィラキシーショックの出現に注意が必要である． 　また，知らない場所や人も患児に苦痛を与える．それによる啼泣を繰り返すと，ますます体力の消耗へつながる． 　これらの苦痛は回復を遅延させ，患児の苦痛は増強するため，早急に解決しなければならない問題だと考える． 　上記の統合内容より **看護問題＃1．急性期症状による身体的苦痛** **看護診断：急性疼痛，安楽障害，身体可動性障害** が抽出される 　患児は，高熱，食欲不振から栄養状態の低下をきたしている状態である．また，脱水や栄養不足・発疹・清潔保持困難などか

情報（分析・解釈）	統合から 看護問題・看護診断の抽出
乾燥がみられており，脱水をきたしている可能性がある．入院後，輸液と解熱をはかるためにアルピニー座薬が使用されているが，頸部リンパ節と咽頭腫脹，口腔内粘膜と舌の充血もあるせいか，ミルクも離乳食もまだ摂れない状態である．血中タンパク値に問題はないが，尿ケトンが(++)であり，栄養状態は良いとはいえない．栄養状態の低下は免疫力の低下をきたし感染を起こしやすい状態となり，症状の回復も遅らせることになる． 　血液検査ではWBC16500/μL，CRP 10.2mg/dLで高値である．その他異常を示す検査データはないが，乾性咳嗽がみられるため，呼吸器感染症の合併を起こさないか注意して観察しなければならない． 　入院後も患児は食事・ミルクを摂取できない状態が続いている．口腔内症状が強い患児をみる家族は，かわいそうという思いをつのらせているのではないだろうか． 　また母親自身も，不安な思いなどから，食事を摂れていない可能性も考えられる． ＜排泄＞ 　入院前は排尿が1日6～7回であるが，入院後の尿量の情報がない．循環機能の悪化がないかをみるためにも，尿量の情報は必要と考える． ＜活動・運動＞ 　心拍数140回/分，血圧108/62mmHgは基準値に比べるとやや高く，呼吸48回/分も呼吸速迫状態である． 　冠動脈瘤は形成されても症状のないことが多いが，機嫌や血圧，心拍数不整脈の有無，顔色などをよく観察する必要がある．入院前後の患児の状態から考えて，現在は安静によって体力の消耗を最小限にすることが重要な時期である． 　入院と同時に持続点滴を開始し心電図モニターが装着されているが，症状の苦痛がある上に活動の範囲が制限されることは，身体的，精神的な苦痛をもたらす． ＜清潔＞ 　入院後清潔保持に関する情報がないが，恐らく入浴はできない状態である．清潔が保てないと搔痒感が強くなり，皮膚感染のリスクが高まる．また，オムツを着用していることから，オムツかぶれを起こしやすい状況でもある． 　持続点滴は必要な治療であるが，穿刺部位やシーネ固定部位からの感染を起こすリスクもあるので注意が必要である．	ら皮膚は傷つきやすい状況にある．もし痒みがあっても患児は訴えることができないので，機嫌や手や体の動きをよく観察して，不快を取り除くことが必要である． 　現在は白血球やCRPの値は高値であるが，肺炎や尿路感染を示す徴候はない．しかし今の状態が続くと，新たな感染が起こる可能性は高い．そうなると患児にとって苦痛となるだけでなく，生命を脅かす重篤な状態になりかねない． 　上記の統合内容より **看護問題＃4．栄養状態の低下，清潔保持困難，皮膚損傷による感染の可能性** **看護診断：皮膚統合性障害リスク状態，感染リスク状態** が抽出される 　川崎病は病因不明で，心臓に冠動脈瘤や心筋梗塞など重大な後遺症を残す危険性のある疾患であり，突然死に至る場合もある．家族は，患児の病状，治療，経過及び予後，合併症，薬の副作用に関する知識の不足などから不安と心配が大きいと予測できる．さらに，疾患に関する知識の不足，合併症と予後への不安とストレスが患児に影響を与えて，悪循環になってしまう可能性もあるため，家族に対し，適切な時期に必要な情報を分かりやすく説明することが求められる． 　母親の疲労にも配慮し，不安を表出できるような関係を築くことも大切である． 　上記の統合内容より **看護問題＃5．疾患とその経過に関連した家族のストレス，不安** **看護診断：不安** が抽出される

情報（分析・解釈）	統合から 看護問題・看護診断の抽出
＜認知・知覚＞ 　両頸部リンパ節に腫脹があり，触れると激しく泣く．11カ月の患児は痛みや痒み，体の不調を言葉で訴えることはできないため，痛いと言葉で訴える手段のない患児にとっては，啼泣が苦痛を示す重要なサインである． **＜自己知覚・自己概念＞** 　入院後，看護師が近づこうとすると泣き，母親が離れようとすると，泣きながら母親にしがみつく．11カ月児はよく世話をしてくれる人を認識し，知らない人に対して抵抗を示す．患児にとって，知らない人や場所は，恐怖の原因となる． **＜役割・関係＞** 　家族構成は両親と姉の4人暮らし，姉は5歳．父親は会社員，母親は主婦である．患児が入院することによって，家族内の役割は大きく変化する．母親が患児に付きっきりになると，家庭内での父親の役割も増え，姉は寂しさを募らせると考えられる．母親も患児のことに加えて，家族の事も心配であると思われる．祖父母が遠方に住んでおりすぐに手伝ってもらえる状況ではないので，家族全員がストレスの高い状況であることが予測される． **＜コーピング・ストレス耐性＞** 　病状説明を受けた母親は心配そうに患児をみている．子どもが病気になった家族は，"もっと早く気づいていれば"といったような罪悪感を持ち，生命や予後に関する不安を増強させるといわれており，口には出していないがBちゃんの母親もこのような思いでいることは予測される．	

Ⅴ　関連図

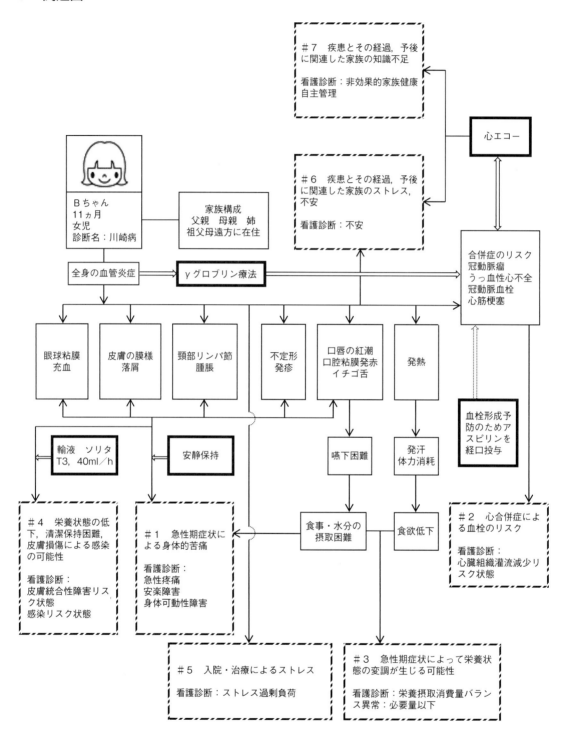

Ⅵ 想定される看護問題，看護診断と看護過程の展開

看護問題・看護診断リスト

#1 急性期症状による身体的苦痛

　　看護診断：急性疼痛，安楽障害，身体可動性障害

#2 心合併症による冠動脈流や血栓のリスク

　　看護診断：心臓組織灌流減少リスク状態

#3 急性期症状によって栄養状態の変調が生じる可能性

　　看護診断：栄養摂取消費量バランス異常：必要量以下

#4 栄養状態の低下，清潔保持困難，皮膚損傷による感染の可能性

　　看護診断：皮膚統合性障害リスク状態，感染リスク状態

#5 入院・治療によるストレスの可能性

　　看護診断：ストレス過剰負荷

#6 疾患とその経過，予後に関連した家族のストレス，不安

　　看護診断：不安

#7 疾患とその経過，予後に関連した家族の知識不足

　　看護診断：非効果的家族健康自主管理

Ⅶ 看護計画

看護問題：#1．急性期症状による身体的苦痛

看護診断：急性疼痛，安楽障害，身体可動性障害

関連要因と看護目標	看護計画	実施・評価
関連要因 ・栄養不足や栄養代謝の変化 ・炎症 ・薬の副作用 ・発熱 ・疼痛 ・ストレス ・睡眠障害 ・持続点滴ルート確保 **短期目標** ・不機嫌による啼泣数が減る	**ＯＰ（観察計画）** ・バイタルサインの変化 　特に心拍数，血圧，不整脈の有無 ・皮膚・粘膜の変化 　肌荒れ，体幹の不定型紅斑様発疹の部位と程度，膜様落屑，口唇乾燥，イチゴ舌，眼球粘膜の充血等 ・疼痛 　頸部リンパ節の腫脹と疼痛，咽頭発赤と疼痛，嚥下困難と疼痛 ・点滴刺入部位の腫脹，発赤の有無 ・食欲，食事の摂取状況，水分出納，発汗 ・吐き気，腹痛，排便，排尿 ・反応，表情	**9月14日までの評価** 　患児は入院5日前から，38～39℃台の高熱が持続し，入院時体温39℃，咳嗽，眼充血，口唇の乾燥と口腔粘膜・舌の充血，頸部リンパ節の腫脹，手指から体幹部にかけて発疹で，皮膚の不快感，疼痛と体動不能がみられ，身体の安楽が維持できなくなっている。発熱によって新陳代謝が

関連要因と看護目標	看護計画	実施・評価
・夜間睡眠時の中途覚醒がない ・母親と目線があい笑顔が増える **長期目標** ・日中機嫌よく過ごすことができ，活気がある時間や，つかまり立ちなどの活動動作も増える	・体動，姿勢 ・機嫌，活気 ・睡眠状況 **ＴＰ（援助計画）** ・処置やケアを手早く行い，患児への刺激を最小限にする． ・発熱がみられる場合 　①クーリング 　②衣服，寝具の調整 　③室温，湿度の調整と保持 　④水分補給 ・点滴時のケア 　①点滴部位の発赤や腫脹がないか，定時的に観察する． 　②患児が動きやすいように，輸液ルートを整える． ・スキンケア 　①口唇の乾燥，肌荒れが増悪しないように，刺激性の石鹸，軟膏の使用を避け，皮膚の乾燥清潔を保つ． 　②口唇の乾燥，荒れにワセリン，保湿剤を塗布する． 　③肌触りがよく低刺激性の肌着，シーツ等を使用する． ・疼痛時のケア 　①鎮静剤，鎮痛剤を効果的に投与し，安静を保持する． 　②患児にとっての安楽の体位を工夫する． 　③母親や家族に付き添ってもらって，お気に入りの玩具や寝具を持ち込んだりして，患児に安心させる． 　④室内の照度，音声の調整など，安心して眠れるように環境を工夫する． ・頸部リンパ節腫脹がおさまるまで，ベッド上安静と四肢挙上する．クーリングによって疼痛が緩和されるようであれば実施する． ・検査，処置及びケアに対し，分かりやすいように患児に説明し，終了後よく頑張ったことを認て，褒める．	亢進し，体力が消耗している．また，治療，処置により機嫌が悪くなり啼泣し，ぐったりして活気がない状態になっている．そのため，冷罨法，衣類・寝具の調整及び環境調整によって，急性期症状による身体的苦痛，体力の消耗及び疲労を軽減する看護が必要である．

関連要因と看護目標	看護計画	実施・評価
	・安楽な体位の工夫 ・不機嫌の場合，母親に付き添っていただいたり，患児のお気に入りの玩具をそばに置くなど，安心できる環境を作る． ＥＰ（指導計画） ・安静の必要性，発熱のパターン，持続期間，解熱剤の使用と抵抗性，冷罨法の注意事項等について，家族に説明する． ・体力の消耗を最小限にし，患児を安心させるように，ベッド上でできる遊び，患児のおもちゃの使用等の工夫について，家族に説明し一緒に考える．	

看護問題：＃４．栄養状態の低下，清潔保持困難，皮膚損傷による感染の可能性

看護診断：皮膚統合性障害リスク状態，感染リスク状態

関連要因と看護目標	看護計画	実施・評価
関連要因 ・皮膚，粘膜の荒れ ・頸部リンパ節腫脹 ・口唇や口腔粘膜の乾燥や亀裂 ・皮膚の乾燥や掻痒感 ・指先からの膜様落屑を無理やりに剥がすこと ・輸液ルート ・心電図モニターの装着 ・ストレス，長期入院，栄養不良 **短期目標** ・皮膚，粘膜に損傷が認められず，正常な皮膚状態を維持する **長期目標** ・血液検査データ及びバイタルサインが正常で，感染の徴候を示さない	**ＯＰ（観察計画）** ・バイタルサイン(特に体温) ・皮膚発赤の有無と程度，掻痒感，亀裂，出血の有無，膜様落屑の状態 ・結膜粘膜の発赤，目やにの有無 ・口唇，口腔粘膜，舌の乾燥，発赤 ・点滴刺入部位の腫脹，発赤の有無 ・食欲，食事の摂取状況，嘔吐，水分出納，体重の変化 **ＴＰ（援助計画）** ・刺激性の石鹸，軟膏，ローションの使用を避け，皮膚の清潔乾燥を保つ ・発汗時，体を清拭し，こまめに着替えする ・皮膚に優しい寝具，下着を使用する ・掻痒部位に保湿性の冷湿布を貼付し，掻かないように，やわらかいミトンの着用を工夫する ・膜様落屑が無理に剥がれないように，手足の爪切りをしておいて，皮膚を保護する ・心電図モニターの電極を貼る場所を定期的に変える ・眼脂の除去	**9月14日までの評価** 　患児には，両眼結膜の充血，リンパ節の腫脹，口唇の乾燥，口腔内粘膜・舌の充血，発疹，落屑がみられる以外，入院後心電図モニターの装着，輸液が行われることを加えて，皮膚，粘膜が感染しやすくなり，皮膚の統合性が低下している状態と考えられる．そのため，患児の全身状態のほか，皮膚，粘膜の状態，点滴刺入部の観察，口唇粘膜，皮膚の保護，清潔，保湿などを行い，感染を予防することが大切であり，皮膚・粘膜の感染リスクが改善されるまで継続した看護が必要である．

関連要因と看護目標	看護計画	実施・評価
	・口唇の乾燥，荒れにワセリンや保湿剤を塗布する	
	・含嗽，ガーゼや綿棒での口腔内清拭，歯磨きで口腔内の清潔を保つ	
	ＥＰ（指導計画）	
	・皮膚感染の危険性，感染予防の目的，必要性，予防方法について，家族に説明する	
	・皮膚の清潔乾燥の保持，掻痒部皮膚のケアの必要性，方法について，家族に分かりやすく説明し，家族と一緒に具体的な方法を考える	

看護問題：＃６．疾患とその経過に関連した家族のストレスと不安

看護診断：不安

関連要因と看護目標	看護計画	実施・評価
関連要因 ・治療計画の複雑さ，初めての治療や処置，不十分な知識，不十分な社会的支援 ・疾患に対する知識不足，環境の変化，患児の状態の変化 **短期目標** ・家族が，患児の疾患，治療内容，状態の変化に対して，不安な気持ちを表出することができる ・家族が患児の疾患，治療内容，状態，合併症について，疑問点を質問することができる **長期目標** ・家族が心身ともに安定し，看護師との話し合いで決まったケアに積	**ＯＰ（観察計画）** ・患児の全身状態，活気，反応 ・内服薬の副作用（GOT，GPT等の血液データ） ・家族が患児の疾患への理解度 ・家族が患児の家庭での生活への理解度 ・家族の表情，言動 ・家族の患児との接し方 **ＴＰ（援助計画）** ・患児の病状，治療，経過及び予後等について医師から説明を受ける時に同席し，家族の反応を見ながら，説明への理解度を確認し，適切にフォローする ・検査，処置を行う場合，その内容，目的，必要性，注意事項について，事前に家族に分かりやすく説明し，理解してもらう ・患児の状態，変化，１日の様子に関して，家族に分かりやすく伝える ・家族の表情，言動をよく観察し，不安，気になることを表出できるように，タイミングをはかって家族に声をかけて，話をよく傾聴する ・家族の不安や緊張が患児に影響を与えないように，適切に接することができるよう援助する ・家族が患児に付き添う場合，家族の疲労の状況	<u>９月14日までの評価</u> 　川崎病は心臓に冠動脈瘤や心筋梗塞など重大な後遺症を残す危険性のある病因不明の疾患であり，突然死に至る場合もある．家族にとって，病態，治療，薬の副作用，合併症に関して理解が不十分である場合がある．なお，突然の入院生活，川崎病と診断されることによって，患児の病状，治療，経過，予後及び内服薬の副作用に関する両親の不安と心配が大きいことが推測できる．そのため，家族に適切に情報提供を行い，家族の不安を軽減することができるまで継続に看護をしていく必要がある．

関連要因と看護目標	看護計画	実施・評価
極的に参加する ・退院後の定期受診と検査，長期管理の重要性を理解し，退院後の療養生活が管理できる	をよく理解し，配慮する ・患児の早期の安静制限を解除できるように努め，家族の心配とストレスを軽減する EP（指導計画） ・合併症と再発の可能性，日常で注意すべき症状について，家族に説明する ・心筋障害の要因を残さない場合は，日常生活の制限はないことを家族に説明する ・内服薬の長期服用の必要性，方法，副作用について，家族に説明する ・日常生活上の注意事項を説明する ・退院後の定期受診と検査，長期管理について説明する ・緊急時の対処方法を説明する	

Ⅷ 看護目標に対する総合的評価ポイント

- 心筋障害，薬の副作用が起こらなかったか
- 急性期症状による全身的苦痛は最小限だったか
- 正常な皮膚状態を維持することができているか
- 二次感染が起こらなかったか
- 患児が最小限のストレスと不安で過ごすことができているか
- 家族の不安が軽減されているか

Ⅸ 学習課題

- 川崎病の病態生理，症状，合併症，治療方針，薬物療法及び副作用について述べてください．
- 関連図に治療薬による副作用，治療や処置による影響，発達の特徴，看護の要点を追加してみてください．
- 看護問題＃2，＃3，＃5，＃7について，統合，アセスメントをしてみてください．
- 看護問題＃2，＃3，＃5，＃7を展開してみてください．
- 年齢の違う患児を受け持った場合，情報がどのように変化するかを想定して，下記の【発展学習】をもとにアセスメント・統合を考えてみましょう．

X　発展学習

　小児看護においては，病態，症状，検査，治療，看護全てにおいて，発達段階による違いを意識してアセスメントする必要があります．事例Bちゃんは11カ月でしたが，2歳6カ月児を想定したアセスメントのポイントを挙げます．他の事例についても，年齢が違うとどうなるのかを考えて，発達段階についての学習を深めましょう．

1．事例の（　　）や下線部分の情報を，2歳6カ月児を想定して考えてみましょう．

発展課題学習の情報．1

B-2ちゃん，女児，2歳6ヶ月
主訴：発熱，発疹，食欲不振
疾患名：川崎病
◇入院までの経過：Bちゃんと同様
◇入院時の状態（9/15）
　身長（　　　　）①cm，体重（　　　　）②kg，体温39℃，心拍数（　　　）③回/分，
呼吸数（　　　）④回/分，血圧（　　　）/（　　　）⑤mmHg.
　体感熱，顔面紅潮がみられ，活気がなく，ぐったりしている．両眼は軽度の充血があり，眼脂はない．呼吸速迫，時折乾性咳嗽が聞かれる．口唇は乾燥しており口腔内粘膜と舌の充血がみられる．両頸部のリンパ節に腫脹があり，触れると激しく泣く．首はあまり動かそうとせず，体ごと向きを変える．手指から体幹にかけて発疹がみられる．母親から離れるとすぐ母親にしがみついて泣く．⑥
　入院時はアルピニー坐薬（　　　）⑦mg挿肛し，一時37.8℃になるが，夜23時頃再度38.5℃

発展課題学習の情報．2

　入院時はアルピニー坐薬（　　　）⑦mg挿肛し，一時37.8℃になるが，夜23時頃再度38.5℃へ上昇．入院と同時に持続点滴ソリタT3（500ml）を（　　　）⑧ml/hで開始し，心電図モニターを装着する．
◇入院時の検査所見
・血液検査：WBC（　　　）⑨/μL，RBC 420万/μL，Hb 10.1g/dl，Hct 35%，plt39×104/mm³，TP 6.5g/dL，Alb 5.1g/dL，BUN 12.6mg/dL，Cr 0.32mg/dL，CRP（　　　）⑩mg/dl，Na 142mEq/L，K 3.8mEq/L，Cl 106mEq/L，Ca 10.2mg/dL，Glu 86mg/dL，AST（　　　）⑪IU/L，ALT（　　　）⑫U/L，LDH 426IU/L
・尿検査：蛋白（＋）ケトン（＋），白血球1～3/視野
・胸腹部X線検査：異常所見なし
・A群溶連菌　陰性
・心エコー：冠動脈瘤なし
◇既往歴
在胎週数40週で出生．出生前後も特に問題なし．予防接種は
（　　　　　　　　　　）⑬.

情報変更の視点

①②身長・体重を2歳6カ月児の50パーセンタイル値で入れてみましょう．
③④⑤急性期の心拍数，呼吸数，血圧は上昇することが多いので，2歳の基準値から10～20%上昇した値を想定して入れてみましょう．
⑥2歳6カ月児が川崎病で入院後，愛着・情緒・認知発達段階を踏まえてどのような反応を示すか想定して事例設定を変更してみましょう．
⑦⑧薬剤投与量は医師の指示のもと決定されるが，小児の場合は体重等によって指示量が決まる．B-2ちゃんの場合，座薬使用量や時速点滴量がどう変わるかを想定して書いてみましょう．

発展課題学習の情報．３

◇入院前の生活

　父親が仕事，姉が幼稚園に行っている間は，母親と２人で過ごしている．離乳食は１日３回，おやつを１回，起床後すぐとおやつ時，入眠前にフォローアップミルクを100～200ml哺乳瓶で飲んでいる⑭．睡眠は20時～６時，午前中に30分～１時間，午後に２～３時間である⑮．つかまり立ちとハイハイができる⑯．排泄はオムツ着用で，排便１～２回/日，排尿は６～７回/日⑰．

◇入院後の治療方針

輸液はソリタT3，（　　）⑧／hを解熱まで持続．食事摂取が可能になれば，減量し中止する．アスピリン30mg／kg／日を分３，解熱後の回復期は５mg／kg／日を１日１回経口投与の予定．免疫グロブリン療法として献血ベニロン-Iを２g/kg／日点滴静注予定．心エコーは入院中３～５日ごとに実施し評価を行う．

情報変更の視点

⑨～⑫の検査データは，川崎病急性期の場合どうなりやすいかを想定して，検査値を入れてみましょう．

⑬２歳６カ月児で一般的に終了している予防接種を入れてみましょう．

⑭～⑰２歳６カ月児の食事摂取，睡眠，活動，排泄状況を想定して事例設定を変更してみましょう．

【解答例】

①90cm　②13kg　③120　④40　⑤120/78　⑥母親が離れると後を追うようにしてベッド柵にしがみついて泣いている．　⑦150mg（アルピニー坐剤100を1.5個）　⑧50　⑨12,000　⑩4　⑪66　⑫82　⑬Hib，肺炎球菌，B型肝炎，ロタウイルス，４種混合，BCG，MR1期，水痘　⑭食事は１日３回，ほぼ大人と同じものを食べているが，辛い物や固いものは避けている．おやつを１回　⑮睡眠は20時～７時，午後に１時間である．　⑯走ったりジャンプができる．　⑰排泄はトイレトレーニングは済んでいるが，排便後の後始末は母親が実施している．排便１回/日，排尿は５～６回/日．

２．年齢の変更に伴う発達段階を踏まえた情報の解釈・分析・統合

＃５　入院・治療によるストレス　看護診断：ストレス過剰負荷に繋がる情報の解釈・分析・統合のポイント

　11カ月児と同様に入院・治療によるストレスは存在すると考えられる．愛着の発達[2]によると，11カ月児は第２段階の愛着形成時期であり，自分にとって大切な特別な人とそれ以外の人を区別して反応や働きかけを積極的に行うため母親がそばから離れると不安・恐怖を感じる．２歳６カ月児は第３段階の明確な愛着形成時期であり，第２段階よりも母親が不在になるときの嫌がる反応がさらに明確になり，後追い行動も著しくなる．したがって，母親が不在になる時のストレスはさらに大きくなる．

　11カ月児も入院環境が普段の生活の場とは違うことを察知するが，２歳６カ月児は，さらに明確に違いを区別することができる．日常の家庭環境ではそばに安心できる人がいて好きな遊びを自由にできるが，その日常とは違うことを察知できるために，入院によるストレスは高くなる．また，過去や入院時の経験から採血や点滴の針は「痛い」ということが記憶に残ることから，処置に対する恐怖心も強くなりやすい．内服に関しても，11カ月児も嫌がることが多いが，２歳６カ月児は味覚・自我も発達することから，内服前から拒否を示す子どもが多くなる．拒否が強いものの，認知発達レベル（Piaget，J）が感覚運動段階から前操作段階に移る頃であることから，治療処置の意味を理解することは難しいことも相まって，ストレスはかなり強くなる発達段階と言える．微細運動の遊びも発達し，

積み木，線路などのおもちゃをつなぐ，おもちゃを動かし模倣遊び，鉛筆で線を描く，色を塗ろうとできる年齢であるため，持続点滴でのシーネ固定による苦痛も大きい発達段階と言える[2]．

　上記のようにストレスが高まりやすいが，それに相まって2歳6カ月児は身体機能の発達も目覚ましく，サークルベッド内を歩行し柵に上ろうとしたり，拒否を示す時は体全体を使って暴れることもある．それらの行動によって打撲の危険や転倒転落のリスクが高まるため，新たな看護問題として挙げることを検討する．

3. 発達段階の視点の関連図への追加例

　発達の欄に2の情報の解釈・分析・統合内容を追加してみましょう．

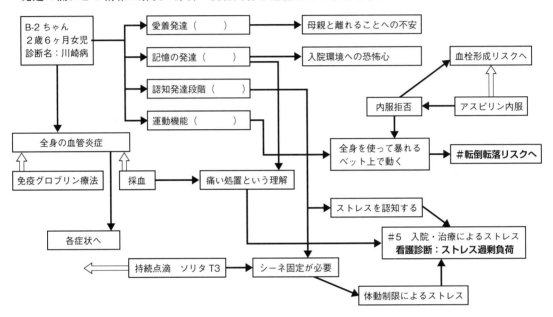

【模範解答】
　①愛着発達（　　　　）
　②記憶の発達（　　　　）
　③認知発達段階（　　　）
　④運動機能（　　　　）

ケース5

小児気管支喘息

学びのポイント

小児気管支喘息の病態生理，主要症状，喘息発作の判定基準，発達に応じた発作時の看護

Ⅰ　事例理解の知識とナビ

　小児気管支喘息は，発作性に笛声喘鳴を伴う呼吸困難をくり返す疾病である．発作時に急激な呼吸不全を起こすこともあるが，入院の場合，酸素吸入，薬液吸入や点滴などの治療により，3〜5日で軽快することが多い．小児気管支喘息の70〜90%がアトピー素因によるものであり，長期的な内服やアレルゲン除去，気管支粘膜への刺激を減らすなどの健康管理が必要となる．

1．病態生理

　気管支喘息は，気道が種々の刺激に対し過敏に反応し，気管支平滑筋の収縮，気道粘膜の浮腫，分泌物の増加などによって呼気性呼吸困難を引き起こす疾患である．小児気管支喘息の多数を占めるアトピー型の病態生理としてはⅠ型（即時型）アレルギーである．アレルゲンの体内への侵入によりB細胞（リンパ球）からIgE抗体がつくられ，マスト細胞上に待機する感作の状態から再度のアレルゲン侵入によってヒスタミンやロイコトリエンなどの化学伝達物質を放出する．その結果，先に挙げた気管支病変が起こる．誘因はアレルゲンだけでなく，運動，気道感染，刺激ガス，天候の変化，精神テクストレスなど多様である．

　気管支喘息児の気管支は，リモデリングと呼ばれる慢性的な基底膜の肥厚や平滑筋の肥大が存在し，過敏性が高まっている．加えて，乳幼児期には気道の細さや気道感染頻度の高さを反映して頻回に気道収縮発作が引き起こされ，重症化が早いため注意が必要である．

2．病因

　病因は不明であるが，小児気管支喘息の70〜90%にアトピー素因（特異的IgE抗体産生体質）が指摘されている．アトピー素因の存在する児に環境アレルゲンの曝露があると喘息発作を誘発するが，アトピー素因の存在がなくともアレルゲンの多い成育環境やRSウイルス・ライノウイルスなどの呼吸器感染，受動喫煙などの因子による気管支喘息の発症が報告されている[3]．

３．主要な症状

- 咳嗽・喀痰，喘鳴
- 呼吸困難（鼻翼呼吸，多呼吸，肩呼吸，陥没呼吸，起坐呼吸などの努力呼吸の症状）

４．喘息発作

　喘息発作はヒューヒューという高音性の喘鳴や呼吸困難などの急性症状を繰り返し，日常生活において気付かないような軽症から，死にいたるような重篤な症状を示すものもある．そのため，喘息発作時には呼吸状態（喘鳴，肩呼吸，陥没呼吸，起坐呼吸など），SpO$_2$値，発作の持続時間などをよく観察し，異常の早期発見に努めることが重要である．

　喘息発作は，症状や身体所見の程度によって，小発作，中発作，大発作，呼吸不全に分類される．発作の症状・身体所見の一部を表３－５－１に示す．

５．治療

　小児気管支喘息の治療は，発症の特徴から，①抗原の除去または軽減を目的とした環境整備，②感染症の予防と治療，③薬物療法がある．

６．小児気管支喘息の特徴

　小児気管支喘息は，発症に関しては成人気管支喘息に比べてアトピー素因の関わりが大きい．また，小児喘息はアレルゲン対策や薬物治療の効果によって，成人喘息に比べ寛解（薬なし・発作なしの状態）に導くことが可能である．

表３－５－１　喘息発作の症状・所見（一部）

	意識状態	発語	姿勢	喘鳴	陥没呼吸	チアノーゼ	SpO$_2$(室内気)
小発作	清明	文で話す	臥位が可能	軽度	なし～軽度	なし	≧96％
中発作		句で区切る	座位を好む				92～95％
大発作	やや低下	一語区切り～不能	前かがみ	著明	著明	あり	≦91％
呼吸不全	低下	不能		減少または消失			

［資料：坂本 龍雄（2020）[4] 他を参考にして作成］

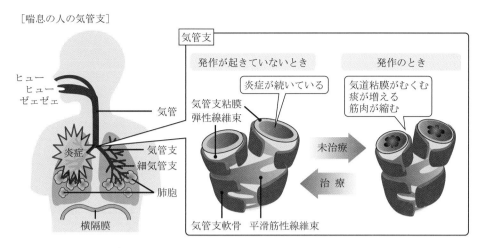

図3－5－1　気管支喘息の発作が起きていない時と発作が起きているときの比較

［出典：喘息の原因，第一三共ヘルスケア Web サイト くすりと健康の情報局[5]］

7．疫学・予後

- 近年初発年齢は低下している．なお，世界中で増加傾向にあり，発展途上国に少なく先進国に多い．日本はほぼ中間の有症率である．
- 乳幼児期の発症が多く，男女比は乳幼児・学童では男子が多いが，思春期以降はほぼ同数である．
- 小児気管支喘息は，3歳までにその60％が，6歳までに90％が発症する．小児の喘息は60〜70％が寛解するといわれているが，30〜40％は小児喘息から成人喘息へ移行する．

Ⅱ　ケースの紹介

◇　男児，Ｃくん，6歳（小1）

◇　主訴：鼻汁，咳，息苦しい

◇　疾患名：小児気管支喘息

◇　入院までの経過

・　1歳頃から喘息性気管支炎と診断された．

・　小児気管支喘息の診断がついた頃にアトピー性皮膚炎も指摘され，季節の変わり目と冬季は軟膏が処方されていた．

・　年間1〜2回の頻度で喘息発作を起こし，近所のクリニックで吸入などの治療を受けて軽減していた．

・　今まで2回の入院歴がある．

・　常用薬はオノンドライシロップ，ベネトリン®，ホクナリンテープを使用®．

・　1週間前の11/25より鼻水，咳嗽の風邪様症状が出現，2日前（11/29）に近くのかかりつけクリニックで内服薬が処方された．

・　12/1に咳嗽と息苦しさが増強のため外来に受診．

・　来院時肩呼吸，喘鳴あり，顔色・口唇色はやや不良，SpO₂93%（ルームエア）のため，気管拡張薬の吸入，ソル・メドロール1.5mg／kg点滴を実施したが，症状の改善が見られず，気管支喘息中発作と診断され入院となった．

・　ベンチュリマスク2L/分酸素吸入を開始した．

・　アレルギー検査でlgE 1.92IU/mL（ダニ，スギ，ハウスダスト）

◇　入院時の状態（12/1）

・　身長121.6cm，体重22.5kg，体温36.8℃，脈拍112回/分，呼吸36回/分，血圧110/80mmHg，SpO₂96%．

・　乾性咳嗽あり，肩呼吸，喘鳴あり，活気はあるが時折「しんどい」と発語していた．

・　サチュレーションモニターを装着．

・　ギャッジアップで上体挙上し安静に保った．

・　チアノーゼ，末梢冷感なし．

◇　入院時の検査所見

・　血液検査：WBC　11,210/μL，CRP　0.56mg/dL

・　静脈血ガス分析：PH 7.4，PCO₂ 40.2mmHg，HCO₃⁻ 23.2mEq/L，BE -4.9mEq/L，BE -1.5mEq/L

◇　発育歴

　　特に発達面で問題無し．

◇　予防接種

　　この時期までに必要な予防接種は接種済み．

◇　家族構成

　　父親は36歳，会社員，母親32歳，パートタイムで働いている．弟は4歳である．父方の祖父

母が近くに住んでいるため，パートで忙しい日はＣくんと弟は預けられることもある．

◇　既往歴

　１歳頃の秋に風邪で入院し，喘息性気管支炎と診断され，アトピー性皮膚炎も指摘された．年１～２回の頻度で喘息発作を起こし，近所のクリニックで吸入などの治療を受けて軽減しており，定期的に受診をすることはなかった．アレルゲン検査では，ハウスダスト，猫，犬，杉・ヒノキなどで，食物では牛乳が陽性．アトピー性皮膚炎で軟膏の処方を受けていた．

◇　家族歴

　父親は健康で，母親はアトピー性皮膚炎の既往がある．

◇　入院前の生活

　Ｃくんは活発な男の子で，近くの公園での遊びが大好きだった．１週間前より鼻汁，咳嗽の風邪様症状が出現し，２日前に近くのかかりつけのクリニックで内服薬が処方された．アトピー性皮膚炎で処方をされた軟膏を母親が医師の指示通り皮膚に塗っていたが，喘息性気管支炎の治療に関しては，年間１～２回の喘息発作時に近所のクリニックで吸入などの治療を受けており，呼吸器症状がなくなると特に注意をすることもなく過ごしていた．父親はＣくんの健康管理を母親に任せきりである．

　家では，甘えん坊の面もあるが，兄としての自覚を持って行動できている．食事前の手洗い，食前・食後の挨拶は習慣化している．食事は好き嫌いが激しく，魚，ピーマン，シイタケ，ニンジンが特に嫌いで，肉類，とんかつ，スナック菓子が大好きである．野菜嫌いで入院後も野菜をよけている．

　夜は９時半に就寝し，弟と両親と一緒に寝ている．睡眠は平均９時間，７時頃起床している．生活習慣に関して，毎日入浴，歯磨き１日２回（朝・夜寝る前），歯磨きは時々忘れ母親に促される．衣服の着替えは自立しているが，遊びに夢中で汗をかいても着替えをしない場合もある．排便は１日１回，排尿は１日６～８回程度．

◇　入院時の状況（12/１）

　吸入はいつも協力的である．吸入は協力的であるが，内服，点滴の時は暴れることもあった．入院後点滴持続，β_2刺激薬の吸入が開始になった．

◇　入院後の状況

　入院する部屋は２人部屋，「隣のＺだよ，よろしくね」と声をかけられたが，恥ずかしそうにＺくんを見ていた．Ｚくんは５歳で母親から「仲良くしてね」と言われると，Ｃくんはうなずいていた．

　母親・家族分離の入院生活のため，入院当日のみ母親が付き添って泊まったが，翌日の12/２からは午前中１日１回，母親が面会に通っている．入院の２日目から，同室患児と徐々に会話ができ，仲良く遊ぶようになるが，入院２日目，夜中に急に大声で泣くことがあり，看護師がベッドサイドに来て，声をかけ背中をさすると寝つく．その後，発作がないと夜に泣くことはなく，１人で寝られるが，夜中喘息発作が起こると，患児はベッド上でうずくまり泣いている．

　入院１週間が経過し，昼間の発作はないが，夜中から明け方にかけて小発作が２回出現して

いる．発作時看護師が声をかけると，「しんどい」と泣いている．ベッドをギャッジアップし，Cくんに楽な体位を取ってもらい，看護師が吸入器を持ってCくんを支えながら実施した．その後，夜間の発作は軽減している．日中1時間ほど勉強時間があり，宿題の質問をしている．

　入院生活に徐々に慣れてきて，同室の患児と仲良く過ごすことができている．吸入は協力的であるが，内服は拒否することがあり，看護師が確認しないと飲んでいない．入院してから食事前の挨拶，手洗いと歯磨きを忘れることが多く，母親と看護師に声を掛けられて行う．食事の好き嫌いは続いており，野菜はいつもよけている．同室患児との遊びに夢中になると着替えしない場合もあり，看護師に着替えを用意してもらっている．ベッド周囲の整理は面会に来る母親，または看護師に手伝ってもらっている．

　週末に父親，母親と弟，祖父母の面会があった．母親は退院後の喘息再発作が心配，と看護師に話していた．

◇　治療

　　輸液：ソリタT3　80mL／時間，ソル・メドロール1.0mg／kg　6時間毎に3日間投与．

　　吸入：ベネトリン　0.2mℓ　4回／日

　　内服：オノンドライシロップ　0.5g　1日2回　朝・夕

　　外用薬：ホクナリンテープ　1mg　1日1回

Ⅲ　ゴードンの機能的健康パターンに基づく情報の収集と整理

項　　目	情報の収集と整理
健康知覚・ 健康管理	・発達面は特に問題なし. ・１歳頃喘息性気管支炎で診断される. ・年間１～２回の頻度で喘息発作を起こしている治療をしているが，母親は呼吸器症状がなくなると特に注意することもなく過ごしていた. ・近所のクリニックで吸入などの治療を受けて軽減していた. ・今まで２回の入院歴がある. ・定期的に受診をすることはない. ・アレルゲン検査では，ハウスダスト，猫，犬，杉・ヒノキなどで，食物では牛乳が陽性. ・咳嗽と息苦しさが増強のため外来に受診. ・食事は自立している. ・入院前には食前・食後の挨拶はできる. ・食事前後の挨拶，食前の手洗い，食後の歯磨きはできるが，忘れる場合もあり，母親に促されている. ・入院前は着替え，軟膏の塗布を母親と祖母に手伝ってもらう. ・体温36.8℃，脈拍112回/分，呼吸36回/分，血圧110/80mmHg，SpO$_2$96% ・入院後，食事前の挨拶，手洗いと食後の歯磨きを忘れることが多く，母親と看護師に声を掛けられて行う. ・入院後の治療 　点滴：ソリタT3　80ml/時間（持続），ソル・メドロール1.0mg/kg（６時間毎に３日間）. 　内服薬：オノンドライシロップ　0.5g　１日２回　朝・夕，吸入薬ベネトリン0.2ml　４回/日 　外用薬：ホクナリンテープ　１mg　１日１回 ・夜間小発作を起こした時，看護師が吸入器を持ってAくんを支えて吸入をしていた. ・入院生活に慣れてから，吸入は協力的であるが，内服薬は看護師が確認しないと飲んでいない. ・父親は健康で，母親がアトピー性皮膚炎を持っている.
栄養・代謝	・食事１日３回 ・食べ物の好き嫌いが激しい. ・魚，ピーマン，シイタケ，ニンジンが特に嫌いで，肉類，とんかつ，スナック菓子が大好きである. ・野菜嫌いで入院後も野菜をよけている. ・身長121.6cm，体重22.5kg ・喘息性気管支炎の診断がついた頃，アトピー性皮膚炎が指摘される. ・アレルギー検査でlgE 1.92IU/mL（ダニ，スギ，ハウスダスト）. ・体温36.8℃ ・血液検査：WBC　11,210/μL，CRP　0.56mg/dL
排泄	・排泄は自立している. ・排便は１日１回，排尿は１日６～８回程度.

項　　　目	情報の収集と整理
活動・運動	・呼吸36回/分，肩呼吸，喘鳴あり，顔色・口唇色はやや不良，SpO₂93％（ルームエア）（来院時） ・サチュレーションモニターを装着，ギャッジアップで上体挙上し安静に保った（入院後）. ・入院前，活発な性格で，近くの公園での遊びが大好きである. ・毎日入浴，歯磨き1日2回（朝・夜寝る前）. ・歯磨きは時々忘れ母親と看護師に促される. ・遊びに夢中で汗をかいても着替えをしない場合もある. ・入院時脈拍112回/分，血圧110/80mmHg，SpO₂96％ ・静脈血ガス分析：pH 7.4，pCO₂ 40.2 mmHg，HCO₃⁻ 23.2mEq/L，BE -4.9mEq/L，BE -1.5mEq/L ・胸部X線検査：肺過膨張あり. ・入院時活気はあるが時折「しんどい」と発語. ・入院後，同室患児との遊びに夢中になると着替えをしない場合もあり，看護師に着替えを用意してもらっている. ・ベッド周囲の整理は面会に来る母親，または看護師に手伝ってもらっている. ・日中の勉強時間に，看護師に宿題の質問をしている.
睡眠・休憩	・夜は9時半に就寝し，弟と両親と一緒に寝ている. ・睡眠は平均9時間，7時頃起床している. ・入院2日目，夜中に急に大声で泣くことがあり，看護師がベッドサイドに来て，背中をさすり，声をかけると寝つく. ・入院後，夜中から明け方にかけて小発作が2回出現する.
認知・知覚	・入院時，肩呼吸，喘鳴あり，顔色・口唇色はやや不良であった. ・入院時，活気はあるも「しんどい」と発語があった. ・発作時，ベッド上でうずくまり泣いている．看護師が声をかけると，「しんどい」と泣いている. ・発作時，吸入は看護師が吸入器を持ってCくんを支えて行っている状況であった. ・内服，点滴が苦手で暴れることもある. ・入院生活に慣れてから，吸入は協力的である. ・内服は拒否することがあり，看護師が確認しないと飲んでいない.
自己知覚・自己概念	・同室のZくんに声をかけられたが，恥ずかしそうにZくんを見る．母親から「仲良くしてね」と言われるとうなずく.
役割・関係	・6歳の学童男子. ・家族構成は両親と弟の4人暮らし，弟は4歳．父親は会社員，母親はパートで働いている. ・母親がパートで忙しい日はCくんと弟は祖父母のところに預けられることもある. ・入院当日の夜，母親が付き添って泊まった. ・入院2日目から，母親が弟を連れて1日1回面会に来る. ・週末に父親，母親と弟，祖父母が面会に来て，Cくんが喜んだ. ・同室の患児と仲良く過ごすことができている.

項　　目	情報の収集と整理
コーピング／ストレス耐性	・母親・家族分離の入院生活である．夜中の発作時，看護師がベッドサイトに来て，背中をさすると落ちついた． ・小発作が出現している時はベッド上でうずくまり泣いており，看護師が吸入を実施する． ・吸入は協力的であるが，内服，点滴の時は暴れることもあった． ・母親は退院後の喘息再発作が心配，と看護師に話していた． 〈有効な助言！〉 good! 子どもだけでなく，母親が抱えている不安に関する情報収集も大切です．

*「性・生殖」，「価値・信念」に関する情報は特になし

Ⅳ　情報の分析・解釈，統合から看護問題・看護診断の抽出

情報（分析・解釈）	統合から 看護問題・看護診断の抽出
＜健康知覚・健康管理＞ 　患児Cくんは6歳学童男子，気管支喘息と診断された．1歳頃から喘息性気管支炎で診断され，年間1～2回喘息発作を起こしているが定期受診はしておらず，母親は呼吸器症状がなくなると特に注意することもなく放置していた．家族とCくんの健康管理に対する考え方を確認する必要がある． 　入院1週間前から鼻水，咳のような風邪症状が出現してかかりつけのクリニックを受診したことと，咳，息苦しさの増強のため外来受診したことに関しては，適切な受診行動であったと考える． 　入院後治療（持続点滴，内服，吸入，外用薬）が開始されているが，入院生活に慣れてからは，内服薬は看護師が確認しないと飲んでいないことがある．内服が苦手という情報があるが，苦手である理由，内服時の状況，内服に関する認識を情報収集する必要がある． 　夜間小発作を起こした時は，看護師が吸入をしていた．発作時は苦痛が大きいので，看護師の全面介助で吸入を行っている．入院生活に慣れてからは，吸入は協力的である．吸入と内服は退院後も継続することが予測されるので，家族も含めた疾患と治療に関する認識の確認が必要である． 　食前の手洗い，食後の歯磨きはできるが忘れる場合もあり，母親に促されてできている．感染予防としてこれらの行動は重要であり，退院後は母親が毎回促せるとも限らないので，患児が自らできるようになることが健康管理として重要である． **＜栄養・代謝＞** 　患児は身長121.6cm，体重22.5kgであり，発育は6歳児の基準範囲内である． 　食べ物の好き嫌いが激しく，魚，野菜が苦手で，肉，揚げ物，スナック菓子が好きである．食事の摂取行動に偏食がみられるが，野菜入りのギョウザは食べられる． 　血液検査はWBC 11,210/μL，CRP 0.56mg/dLで，CRPがやや高値を示している． **＜活動・運動＞** 　来院時，顔色・口唇色はやや不良，SpO$_2$は93％に低下していた．発熱が見られないが，学童のバイタルサインの正常値は，体温36.5～36.9℃，脈拍数は80～90回/分，呼吸数は15～25回/分であることから，脈拍数と呼吸数の増加が認められる．特に呼吸は，呼吸回数の増加以外に喘鳴，肩	気管支喘息の病態は，様々な素因によって気管支平滑筋の収縮，気管支粘膜の浮腫・腫脹を引き起こす疾患である．粘膜からの分泌物が貯留し，広範囲な気管支の狭窄が起こることで呼気性呼吸困難を引き起こす．発作時に適切に対処しなければ呼吸不全に至る危険もあるので，早期の対応と治療が必要である．Cくんは治療により昼間の発作は治まっているが，夜中から明け方にかけての小発作によって睡眠が阻害されているので，発作時には吸入や安楽な体位の保持，精神的支えになるなどの援助が必要とされる． 　また，非発作時も内服や吸入，安静などの治療を適切に行わなければ発作を繰り返す危険もある．現在，発作を引き起こすほどの活動はしておらず内服薬も促すと飲めているが，内服が苦手という情報から，苦手である理由を探り内服援助を行わなければならない． 　来院時，顔色・口唇色はやや不良，SpO$_2$93％低下している．発熱が見られないが，学童のバイタルサインの正常値は，体温36.5～36.9℃，脈拍数は80～90回/分，呼吸数は15～25回/分であることから，入院時のバイタルサインは体温以外基準から逸脱している．特に呼吸は，呼吸回数の増加以外に，喘鳴，肩呼吸が認められ，SpO$_2$も低下している．入院後，夜中から明け方にかけて小発作が2回出現し，喘鳴を伴った呼気性の呼吸困難が現れることから，肩呼吸，喘鳴，胸部X線検査で肺の過膨張がみられ，顔色・口唇不良，SpO$_2$値及び活動性の低下が認められるため，換気が不十分であり，呼吸困難な状態であると言える．

　〈**有効な助言！**〉　**good!**
呼吸困難の関連症状がアセスメントできていますが，＜活動・運動＞，＜認知・知覚＞に関する情報から，患児が活動性の低下も認めるため，追加しておきましょう！

情報（分析・解釈）	統合から 看護問題・看護診断の抽出
認められる．特に呼吸は，呼吸回数の増加以外に喘鳴，肩呼吸が認められ，SpO_2も低下している．入院後，夜中から明け方にかけて小発作が2回出現し，喘鳴を伴った呼気性の呼吸困難が現れた．肩呼吸，喘鳴，胸部X線検査で肺の過膨張がみられ，顔色・口唇不良，SpO_2値及び活動性の低下が認められるため，換気が不十分であり，呼吸困難の状態であるといえる．入院後，胸郭の拡張をはかり呼吸困難を軽減させるため，ギャッジアップによる上体挙上が行われている． 　現在は回復に向かっており同室児との遊びに夢中になっていることもあるが，過度の活動は喘息発作の誘因となる恐れがあるので注意が必要である． ＜清潔＞ 　入院前は着替えと軟膏の塗布をいつも母親と祖母に手伝ってもらっていた．入院後は，歯磨きを時々忘れることがあり，母親に促されてできている．6歳児は清潔，更衣，入浴などの生活習慣は自立できているが，まだ家族の保護や支援を必要とする部分もある時期である．患児の場合は自分でできることもあるが，母親，祖母，看護師など，他人に依存している部分も多い．軟膏の塗布はきちんと行わなければ症状悪化につながるので患児一人では難しいだろうが，手洗いや歯磨きなどは身体的苦痛が軽減した現在の状態なら，自分で出来る生活行動であると思われる． ＜睡眠・休息＞ 　入院後，夜中から明け方にかけて小発作が2回出現し，患児はベッド上でうずくまり泣いている．発作により睡眠が確保されていない． ＜認知・知覚＞ 　入院時，乾性咳嗽，肩呼吸，喘鳴，顔色，口唇色はやや不良がみられ，喘息発作時，「しんどい」と訴えていた．呼吸困難の状況を適切に表現することは難しいかもしれないが，しんどいと訴えることができていることから，認知機能は問題ないと考える． 　吸入は協力的であるが，内服，点滴の時は暴れることもあった．特に点滴は痛みを伴う処置であり，激しく拒否をする児も多い．しかし暴れると安全を確保できず，患児はより苦痛を感じることになる．	上記の統合内容より **看護問題：＃1　気管支平滑筋の収縮，気管支粘膜の腫脹，気道内の粘稠な分泌物の貯留による呼吸困難** **看護診断：ガス交換障害** が抽出される． 　小児の気管支喘息は60～70%が寛解するといわれているが，気道の炎症は慢性的であり，寛解に至るには日々の予防行動を続けなければならない．患児は現在，入院後の治療，服薬，吸入に対する理解，実施及び生活習慣の自立と自己管理に関して，内服や点滴の目的について説明されると比較的協力的であるが，それでも母親や看護師からの促しにより治療を受けることができている．患児には発作時の不安表出，治療，服薬，吸入，生活習慣等の自立と自己管理ができていないことにより，治療計画に影響を与えるだけでなく，疾患を悪化させてしまう可能性が十分考えられる． 　食事の好き嫌いに関しては幼児期～学童期の小児にはよくみられるものであるが，偏食が過度になることは栄養バランスの偏りを生み，健康回復に影響を及ぼす．偏食の程度をよく観察して，バランス良く食べられるための援助が必要となるだろう． 　学童期は身体を使った遊びや仲間との遊びなどを楽しむ時期であり，それを十分に保障しなければならないが，遊びに夢中になると手洗いなど，やらなければならない健康管理行動を忘れてしまうこともある． 　6歳児はまだ家族の保護や支援を必要とする時期なので，できない部分の手助けは必要であるが，できることは促していかなければ今後の精神・社会的発達に影響を及ぼすことになる．慢性疾患を持っているといえども，自立を促すための援助は重要である． 上記の統合より **看護問題：＃2　疾患，治療に対する知識不足，生活習慣の自立困難による治療，自己管理不十分** **看護診断：非効果的健康自主管理** が抽出される．

V　関連図

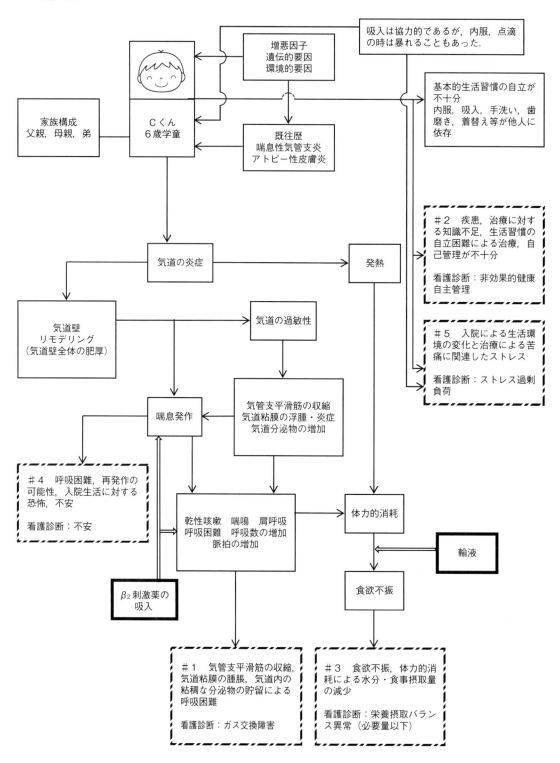

Ⅵ　想定される看護問題，看護診断と看護過程の展開

看護問題・看護診断リスト

#1　気管支平滑筋の収縮，気道粘膜の腫脹，気道内の粘稠な分泌物の貯留による呼吸困難

　　　看護診断：ガス交換障害

#2　疾患，治療に対する知識不足，生活習慣の自立困難による治療，自己管理が不十分

　　　看護診断：非効果的健康自主管理

#3　食欲不振，体力的消耗による水分・食事摂取量の減少

　　　看護診断：栄養摂取バランス異常（必要量以下）

#4　呼吸困難，再発作の可能性，入院生活に対する恐怖，不安

　　　看護診断：不安

#5　入院による生活環境の変化と治療による苦痛に関連したストレス

　　　看護診断：ストレス過剰負荷

Ⅶ　看護計画

看護問題：#1．気管支平滑筋の収縮，気道粘膜の腫脹，気道内の粘稠な分泌物の貯留による呼
　　　　　　吸困難

看護診断：ガス交換障害

関連要因と看護目標	看護計画	実施・評価
関連要因 ・気管支平滑筋の収縮 ・気道粘膜の浮腫・腫脹 ・気管内の粘稠な分泌物の貯留 **短期目標** ・呼吸困難の訴え，症状がみられない ・SpO_2値が正常範囲で保たれる **長期目標** ・呼吸状態が安定し，従来と同じ生活を送ることができる	**ＯＰ（観察計画）** ・発作の程度（小・中・大発作） ・バイタルサイン（体温，脈拍，血圧） ・呼吸の状態（回数，深さ，リズム，肺音） ・呼吸困難の程度（喘鳴，呼吸様式，呼気時と吸気時の状態，肩呼吸の有無，表情，訴え，意識レベル，会話など） ・咳嗽の有無，喀痰の量・性状 ・検査所見（SpO_2，胸部Ｘ線，血液検査(CRP)，痰培養） ・発作時患児の様子と行動 　①ナースコールを押して看護師に伝えられるか 　②発作時，どのような体位をとっているか 　③吸入が最後までできているか	<u>12月1日までの評価</u> 　入院時検査データには白血球はほぼ正常範囲内でCRP値がやや高値を示しており，発熱はないが感染徴候はみられる． ・患児には呼吸困難，喘鳴がみられるもチアノーゼ，末梢冷感がないことから喘息の中発作であることが思われる．

関連要因と看護目標	看護計画	実施・評価
〈有効な助言！〉 good! 6歳の患児に対して，喘息発作時の対処方法について説明する場合，発達段階，理解力などを含めて，この年齢層の子どもの特徴をよく考えるうえで，どうやって説明するかをもっと具体的に提示しておきましょう！	**ＴＰ（援助計画）** ・指示に基づいた加湿酸素療法，吸入療法の実施，輸液 ・普段の吸入に付き添い，最後まで吸入できることを確認する ・発作時，楽な呼吸ができるように体位を工夫する（ギャッジアップで上体を挙上する） ・水分の経口摂取を促す ・環境の整備（室温，換気及びアレルゲン除去等） ・喘息発作時の対処方法について説明する ①現在，できていること，できていないことについて確認する ②できていることについて褒める ③できていないことについて，看護師が具体的にやり方を示しながら説明する **ＥＰ（指導計画）** ・自分でできること，積極的にすることをみとめて，次の自信につながる ・喘息発作や呼吸困難が出現する時，ナースコールで看護師を呼ぶように患児に伝え，指導する ・発作時の対処方法（深呼吸，安楽な体位，水分摂取）について，分かりやすい言葉で患児を指導する	・乾性咳嗽があり，肩呼吸，喘鳴あり，呼吸数が36回と多く，またX線所見により肺過膨張であるから，1回の換気量が少なくなると考えられる．そのため，気管支平滑筋の収縮，気道粘膜の腫脹，気道内の粘稠な分泌物の貯留による呼吸困難が予測され，この問題は改善されるまで継続に看護をしていく必要があると考えられる． <u>12月8日までの評価</u> ・入院1週間経過する時点，昼間の発作がなく，小発作2回が出現することから，呼吸困難の問題が徐々に改善されるも，退院まで継続に看護をしていくことが重要である．

看護問題：＃2．疾患，治療に対する知識不足，生活習慣の自立困難による治療，自己管理が不十分

看護診断：非効果的健康自主管理

関連要因と看護目標	計画	実施・評価
関連要因 ・6歳の学童 ・甘えん坊で，日常生活習慣において他人（母親や看護師）への依存 ・疾患・治療内容に関する知識不足	**ＯＰ（観察計画）** ・疾患，治療についての理解，受け入れ状況 ・服薬，吸入に対する理解，実施状況 ・家族のサポート状況 **ＴＰ（援助計画）** ・患児の疾患，治療，入院生活に対する不安や思いを受け入れて，信頼関係を築く	<u>12月1日までの評価</u> 　喘息発作は夜間に呼吸状態が悪化する可能性が予測される．患児は6歳の学童であり，入院前生活習慣における他者への依存，及び疾患と治療内

関連要因と看護目標	計画	実施・評価
短期目標 ・自ら内服薬を飲める ・吸入が自分でできる ・喘息発作出現時，対処行動がとれる 　①ナースコールを押して看護師に伝える 　②看護師の指導を受けながら安楽な体位をとれる **長期目標** ・普段の日常生活において，喘息を予防するための自己管理が継続できる 　①内服薬，吸入等の治療に関して，自己管理の必要性が理解でき，実施可能なことは自ら実施していく	・内服薬，吸入，生活習慣（入浴，歯磨き，手洗い，着替え等）の実施状況を患児と一緒に確認し，できていることを褒める ・内服薬，吸入，生活習慣（入浴，歯磨き，手洗い，着替え等）について，できていないことを患児自身で見出せるよう，話し合う ・今後の生活リズムに合わせ，服薬，生活習慣（着替え，軟膏等の自己管理について，患児が実施できるよう，患児と話し合い，一緒に考え，患児が実施可能な方法を見出せるよう支援する ・退院後の自己管理において，患児が実施可能なこと，家族の支援が必要なことについて話し合う **ＥＰ（指導計画）** ・疾患，治療（服薬，吸入の目的，方法，継続の必要性）について，患児の分かりやすい言葉で説明し，指導する ・内服薬，吸入，軟膏の確認と実施方法について，看護師が患児に寄り添い一緒にやるように具体的に指導する ・喘息発作時の対処方法について指導する ・一般的な健康管理方法について指導する（バランスのとれた食事，運動と休息，歯磨き，入浴，手洗いやうがいなどの感染予防行動，アレルゲンの回避等） ・患児の自主性を尊重し，できることをみとめ，次への自信につながる，できていないことについて，患児を励ます	容に関する知識不足のため，入院後及び退院後の治療・看護，自己管理に影響を与える可能性が推測できる．この問題は入院中のみならず，退院後にも看護を継続していく必要がある．

Ⅷ　看護目標に対する総合的評価ポイント

・　喘息発作が起こらず，呼吸状態が安定し，今までと同じ生活を送ることができているか

・　内服薬，吸入に自主的に行えているか

・　日常生活において基本的生活習慣が自立し，継続的に実施できているか

・　患児と家族が不安な気持ちを表出できているかどうか

・　患児と家族の不安が軽減しているか

IX　学習課題

- ・　小児気管支喘息の病態生理，主要症状について述べてください．
- ・　喘息発作の判定基準について述べなさい．
- ・　関連図に治療薬による副作用，治療や処置による影響，発達の特徴，看護の要点を追加してみてください．
- ・　看護問題＃3，＃4，＃5について，統合，アセスメントをしてください．
- ・　看護問題＃3，＃4，＃5について，計画を展開してみてください．

第３章　引用参考文献

ケース１

1）新谷朋子，氷見徹夫，宮崎総一郎（2011）第６回 日本小児耳鼻咽喉科学会シンポジウムⅡ　小児耳鼻咽喉科疾患に対する手術療法の選択　咽頭―扁桃摘出術，小児耳鼻咽喉科 32(3)，日本小児耳鼻咽喉科学会，pp276-281　https://www.jstage.jst.go.jp/article/shonijibi/32/3/32_276/_pdf（2022/3/15　アクセス）

2）横浜中川駅前クリニック Web サイト，小児のアデノイド・扁桃摘出術（睡眠時無呼吸症候群）　http://www5.famille.ne.jp/~ekimae/sub7-89-3.html（2022/3/15　アクセス）

3）塚原耳鼻咽喉科医院 Web サイト，Q&A 診察室　http://mimi-hana.jp/ans091.htm（2022/3/15　アクセス）

4）blog ふふふな毎日（2011 投稿）扁桃摘出手術　https://hinatuba.exblog.jp/14510796（2022/3/15　アクセス）

5）古川亮子（母性）/ 市江和子（小児）編著（2021）母性・小児看護ぜんぶガイド　第２版（プチナース），照林社，pp174-177

6）京都桂病院 Web サイト（2012）扁桃腺摘出術を受ける方の入院診療計画書　http://katsura.com/wp-content/uploads/hentousenn.pdf（2022/3/15　アクセス）

7）県立広島病院 Web サイト（2018）扁桃摘出術の入院から退院までの流れ　http://www.hph.pref.hiroshima.jp/about/dpc_H30/pdf/240_2_2_K3772_ope_days_top5.pdf（2022/3/15　アクセス）

8）看護のお仕事ハテナース（2019）アデノイド切除・両側扁桃摘出の適応と術後の看護について知りたい　https://kango-oshigoto.jp/hatenurse/article/2638/（2022/3/15　アクセス）

9）Web サイト　検査ぶっく，CRP 検査の基準値・正常値のまとめ　https://www.kensa-book.com/expression/crp.html（2022/3/15　アクセス）

10）菅野光俊（2018）栄養状態を読む検査，本田 孝行・清水太郎編，読める！使える！検査値 エキスパートナース 2018 年 11 月増刊号，照林社，pp9-13

11）井出裕一郎（2018）全身状態の経過を読む検査，本田・清水編，前掲書，pp14-18

12）新井慎平（2018）細菌感染の有無・重症度，肺血症の有無，本田・清水編，前掲書，pp19-23

ケース２

1）日本小児腎臓病学会 Web サイト（2020）小児特発性ネフローゼ症候群診療ガイドライン 2020，治療と診断社，pp35-36，pp39-40　https://minds.jcqhc.or.jp/docs/gl_pdf/G0001231/4/Idiopathic_nephrotic_syndrome_in_children.pdf（2022/3/15　アクセス）

2）小児慢性特定疾患情報センター Web サイト，日本小児腎臓病学会文責（2014）微小変化型ネフローゼ症候群　https://www.shouman.jp/disease/details/02_01_003/（2022/3/15　アクセス）

3）（一社）日本腎臓学会 Web サイト（2014）エビデンスに基づく ネフローゼ症候群診療ガイドライン 2014，p3　https://cdn.jsn.or.jp/guideline/pdf/neph_141224.pdf（2022/3/15　アクセス）

ケース３

1）日本小児救急医学会ガイドライン作成委員会（2017）第Ⅰ部　小児急性胃腸炎診療ガイドライン，エビデンスに基づいた子どもの腹部救急診療ガイドライン 2017

2）虻川大樹（2014）乳幼児の下痢症　難治性下痢症を含めて，小児内科 46 巻増刊，pp524-529

3）古谷野伸（2018）ウイルス性下痢症，医療情報科学研究所編，病気がみえる　vol.6 免疫・膠原病・感染症，メディックメディア，pp226-228

4）World Health Organization（2013）Pocket Book of Hospital Care for Children Second edition: Guidelines for the Management of Common Childhood Illnesses

5）三浦健一郎（2020）脱水に対する輸液療法，日本小児体液研究会誌 12，pp7-22

6）三浦健一郎（2019）小児の水電解質管理，日児腎誌 32（2），pp3-11

7）山岸由佳，平井潤，浜田幸宏，三鴨廣繁（2013）ガイドライン　エッセンス　小児急性胃腸炎ガイドライン，感染症道場 2(3)，メディカルレビュー社，pp36-40

ケース4～5
1）厚生労働省川崎病研究班（2019）川崎病診断の手引き　改訂第6版
2）繁田進編著（1999）乳幼児発達心理学 子どもがわかる 好きになる，福村出版
3）（一社）日本アレルギー学会（2020）患者さんに接する施設の方々のためのアレルギー疾患の手引き《2020年改訂版》 https://www.jsaweb.jp/huge/allergic_manual2020.pdf（2022/3/15　アクセス）
4）坂本龍雄（2020）小児気管支喘息の治療，奈良間美保著者代表，系統看護学講座　専門分野Ⅱ　小児臨床看護各論　小児看護学2　第14版，医学書院，p115　表5-2
5）喘息の原因，第一三共ヘルスケア Web サイト　くすりと健康の情報局　https://www.daiichisankyo-hc.co.jp/health/symptom/33_zensoku/（2022/3/15　アクセス）

索　　引

索　引

【編者略歴】

内 藤 直 子　NAITOH Naoko

岐阜保健大学看護学部・大学院看護学研究科・助産師コース長，教授．
1968年大阪大学医学部附属看護学校・1969年助産婦学校卒．病院勤務
後に内藤助産所を開設，新生児訪問や子育て教室を主催．ベルランド
看護助産学校や奈良県立医大看護短大開設準備室を経て1996年より教
授，2000年から香川大学医学部教授，2012年から藍野大学医療保健学
部看護学科長，教授．2019年4月より人間環境大学大学院教授，2021
年より現職．2001年に医学博士取得（順天堂大学）．文部省在外研究
員でカルガリー大学家族看護学に留学．エール大学家族看護研究単位
履修後にペンシルベニア大学，パリ大学にて研修．2003年香川大学看
護学科長・副医学部長．現在香川大学名誉教授，東京大学大学院医学
系研究科家族看護学分野 客員研究員．
主な研究：産婦のリラックスや助産史研究，文部科学省助成金による
研究等多数．
他に著書・論文等多数．

下 村 明 子　SHIMOMURA Akiko

藍野大学医療保健学部　特任教授
1973年長野赤十字病院付属看護学院卒後，長野赤十字病院，大阪赤十
字病院，日本赤十字社大阪府支部勤務．その後に藍野短期大学，広島
国際大学，梅花女子大学，愛知医科大学，一宮研伸大学等を経て2020
年より現職．2005年臨床教育学博士（武庫川女子大）取得．エール大
学やペンシルベニア大学で研修．2010年睡眠改善インストラクターと
なり，睡眠教育を実施．
主な研究：1999年ロールレタリングを活用した自己理解・他者理解の
研究，2009年文部科学省助成金の研究分担者，その後研究代表者とし
て，文部科学省助成「発達障害の子どもと家族の睡眠に関する研
究」（2013-2015），「発達障がいの子どもの睡眠改善プログラムを基盤
とした生活臨床に関する研究」（2016-2018）に取り組む．
執筆共著は『食道癌患者の術後の食事指導のコツとポイント』（メディ
カ出版 2003），『看護学教科書シリーズ　小児看護学』（オーム社 2006），
『現代のエスプリロールレタリング（役割交換書簡法）』（至文堂 2007），
他多数．

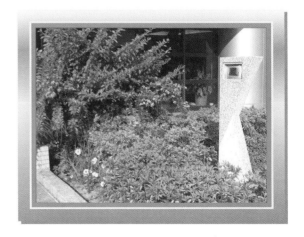

ロイとゴードンで
母性小児看護過程
臨床推論につながるアセスメント力の UP

2011 年 10 月 30 日	初版発行
2014 年 3 月 1 日	改訂版発行
2022 年 7 月 30 日	新版発行

編 著 者　　内藤直子・下村明子

発　　行　　ふくろう出版
〒700-0035　　岡山市北区高柳西町 1-23
友野印刷ビル
TEL：086-255-2181
FAX：086-255-6324
http://www.296.jp
e-mail：info@296.jp
振替　01310-8-95147

印刷・製本　　友野印刷株式会社
ISBN978-4-86186-857-3 C3047　　©2022

定価はカバーに表示してあります。乱丁・落丁はお取り替えいたします。